Johanna Lehmann

Breathwork

Johanna Lehmann

Breathwork

Die Magie deiner Atmung. Mit einfachen Übungen zu mehr Gesundheit und Energie

HERDER

FREIBURG · BASEL · WIEN

MIX
Papier | Fördert gute Waldnutzung
FSC® C014496

www.herder.de

Illustrationen: Sabine Hanel, Gestaltungssaal, Rohrdorf
Satz: ZeroSoft, Timisoara
Herstellung: GGP Media GmbH, Pößneck

Printed in Germany

ISBN Print 978-3-451-60124-8
ISBN E-Book (EPUB) 978-3-451-83235-2

Hinweis

Die diesem Buch zugrunde liegenden Forschungsergebnisse und die Empfehlungen wurden sorgfältig erarbeitet und geprüft. Eine Gewähr kann jedoch nicht übernommen werden. Ebenso ist eine Haftung der Autorin bzw. des Verlags für Personen- oder Sachschäden ausgeschlossen. Die in diesem Buch vorgestellten Übungen und Informationen ersetzen keine medizinische oder therapeutische Behandlung.

Sicherheitshinweise: Diese Atemübungen sind nur ein Leitfaden. Du solltest immer auf deinen Körper hören und dich nicht überanstrengen. Wenn du dich unwohl fühlst, beende die Übung. Praktiziere Atemübungen nie vor oder während des Tauchens, Autofahrens, Schwimmens, Badens oder in anderen Situationen, in denen ein Bewusstseinsverlust zu Körperverletzungen führen kann. Jegliche Übungen mit längerem Halten des Atems sollten weder in der Schwangerschaft noch bei Herz-Kreislaufproblemen, Epilepsie, unkontrollierten Blutdruckwerten oder anderen ernsthaften gesundheitlichen Problemen durchgeführt werden. Bei Unsicherheit sollte immer ein Arzt aufgesucht werden. Die in diesem Buch gegebenen Informationen sollten nicht als Ersatz für den Rat eines qualifizierten medizinischen Fachpersonals betrachtet werden, welches immer vor Beginn eines neuen Gesundheitsprogramms konsultiert werden sollte. Weitere Sicherheitshinweise und Kontraindikationen sind bei den einzelnen Übungen zu finden.

Hinweis: Die Namen der Personen in den Fallbeispielen in diesem Buch wurden geändert, um die Privatsphäre der Betroffenen zu schützen. Alle Fallbeispiele basieren auf realen Erfahrungen meiner Klientinnen und Klienten.

Dieses Buch ist unserer magischen Mutter Erde gewidmet,
die uns ab dem ersten Atemzug mit Sauerstoff versorgt.

Inhalt

Kostenlose Atemreisen zum Download

Deine Atemreisen hat Johanna Lehmann als Bonus hier für dich abgelegt. Du kannst sie kostenlos herunterladen, indem du folgendem Link folgst oder den QR-Code einscannst:

www.tiger-turtle.com/Atemmagie

„Der Wind trägt das Flüstern des Universums und der Atem trägt den Rhythmus des Lebens in uns."
(Anonym)

Warum ich dieses Buch schreibe

„Du bist wie eine Kerze, die auf beiden Seiten brennt." Diesen Spruch habe ich in meinen ersten Berufsjahren sehr häufig gehört, und ich empfand ihn als ehrenhaft und erstrebenswert. Eine Kerze, die auf beiden Seiten brennt, spendet doppelt so viel Licht und kann doppelt so hell leuchten. Oder etwa nicht?

Unklar war mir zu dieser Zeit der Zusammenhang mit meiner Atmung und Lebensenergie. Atem ist Lebensenergie. Ja, ich hatte sehr viel Kraft für sehr viele Dinge, inklusive dreimaligem Umzug auf einen anderen Kontinent. Voller Energie stürzte ich mich in meine ersten Berufsjahre in Peking und dann im Silicon Valley in Kalifornien. Ich freute mich über die Geburt meines ersten Kindes und den Umzug nach Singapur. Gleichzeitig baute ich meine erste Firma auf, einen personalisierten Kinderbuchverlag, und unterrichtete in den Abendstunden Yoga. Mein Lebensstil war aufregend, und ich war dauernd auf Achse. Mir war nicht bewusst, welchen Energieverbrauch er mit sich brachte. Um alles zu schaffen, was ich mir vorgenommen hatte, passte ich meine Atmung unbewusst meinem gehetzten Lebensstil an. Meine Atmung wurde schneller und flacher. Ich atmete mehr und mehr nur im Brustbereich. Mein Körper und Geist befanden sich konstant in einem zunehmend gestressten Zustand, ohne dass ich mir dessen bewusst war. Meine Ruhephasen wurden kürzer und kürzer, und so kamen im Laufe der Zeit diverse gesundheitliche Probleme hinzu, was natürlich kein Wunder war. Meine Allergien gegen immer weitere Lebensmittel sowie Hausstaub und meine Neurodermitis führten zu psychischem Stress. Es war wie ein Teufelskreis. Ich fand bei den Ärzten, die ich aufsuchte, nur symptomatische Linderung, zum Beispiel in Form von Kortison und Antihistaminika, aber keine grundsätzliche Heilung.

In dieser Zeit fand ich Erleichterung durch Yoga, und ich begann, mich intuitiv mehr mit dem Atem zu befassen. Ich stellte fest, dass durch eine bewusste Atmung nicht nur meine entzündliche Hauterkrankung zurückging, sondern ich auch mithilfe spezieller Atemübungen Beruhigung finden konnte, wenn meine Haut zu jucken begann. Wie vielen meiner Klientinnen und Klienten wurde mir erst im Laufe der Jahre bewusst, dass wir diesen Prozess des Atmens unmittelbar und willentlich zu unserem Vorteil beeinflussen können. Dies veränderte mein Leben deutlich. Meine innere Unruhe und Unsicherheit konnte ich durch die Anpassungen meiner Atemmuster reduzieren, sodass ich tagtäglich mehr Freude und Energie verspürte. Die Arbeit mit dem Atem wirkte sich positiv auf jeden Bereich meines Lebens aus – es war, als würde ich meine Schatten ablegen können, um auf diese Weise immer näher zu mir selbst zurückzukommen.

Ich war bereits zertifizierte Yogalehrerin und wusste, dass Atmung ein großer Bestandteil von Yoga ist. Doch ich wollte das faszinierende Thema der Atmung weiter vertiefen. So reiste ich quer durch die Welt, um verschiedene Atemmethoden zu erlernen. Meine Ausbildungen und Trainings bei den führenden Atemexperten Niraj Naik, Kasper van der Meulen und Wim Hof, auch bekannt als „Iceman", halfen mir, die Magie des Atems nicht nur zu erfahren, sondern auch zu erlernen, sodass ich sie an andere Menschen weitergeben konnte. Was mir in dieser Zeit auffiel, war, dass trotz all der positiven körperlichen, emotionalen und spirituellen Veränderungen fast keiner um mich herum von diesem Werkzeug wusste. Ich nahm mir vor, mehr Menschen die Magie der Atmung näherzubringen. Als ausgebildete Breathwork-Trainerin habe ich in den letzten zehn Jahren Tausenden von Menschen in Kursen, Retreats, Firmenevents und Einzelsitzungen helfen können, ihren Atem zu ihrem Vorteil zu nutzen – darunter Unternehmerinnen, Sänger, Athletinnen, Künstlerinnen, Managerinnen, Moderatoren, Eltern und Kinder.

Meine Erfahrungen der letzten 15 Jahre und erlernten Lösungsansätze habe ich in diesem Buch niedergeschrieben mit der Hoffnung, dass sie dir genauso helfen, wie Breathwork mein Leben und das meiner Klientinnen und Klienten bereichert hat. Denn die Magie des Atmens kannst du zu jeder Sekunde deines Lebens, egal wo du dich gerade befindest, eigenständig und nach deinen Bedürfnissen komplett kostenlos abrufen.

Definition Breathwork

In diesem Buch verwende ich hauptsächlich den Begriff Breathwork. Darunter verstehe ich verschiedene Arten von Atemübungen für mehr körperliche und emotionale Gesundheit. Die deutsche Übersetzung mit Atemarbeit bezieht sich etwas stärker auf die therapeutische Anwendung von Atemübungen.

Nun aber genug von mir, lass uns auf die Reise zu deiner inneren Atemmagie gehen!

Ziel dieses Buchs

In der Welt des Yogas bedeutet Atmung Leben. Aus alten traditionellen Yogatexten geht hervor, dass jeder Person eine bestimmte Anzahl von Atemzügen zur Verfügung steht. Atmest du langsam und tief, wirst du entsprechend länger leben. Atmest du flach und schnell, hat dies den gegenteiligen Effekt.

Wenngleich die heutige Medizin dies etwas differenzierter sieht, so ist das menschliche Leben jedes Einzelnen von uns dennoch als die Periode zwischen dem ersten und dem letzten Atemzug zu begreifen. Geht man davon aus, dass jeder dabei innerhalb von 24 Stunden rund 20 000 Atemzüge macht und dabei etwa 11 000 Liter Atemluft veratmet, kommt man bei einem Lebensalter von 80 Jahren auf fast 600 Millionen Atemzüge. Deine dich meist unbewusst begleitende Atmung spielt also in der Tat eine enorm wichtige Rolle.

Wir versuchen, unser Leben oft auf so vielfältige Art und Weise zu verbessern. Wir achten darauf, uns gesund und vitaminreich zu ernähren, treiben Sport oder versuchen, mehr Zeit mit Menschen zu verbringen, die uns guttun. All das ist sehr wichtig, doch oft übersehen wir, was wir in unserem Leben ununterbrochen und unbewusst tun. Es ist das, was uns am Leben hält und jeden Tag mit neuer Energie versorgt: *unser Atem*. Was würde passieren, wenn wir unsere Atmung bewusst für mehr Gesundheit und Energie einsetzen?

In diesem Buch will ich dich mit der magischen Kraft des Atems inspirieren – mit einfachen Übungen, die schon in wenigen Sekunden deinen körperlichen und geistigen Zustand verändern können. Ich will dich mitnehmen auf eine Reise, die dir zeigt, wie du in deiner inneren Welt mit deinem Atem Harmonie und Balance kreieren kannst. Wenn wir Balance in uns selbst fühlen, können wir auch im Außen für Balance und Ausgeglichenheit sorgen. Nur wenn wir es schaffen, Angst und Anspannung loszulassen, können wir den Fokus von uns selbst abwenden und uns um das langfristige Wohl unserer Mitmenschen und unseres Planeten kümmern. Heilen wir uns selbst, heilen wir auch die Welt um uns herum. Es ist also eine Win-win-Situation.

Deswegen lege ich dir ans Herz: Probier die Magie des Atems aus. Fühle, wie sie dein Leben und das deiner Familie, deines Freundeskreises und der Welt um dich herum verändern kann. Probier aus, was für dich funktioniert und was dir Spaß macht. Nur dann hat deine Atmung das Potenzial, dein Leben zu verändern und dir zu mehr Gesundheit und Energie zu verhelfen. Das verspreche ich dir. Aber es gibt eine Voraussetzung: Wende die Magie an! Jeden Tag aufs Neue!

Vielleicht gehörst du zu den Menschen, die spontan denken: Wir atmen doch alle – und das jeden Tag und unser ganzes Leben lang! Das stimmt natürlich, doch wenn du dich mit deiner Atmung intensiver beschäftigst, wirst du feststellen, dass du auf ganz verschiedene Weisen ein- oder ausatmen kannst. Du kannst flach oder tief in den Bauch atmen. Du kannst langsam oder schnell atmen. Du kannst durch die Nase oder durch den Mund ein- oder ausatmen. Dies kann unbewusst geschehen oder bewusst eingesetzt werden, um einen bestimmten Effekt auf deine körperliche und geistige Verfassung zu haben.

In diesem Buch möchte ich dir zeigen, wie du deinen Atem bewusst verändern kannst, um dein emotionales und körperliches Wohlbefinden so zu beeinflussen, dass du dich besser fühlst. Die Atemübungen können dich dabei unterstützen, dass du besser gelaunt, gelassener oder produktiver bist. Zudem können die Übungen dazu beitragen, mit Stressphasen – ob beruflich oder privat – besser umzugehen. Ich widme mich insbesondere gesundheitlichen Themen, die Frauen vermehrt betreffen. Trotzdem können sowohl Männer als auch Frauen die Atemübungen durchführen.

Um dich zu inspirieren, die Tipps in diesem Buch in die Tat umzusetzen, werden sowohl wissenschaftliche Studien als auch emotionale und bildliche Erzählungen in dieses Buch einfließen. Möge dich das eine oder andere dazu inspirieren, es bewusst mit dem Atem aufzunehmen.

Da ich in einer Familie von Lehrern, Ärzten und Ingenieuren aufgewachsen bin und auch mein Studium der Wirtschaftswissenschaft mich in eine eher rational geprägte Welt führte, orientierte ich mich bei Entscheidungen vor allem an nachweisbaren Fakten: Solange es keine Studie gab, glaubte ich es nicht. Mittlerweile weiß ich, dass Studien und empirische Beweise für das rationale Verständnis zwar wichtig sind, doch um etwas wirklich dauerhaft im eigenen Leben umzusetzen, sind persönliche Erfahrungen und die damit verbundenen Emotionen mindestens genauso entscheidend. Eine emotionale Erfahrung erlaubt es uns, etwas Neues (wie beispielsweise eine neue Sichtweise auf die Atmung) nicht nur rational zu verstehen, sondern wirklich zu erfahren, zu verinnerlichen und gegebenenfalls dadurch die eigenen Werte und Überzeugungen zu verändern. Es ist mittlerweile nachgewiesen, dass uns das, was mit vielen verschiedenen Sinnen und starken Emotionen verarbeitet wird, am stärksten im Gedächtnis bleibt. Dies ist beim Lesen von wissenschaftlichen Studien nicht unbedingt der Fall. In diesem Buch findest du deswegen neben dem Verweis auf wissenschaftliche Studien auch inspirierende Geschichten und praktische Übungen, teilweise mit Links zu Aufzeichnungen dieser Übungen. Wie sagt der französische Schriftsteller und Philosoph Albert Camus doch so passend: „Die Wissenschaft kann die Welt erklären, aber ihr keinen Sinn geben." Nur wenn wir die Magie der Atmung selber austesten, können wir ihren Effekt spüren und Sinn erkennen.

Für wen dieses Buch geeignet ist

Als Atemcoach und Yogalehrerin habe ich in den letzten Jahren viele Trainings und Retreats organisiert, bei denen mir oft die Frage gestellt wurde: „Wie kann ich am besten mit Breathwork beginnen? Wie kann der Atem meinen Alltag positiv verändern?" Meine Antworten auf diese Fragen und viele mehr findest du in diesem Buch.

Wenn du mindestens eine der Fragen mit „Ja" beantworten kannst, dann weißt du: Dieses Buch ist für dich.

- Du empfindest tagtäglich Stress oder ein Gefühl von Unruhe?
- Du findest die Vorteile von Meditation vielversprechend, aber bisher sind deine Versuche zu meditieren gescheitert?
- Du hast nicht die Zeit, jeden Tag 30 bis 60 Minuten für Meditation aufzuwenden?
- Du hast ein viel beschäftigtes Leben und suchst nach Ruhepausen und Kraftmomenten, die keine Vorerfahrung benötigen?
- Du suchst nach Techniken, die in wenigen Minuten deine Stimmung aufhellen können oder deinen emotionalen Zustand positiv verändern können?
- Du suchst nach alternativen Ansätzen, um Beschwerden wie Unruhezustände, Entzündungen, schlechten Schlaf oder das prämenstruelle Syndrom zu lindern?

- Du hast bereits von Breathwork gehört oder eine Technik ausprobiert und möchtest nun tiefer einsteigen und verstehen, wie du Breathwork im Alltag für dich nutzen kannst?
- Du hast bereits Bücher über Breathwork gelesen, aber dir fehlt noch ein weiblicher Blick auf das Thema?

Eine Umfrage der Techniker Krankenkasse im Jahr 2019 ergab, dass rund 60 Prozent der erwerbstätigen Deutschen sich gestresst fühlen.[1] In den letzten 15 Jahren habe ich diese Menschen überall getroffen: in Unternehmen, in Start-ups, bei Elternabenden und im Yogastudio. Gestresste junge Mütter erzählten mir auf dem Spielplatz, wie sehr sie sich wünschten, in wenigen Momenten des Tages Inseln der Ruhe für sich zu kreieren. Viele Frauen erzählten mir, dass ihre Schwangerschaft und die ersten Jahre mit dem Kind sowie hormonelle Schwankungen während der Menstruation und Menopause für sie extrem herausfordernd waren und sie für viele Leiden keine Hilfe fanden. Auf Start-up-Events erzählten mir Gründerinnen im Vertrauen, dass sie das Auf und Ab des Gründens extrem fordere und sie sich ausgebrannt und erschöpft fühlen. Ich traf auf Gruppen von Managern, die mir berichteten, dass die Anzahl der Krankmeldungen stieg und sie selbst nicht wussten, wie man in kurzer Zeit in Zustände von Ruhe und Kraft kommen konnte, um Projektdeadlines einzuhalten. Ich sprach mit Freunden, die mit mir teilten, dass sie gern die Effekte von Meditation für sich nutzen würden, aber nicht meditieren können. Ich spürte, dass diese Probleme nicht nur Einzelne betreffen. Daher teile ich all die umfangreichen Vorteile verschiedener Atemtechniken mit dir in diesem Buch. Mögen sie dein Leben und deine Gesundheit bereichern.

Wie du dieses Buch lesen kannst

Im ersten Teil dieses Buches lernst du die Grundlagen der Atmung und die funktionale Atmung kennen, die auf eine effektive Sauerstoffversorgung des Körpers ausgerichtet ist. Ebenso gebe ich dir

Tests an die Hand, mit denen du prüfen kannst, ob du diese Grundlagen bereits umsetzt. Die in Teil 1 genannten Grundlagen kannst du direkt anwenden.

Wenn du mit den Grundlagen bereits vertraut bist, kannst du auch direkt mit Teil 2 starten. Hier findest du je nach Bedarf Atemübungen, um deinen emotionalen und körperlichen Zustand zu verändern – die Tiger & Turtle-Methode kannst du dabei täglich anwenden und dadurch Gemütslage und Gesundheit zugleich verbessern. Ich stelle dir auch diverse spezielle Übungen vor: Du kannst zum Beispiel lernen, wie du dich aus der Unruhe in die Ruhe atmen kannst und aus der Unsicherheit ins Selbstvertrauen. Eltern dürfen sich auf ausgewählte Atemübungen für ihre Kinder freuen und Menschen, die mit chronischen Schmerzen oder mentalen Gesundheitsproblemen zu kämpfen haben, können wertvolle Empfehlungen finden. Auch wird es darum gehen, wie du Breathwork im Job einsetzen kannst, um Stress zu reduzieren und das Risiko für Burnout zu senken.

In Teil 2 findest du außerdem konkrete Hinweise, wie du verschiedene Übungen kombinieren und dein eigener Atemcoach werden kannst, anstatt nur einzelne, fixe Atemübungen anzuwenden. Ich zeige dir, wie du den Atem nutzen kannst, um jederzeit den Entspannungs- oder Aktivitätsmodus deines Körpers einzuschalten. Du darfst dieses Buch wie deinen magischen Zauberkoffer der Atmung verstehen, aus dem du verschiedene Tipps und Inspirationen ziehen kannst. Dafür ist es kein Muss, es von Anfang bis Ende durchzulesen – obwohl ich dir das natürlich ans Herz lege, um in die volle Tiefe von Breathwork einzusteigen.

Wenn du dich besonders für wissenschaftlich basierte Breathwork für Frauen interessierst, wird dir Teil 3 einiges an Inspiration bieten. Durch die Arbeit mit meinen Klientinnen habe ich über die Jahre gelernt, dass Frauen – zum Beispiel im Laufe ihres Zyklus – oftmals komplett andere Anforderungen und Wünsche an Breathwork haben. Auf einige davon gehe ich in Teil 3 ein.

In Teil 4 gehen wir der Frage nach, wie du eine Atemroutine kreieren kannst – denn Atemmagie entsteht nur, wenn du etwas änderst und Breathwork regelmäßig in dein Leben integrierst. Aber keine Sorge: Mit den Tipps in diesem Buch wird die Integration in deinen Alltag ein Kinderspiel sein.

Zu guter Letzt befassen wir uns mit dem transzendenten Aspekt der Atmung. Breathwork ist oft transformativ und kann dir helfen, bewusstseinserweiternde Zustände zu erfahren, in denen du die Verbindung mit allem um dich herum spürst. Ebenso widmen wir uns der Frage, was Sternenstaub und der menschliche Körper gemeinsam haben und welche Rolle Atmung dabei spielt.

Viel Spaß beim Lesen!

Deine Johanna

Die in diesem Buch dargestellten Übungen unterscheiden sich darin, ob sie eher aktivierend, entspannend oder ausgleichend sind:

- zum Runterkommen 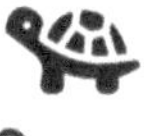
- zum Aktivieren 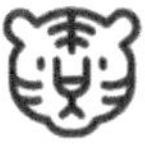
- zum Ausgleichen 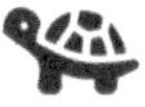 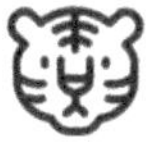

Ebenso findest du den Zusatz Visualisierung.  Dies sind Atemübungen, die mit Visualisierungen kombiniert sind

Breathwork – eine alte Kunst

Die Geschichte der Heilung durch den Atem reicht bis in die Antike zurück. Im Lateinischen bedeutet das Wort „inspirare" – „einatmen" oder „einhauchen". Du kannst es auch im übertragenen Sinn für das Eingeben von Ideen, Emotionen oder kreativen Impulsen verstehen. Und auch das lateinische Wort „anima" hat eine Doppelbedeutung, nämlich „Atem" und „Seele". So beschäftigte sich beispielsweise schon der Philosoph Sokrates mit der Bedeutung der Atmung für die Gesundheit und das Wohlbefinden. Sein Schüler Plato empfahl in seinem Werk *Timaios* Atemübungen als Mittel zur Heilung von Krankheiten. Er glaubte, dass eine gesunde Atmung dazu beitragen kann, Krankheiten zu verhindern und zu heilen. Atemtechniken wurden sogar als geheimes Wissen weitergegeben – vor allem unter Männern –, um sie so in ihrer Entwicklung und Gesundheit besonders zu fördern.

Hippokrates, der als Vater der Medizin gilt und einer der bedeutendsten Ärzte seiner Zeit war, hat in seinen Schriften die Bedeutung der Atmung für die Gesundheit und das Wohlbefinden betont. Er erkannte, dass die Atmung nicht nur ein physiologischer Prozess ist, sondern auch eine wichtige Rolle bei der Behandlung und Vorbeugung von Krankheiten spielt. In einem seiner berühmtesten Werke, dem *Corpus Hippocraticum*, präsentiert er verschiedene Atemübungen zur Körperstärkung und Verbesserung des Immunsystems. So empfiehlt er, tief und langsam durch die Nase zu atmen und Atemübungen mit körperlicher Bewegung zu kombinieren. Nicht ohne Grund kann das griechische Wort „Psyche" mit „Leben" oder „Atmung" übersetzt werden. Auch im alten Ägypten, möglicherweise inspiriert durch die Griechen, wurde Atmung im Rahmen der Tempelmedizin genutzt. Die Ägypter glaubten, dass der Atem die Seele beeinflusst und bestimmte Atemtechniken dazu beitragen können, das Gleichgewicht zwischen Körper und Geist zu fördern. Es war für sie der Königsweg der Heilung.

Und auch in Indien wurde schon früh die Kraft der Atmung erkannt: In den vedischen Schriften, den ältesten Schriften des Hinduismus, wurden bereits vor etwa 3000 Jahren Atemübungen beschrieben, die als *Pranayama* bekannt sind. *Pranayama* bezeichnet die Kontrolle und Regulation der Atmung und setzt sich aus den Sanskrit-Wörtern „prana" (Lebensenergie, Atem) und „yama" (Kontrolle) zusammen. Wörtlich übersetzt also: „Kontrolle der Lebensenergie durch Atmung". Bei meinen Reisen durch Indien und Nepal und meinen Aufenthalten in Ashrams und Yogazentren konnte ich diese alten Weisheiten live erleben – selten habe ich solch gesund und glücklich wirkende Menschen kennengelernt.

Aber auch in Deutschland befasste man sich mit Atmung. In einer Zeit, als Tuberkulose und Schwindsucht die Welt heimsuchten, setzte sich Daniel Gottlob Moritz Schreber, nach dem die Schrebergärten benannt sind, für die Bekämpfung dieser gefährlichen Krankheiten ein. Als Arzt und Direktor der orthopädischen und heilgymnastischen Anstalt zu Leipzig empfahl er 1844 gymnastische Übungen in Kombination mit Atmung. In seinem Werk *Ärztliche Zimmergymnastik* schrieb Schreber: „Von der Beschaffenheit des Atmens hängt der Blutumlauf in den Lungen ab, mithin für die Unterhaltung des Lebens ununterbrochen notwendige Veredelung, die chemische Beseelung des Blutes. Mit der Stärke des Atems steht daher die Energie des gesamten Lebens im geraden Verhältnis. Durch den Mangel der Bewegung überhaupt wird das Atmen schwächer und unvollkommener. Mit der Zeit entsteht daraus eine Disposition zu lebensgefährlichen Krankheiten der Lungen."[2]

Ebenso ist die Arbeit von Konstantin Buteyko hervorzuheben. Der 1923 geborene ukrainische Arzt und Forscher, der sich intensiv mit der Bedeutung der Atmung für die Gesundheit befasste, entwickelte eine nach ihm benannte Methode, eine Atemtechnik zur

Behandlung von Atemwegserkrankungen wie Asthma, Allergien und chronischer Hyperventilation. Die Buteyko-Methode basiert auf der Idee, dass viele Menschen zu viel und zu schnell atmen, was zu einem Ungleichgewicht im Kohlendioxidgehalt im Körper führt. Obwohl einige wissenschaftliche Studien existieren, die der Buteyko-Methode Wirksamkeit bei Asthma, Allergien und Angstzuständen bescheinigen, gibt es auch die Kritik, die Methode sei nicht ausreichend wissenschaftlich belegt.

Die moderne Breathwork-Bewegung begann in den 1960er Jahren mit den Atemmethoden von Leonard Orr (Rebirthing) und Stanislav Grof (Holotropes Atmen) und verfolgte das Ziel, traumatische Erfahrungen zu verarbeiten und bewusstseinserweiternde Zustände durch eine Kombination aus Atemübungen, Musik und Trancetechniken zu erfahren.

In jüngerer Zeit gibt es vor allem eine Person, die insbesondere im Extremsport dafür gesorgt hat, Breathwork populär zu machen. Auch wurde er durch seine wissenschaftlichen Experimente, die er am eigenen Leibe durchführen ließ, bekannt. Die Rede ist vom niederländischen Extremsportler Wim Hof. Bekannt wurde er durch seine Fähigkeit, extreme Kälte zu ertragen, sodass er oft als Mann mit übernatürlichen Kräften bezeichnet wurde. Ich stieß auf ihn, nachdem ich von Singapur in die Niederlande gezogen war und nach Atemtechniken suchte, die Entzündungen im Körper reduzieren konnten. Letztendlich beruht seine Technik auf der Kombination von Atemtechniken mit Meditation und Kältetraining, mit der er zeigen möchte, dass eigentlich jeder diese außergewöhnlichen Fähigkeiten in sich trägt. In diversen Weltrekorden und mithilfe wissenschaftlicher Studien konnte er belegen, welche Kraft die Kombination von Atmung und Kälte auf die geistige und körperliche Gesundheit hat. Wim hat durch diverse bemerkenswerte Einträge ins Guinness-Buch der Rekorde Breathwork weltweit ins Bewusstsein von Millionen von Menschen gebracht. So lief er im Jahr 2007 einen Halbmarathon in der Arktis bei Temperaturen von -20 Grad

Celsius nur in Shorts und Schuhen. Zwei Jahre später erregte er weltweites Aufsehen, weil er den Kilimandscharo in nur 28 Stunden bestieg – trotz Höhenkrankheit und ohne entsprechende Kleidung, allein in Shorts und einem T-Shirt.

Es zeigt sich: Die Atmung webt sich durch unsere Geschichte, und der Atem wird in vielen Bereichen mit unserer Lebensenergie gleichgesetzt.

Aber wie kann es sein, dass Breathwork über Jahrtausende praktiziert und weiterentwickelt wurde und dennoch erst in der heutigen Zeit als ein großer Wellness-Trend und das „neue Yoga" gefeiert wird? Wie kommt es, dass die Arbeit mit dem Atem trotz vieler interessanter Ansätze so lange Zeit in Vergessenheit geraten konnte?

Nach all dem, was ich über die Geschichte von Breathwork gelernt habe, erscheint es mir so, dass es lediglich an einer guten Lobby fehlt. Schließlich kostet es nichts und kann von jedem angewendet werden.

Es gibt so viele verschiedene Ansätze, unser Wohlbefinden und unsere Gesundheit zu steigern, doch die des Atems lohnt sich besonders. Lasst uns deshalb im nächsten Teil in die Grundlagen von Breathwork eintauchen.

Teil 1
Grundlagen deiner Atmung

Möglicherweise hast du bereits ein paar Atemübungen durchgeführt, unbewusst oder ganz bewusst, zum Beispiel während einer Yogastunde. Es gibt unzählige verschiedene Übungen, und die Frage, was denn nun richtig ist, kann uns schnell überfordern.

So erging es zumindest mir. Obwohl ich bereits zertifizierte Yogalehrerin war, suchte ich nach mehr Wissen und einer tieferen Erfahrung des Atems. Ich rannte von einer Yogastunde zur nächsten und probierte verschiedene Atemtechniken aus – von der ausgleichenden Wechselatmung bis hin zur energetisierenden Feueratmung. Und tatsächlich: Kurzzeitig fühlte ich mich besser. Doch meist endete die bewusste Atempraxis mit der Yogastunde. Zuhause atmete ich so unbewusst wie zuvor – dabei waren diese 19 000 Atemzüge, die ich außerhalb der ca. 90-minütigen Yogastunde machte, viel bedeutsamer für Gesundheit und Wohlbefinden als die 1000 bewussten Atemzüge während des Kurses. Schließlich hat jeder Atemzug einen Effekt auf Körper und Geist.

Oft erhalte ich Anfragen von Menschen, die gerne eine intensive bewusstseinserweiternde Atemstunde bei mir buchen möchten oder an einer bestimmten Atemmethode interessiert sind. Darüber freue ich mich, denn sicherlich ist eine transformierende Atemerfahrung ein kraftvoller Einstieg in Breathwork. Doch all diesen Menschen empfehle ich auch: Das Wichtigste ist, dass die Grundlagen deiner Atmung stimmen. Allein damit wirst du bereits einen großen Effekt wahrnehmen.

Die Grundlagen mögen weniger bewusstseinserweiternd sein als eine intensive Atemstunde. Doch allein die Veränderung der Grundatmung hat meine Allergiesymptome radikal reduziert, meine chronischen Sorgen und Ängste weitgehend verdrängt und meinen Schlaf spürbar verbessert. Die Anpassung unserer tagtäglichen Atemmuster hilft meinen Kunden und Kundinnen, ihre sportliche Leistung zu verbessern, Asthma zu reduzieren und Panikattacken zu stoppen.

Befolgst du die folgenden Atemgrundlagen, wirst du bereits einen großen Effekt auf dein emotionales und körperliches Wohlbefinden erfahren, ohne deinen Tagesablauf verändern oder eine formelle Atempraxis in dein Leben integrieren zu müssen. Einfacher geht es also nicht – doch es gibt eine Voraussetzung: Du musst damit beginnen. Du kannst drei Wochen nichts essen, du kannst drei Tage nichts trinken, aber ohne deinen Atem kannst du nicht länger als drei Minuten überleben. Er ist immer bei dir, und du hast jede Sekunde deines Tages die Möglichkeit, ihn zu beeinflussen – zu deinen Gunsten und mit viel größerem Effekt als die neueste Diät, die nächste Pille oder das innovativste Fitnessgerät. Beginnen wir also mit der Nase, die für die Grundlagen deiner Atmung äußerst relevant ist.

Superorgan Nase

Was für ein Anblick: Vor mir liegen mein zwei Wochen alter Sohn und daneben mein Mann. Für ein kleines Nickerchen, um die kurze Nacht nachzuholen. Ich lege mich neben die beiden. Fast scheint es, als würde mein Sohn nicht atmen. Ich weiß nicht, wie häufig ich es in den letzten Wochen schon getestet habe – auch beim zweiten Kind bleibt diese Angewohnheit. Ich halte mein Ohr dicht an das kleine Gesicht. Der Mund ist geschlossen, ich höre nichts. Der Atem fließt leicht wie eine Feder – leise und unauffällig. Vollkommen unbeeindruckt von all dem, was um ihn herum passiert. Lediglich an der sanften Bewegung seines Bauches sehe ich, dass er atmet.

Dass mein Mann noch lebt, ist eindeutig. Seine Atmung ist unüberhörbar – der Mund ist leicht geöffnet, und mit jedem Atemzug vernehme ich etwas: manchmal ein rasselndes Schnarchen, dann ein leichtes Pusten. Ab und an bewegt er den Kopf, zuckt oder rollt sich von links nach rechts. Während mein Sohn sichtbar durch die Nase atmet, atmet mein Mann eindeutig durch den Mund.

Was ist nun richtig? Ich denke zurück an meine Atemausbildung und die Worte meines Lehrers: „Breathe as if you are unimpressed.“ (Atme, als wärst du unbeeindruckt.) Der gesündeste Atem ist der, der sanft und leicht durch die Nase fließt. So leicht und schwerelos, als würden uns die Herausforderungen des Lebens vollständig unbeeindruckt lassen. So unauffällig, als würden wir die Magie unseres Atems als Geheimnis in uns tragen. Blicke ich auf meinen Sohn und meinen Mann, so atmet mein 14-tägiges Baby deutlich optimaler als mein Mann, dessen Atmung weniger leicht und sanft fließt. Das Geheimnis meines Sohns ist die Nasenatmung.

Warum Nasenatmung? Vereinfacht kann man sagen: *Die Nase ist zum Atmen da. Der Mund zum Essen und Sprechen.* Niemals wirst du eine Klimaanlage natürlicher, umweltfreundlicher und günstiger bekommen. Denn genau das ist deine Nase. Und eigentlich kann sie sogar noch viel mehr als eine klassische Klimaanlage:

Die Schleimhäute der Nase filtern Krankheitserreger und Staub aus der Luft und leiten sie durch Schleim, den wir umgangssprachlich auch Rotz nennen, wieder aus. Ebenso ist die Innenseite deiner Nase mit winzigen Härchen namens Zilien ausgekleidet. Diese feinen Haare haben eine wichtige Funktion: Sie filtern, erwärmen und befeuchten die eingeatmete Luft und schützen dich jeden Tag vor schätzungsweise 20 Milliarden Partikeln fremder Stoffe.

Nach Aussagen der Weltgesundheitsorganisation (WHO) wird Luftverschmutzung weltweit für 11,65 Prozent der Todesfälle verantwortlich gemacht, und leider nimmt die Qualität unserer Luft fortschreitend ab.[3] Forschungen der UC Riverside ergeben zum Beispiel, dass, sollten die globalen Temperaturen um 4 Grad Celsius ansteigen, schädliche Pflanzenemissionen und Staub um bis zu 14 Prozent zunehmen werden.[4] Neben der menschengemachten Umweltverschmutzung spielen nämlich auch Pflanzen hier eine Rolle.

Dies liegt daran, dass alle Pflanzen Chemikalien produzieren, sogenannte biogene flüchtige organische Verbindungen oder BVOCs.[5] Durch eine Zunahme der Winde und aufgrund des wärmeren Klimas wird zudem mehr Staub in die Atmosphäre getragen, wie Robert Allen, außerordentlicher Professor für Erd- und Planetenwissenschaften an der UCR und Co-Autor der Studie, sagt. Umso wichtiger ist es, dass du deine Nase als Filter nutzt, der Mund hat diese Funktion nicht.

Die Nase wirkt auch wie ein körpereigener Sensor, denn die Nasenhöhle passt die Lufttemperatur an die Körpertemperatur an. Darüber hinaus ist die Form deiner Nase nicht nur rein kosmetisch gesehen von Bedeutung: Verschiedene Nasenformen können Luft unterschiedlich verarbeiten. Menschen, die näher am Äquator leben, haben tendenziell breitere Nasen. In Regionen mit wärmerem Klima ist die Luft oft trockener, und die breitere Nasenform kann dazu beitragen, die Luftfeuchtigkeit zu erhöhen, bevor sie in die Lunge gelangt – eine Anpassung des Körpers an die klimatischen Bedingungen in verschiedenen Regionen der Welt. Diese These, bekannt als Thomsons Regel, geht auf den britischen Anthropologen Arthur Thomson zurück, der proklamierte, dass Menschen in trockenen, kalten Gegenden eher lange und dünne Nasen haben, während kurze und breite Nasen in heißen, feuchten Gegenden vorkommen.

Unsere Nase ist sozusagen eine Klimaanlage mit Wellnessfaktor, denn die Atmung durch die Nase erfolgt langsamer als durch den Mund und aktiviert auch den Vagusnerv, den längsten unserer zwölf Hirnnerven. Er wird auch als Entspannungsnerv bezeichnet. Dadurch gelangst du automatisch in deinen Ruhemodus, das parasympathische Nervensystem wird angeregt, worauf ich im Laufe des Buches noch genauer eingehen werde.

Ebenso wird durch die Nasenatmung Stickstoffmonoxid (NO) in der Nasenhöhle produziert und in die Lunge transportiert. Stickstoffmonoxid hat viele Funktionen, unter anderem folgende:

1. Vasodilatation: Stickstoffmonoxid wirkt als Vasodilatator, das heißt, es erweitert die Blutgefäße. In der Nasenhöhle führt dies zu einer besseren Durchblutung und Sauerstoffversorgung der Nasenschleimhaut.

2. Mikrobizide Wirkung: Stickstoffmonoxid hat antimikrobielle Eigenschaften und kann das Wachstum von Bakterien, Viren und anderen Krankheitserregern in der Nasenhöhle hemmen. Es kann dazu beitragen, Infektionen abzuwehren und die Gesundheit der Atemwege zu unterstützen.

3. Unterstützung der Atemwegsfunktion: Stickstoffmonoxid spielt eine Rolle bei der Regulation der Atemwegsfunktion und hilft dabei, die Atemwege zu erweitern.

4. Geruchssinn: Stickstoffmonoxid spielt eine wichtige Rolle bei der Wahrnehmung von Gerüchen. Es ermöglicht die Übertragung von Geruchssignalen vom Riechepithel im Nasenraum zum Gehirn, wo etwas als Geruch wahrgenommen wird.

In der Debatte über Nasen- und Mundatmung steht die Nase immer an erster Stelle.[6] Laut Maurice Cottle, dem Gründer der American Rhinologic Society, erfüllt deine Nase mindestens 30 Funktionen, die allesamt wichtige Ergänzungen zu den Aufgaben der Lungen, des Herzens und anderer Organe sind.[7] Wenn es um das Atmen geht, wird dem Mund keine Funktion zugesprochen, außer dass er bei verstopfter Nase oder intensiver körperlicher Betätigung als Backup dient – und selbst in letzterem Fall streiten sich die Experten, ob nicht trotz intensiver körperlicher Betätigung Nasenatmung vorherrschen sollte. Zuletzt sorgte die polnische Tennisspielerin Iga Swiatek, im Sommer 2023 die Nummer eins der Weltrangliste im Damen-Tennis, für Aufsehen, als sie beim Training ein Stück Klebeband über ihrem Mund trug. Dadurch fokussierte sie sich stärker auf ihre Nasenatmung und trainierte ihre Ausdauer. Auch der norwegische Fußballspieler Erling Haaland teilte in einem Interview mit, dass er sich nachts den Mund zuklebt, um seine sportliche Leistungsfähigkeit zu steigern. In der Sportwelt sorgte dies für viele Fragezeichen – doch wie Arthur Schopenhauer so schön sagt: „Alle Wahrheit durchläuft drei Stadien. Zuerst wird sie verspottet. Dann wird sie heftig bekämpft. Schließlich wird sie als selbstverständlich akzeptiert." Was die Nasenatmung angeht, befinden wir uns immer noch auf Stufe eins.

Wie kann ich meine Nasenatmung verbessern?

Menschen mit einem stressigen Leben neigen zu Mund- oder Brustatmung oder einer Kombination aus beidem. Unter Stress verspannen sich die Muskeln im Hals und Schulterbereich, was dazu führen kann, dass die Atmung flacher wird und vermehrt durch den Mund erfolgt. Manchmal reicht schon eine E-Mail eines ungeliebten Kollegen, um den Körper in Alarmbereitschaft zu versetzen, sodass er unbewusst von der Nasen- in die Mundatmung wechselt. Häufiger aber befinden wir uns in einem chronischen Stresszustand, sodass wir erst gar nicht aus der Mundatmung herauskommen. Der erste Schritt ist also, dass wir uns der üblichen Atmungsweise überhaupt erst einmal bewusst zu werden.

Die Verbesserung der Nasenatmung erfolgt durch Training. Je häufiger du es übst, umso einfacher und natürlicher wird es. *Denn: Nasenatmung fördert Nasenatmung.*

Kürzlich habe ich auf Zypern ein Atemtraining vor Zahnärzten gegeben. Dort wurde mir erzählt, dass insbesondere ein Experiment (das aus heutiger Tierschutzsicht berechtigterweise nicht mehr genehmigt werden würde) aus den 1970er Jahren in der Zahngesundheit für besondere Aufmerksamkeit gesorgt hatte, da es sehr anschaulich die negativen Effekte von Mundatmung auf den Körper verdeutlichte.

Egil P. Harvold wollte an einer Gruppe von 16 Rhesusaffen beweisen, welche Folgen die Mundatmung hat.[8] Dazu stopfte er der Hälfte von ihnen Silikon tief in die Nasenhöhlen, während er die Nasen der anderen Hälfte unverändert ließ. 50 Prozent der Affen konnte auf diese Weise nicht durch die Nase atmen. Sie waren gezwungen, ständig durch den Mund zu atmen.

In den nächsten sechs Monaten vermaß Harvold die Tiere und stellte Veränderungen fest, beispielsweise, dass sich der Zahnbogen verengt hatte und die Zähne schief wuchsen. Harvold wiederholte diese Experimente über zwei Jahre und dokumentierte alles durch Fotos. Es stellte sich heraus, dass die Mundatmung Körper und Atemwege veränderte, zum Nachteil der Gesundheit. So kam es zum Beispiel vermehrt zu Schlafstörungen und Schlafapnoe, die wiederum andere gesundheitliche Nebenwirkungen mit sich führten. Natürlich ist es offen, inwieweit die Ergebnisse der Experimente auf den Menschen übertragen werden können, zum Nachdenken regen sie dennoch an.

Während ich nach der Atemstunde mit den Zahnärzten noch zusammensaß, kamen wir auf eine weitere Studie zu sprechen, die weltweit für Interesse sorgte: Eine in der Zeitschrift für Mundgesundheit und Zahnmedizin veröffentlichte Studie aus dem Jahr 2019 untersuchte den Zusammenhang zwischen Mundatmung und sexueller Dysfunktion unter 120 Probanden.[9] Die Forscher stellten fest, dass 68 Prozent der Probanden, die durch den Mund atmeten, sexuelle Schwierigkeiten wie eine erektile Dysfunktion und geringes sexuelles Verlangen hatten. Die Teilnehmer, zwischen 20 und 56 Jahre alt, waren allesamt Mundatmer und wurden erstmals durch Probleme wie Zahnfehlstellungen und Zahnfleischentzündungen darauf aufmerksam. Doch eine Atemübung, die Mann zur natürlichen Problemlösung probieren kann, liegt in einer Anpassung der Atmung: durch die Nase und mit Summen kombinieren. Dies fördert die Freisetzung von Stickstoffmonoxid.[10] Dieses Gas ist für Erektionen wichtig, weil es die Blutgefäße erweitert und dadurch den Blutfluss fördert. Genau diese Wirkung macht sich übrigens Viagra zunutze.

Auch die amerikanischen Ureinwohner kannten bereits die Bedeutung der Nasenatmung, wie George Catlin in seinem Buch *Shut Your Mouth and Save Your Life*[11] (Schließe deinen Mund und rette dein Leben) eindrucksvoll darlegt. Auf Catlin wurde ich durch das

Atem-Buch von James Nestor aufmerksam.[12] Catlin bereiste sechs Jahre lang die Great Plains, eine ausgedehnte Graslandschaft in Nordamerika, die sich vom zentralen Kanada bis in den mittleren Teil der Vereinigten Staaten erstreckt, um das Leben von 50 Indianerstämmen zu dokumentieren.

Die Ureinwohner erklärten ihm, dass durch den Mund eingeatmeter Atem dem Körper Kraft entzieht, das Gesicht verformt und Stress sowie Krankheiten verursacht. Andererseits soll der durch die Nase eingeatmete Atem den Körper stärken, das Gesicht schöner machen und eine gute Präventivmaßnahme für alle Arten von Krankheiten sein. „Die Luft, die in die Lungen eintritt, unterscheidet sich so sehr von der, die in die Nasenlöcher gelangt, wie sich destilliertes Wasser vom Wasser in einer gewöhnlichen Zisterne oder einem Froschteich unterscheidet", schrieb er.

Bei den amerikanischen Ureinwohnern begann eine gesunde Nasenatmung mit der Geburt. Sobald die Mütter bemerkten, dass die Babys mit offenem Mund schliefen, schlossen sie ihnen vorsichtig den Mund. Einige der Stämme schnallten Säuglinge auf ein gerades Brett und legten ein Kissen unter ihren Kopf, wodurch eine Haltung entstand, die es viel schwieriger machte, durch den Mund zu atmen. Im Winter wurden Säuglinge in leichte Kleidung gewickelt und an wärmeren Tagen auf Armeslänge gehalten, damit sie weniger anfällig dafür waren, zu warm zu werden und durch den Mund zu keuchen. All diese Methoden führten dazu, dass Mundatmung bereits früh korrigiert wurde. Bei diesen Stämmen war Nasenatmung sogar so im Trend, dass sich erwachsene Stammesmitglieder weigerten, mit offenem Mund zu lächeln, weil sie befürchteten, dass schädliche Luft in ihren Körper eindringen könnte.

Die Weisheit der Ureinwohner bestätigt sich auch in aktuellen Studien, und auch mein Mann trägt inzwischen ein Mundpflaster zum Schlafen. Nicht nur die nächtlichen Geräusche sind seither weniger geworden, er schläft auch besser. Und auch für Kinder ist Nasenatmung wichtig – Studien bestätigen sogar, dass es einen

Zusammenhang gibt zwischen Mundatmung und ADHS bei Kindern.[13]

Aber sollte ich nicht zumindest bei sportlicher Anstrengung durch den Mund atmen? Nicht unbedingt: Eine Studie aus dem Jahr 2018, erschienen im internationalen Journal der Kinesiologie und Sportwissenschaften, fand durch einen Test mit Läufern heraus, dass Nasenatmung eine bessere Sauerstoffversorgung des aktiven Gewebes ermöglicht, weil – wie bereits erwähnt – die Nase Stickstoffmonoxid freisetzt. Dieses ist notwendig, um den Kohlendioxidgehalt im Blut zu erhöhen, und führt wiederum zur Freisetzung von Sauerstoff. Da dies beim Mundatmen nicht der Fall ist, erhalten die Zellen nicht so viel Sauerstoff wie beim Atmen durch die Nase, was zu Müdigkeit und Stress führen kann.

Merke: Atme leicht durch deine Nase.

Hier die wichtigsten Tipps, die das Üben der Nasenatmung erleichtern:

1. Probier es so häufig du kannst. Dies stärkt auch dein Zwerchfell. Fällt dir die Nasenatmung zu Beginn schwer, so kannst du vermehrt summen (siehe für eine Übung das Kapitel *Balance und Ausgeglichenheit* oder die Sammlung aller Übungen am Ende dieses Buchs). Dadurch erhöht sich Stickstoffmonoxid in der Nase um das 15-Fache und vereinfacht die Nasenatmung zusätzlich.[14]
2. Beginne mit Atemübungen, die dein Zwerchfell aktivieren (siehe dazu Kapitel *Zeige Bauch*) und trainieren und die Atmung verlangsamen (siehe dazu die Übungen auf Seite 47 oder die Sammlung aller Übungen am Ende dieses Buchs).
3. Auch für den Sport empfehle ich, möglichst lange durch die Nase zu atmen. Merkst du, dass dein Körper wegen der Anstrengung auf die Mundatmung umstellen möchte, dann verlangsame eher dein Tempo und die Intensität.[15]

4. Für Menschen, die wegen einer Abweichung der Nasenscheidewand oder einer kleinen Nase schwierig durch die Nase atmen können, kann ein Nasendilatator eine Option sein. Ein Nasendilatator ist ein medizinisches Hilfsmittel, das die Nasenatmung verbessern soll. Es besteht in der Regel aus einem kleinen Kunststoff- oder Metallgerät, das in die Nasenöffnungen eingeführt wird. Der Nasendilatator hilft, die Nasenpassage zu öffnen, indem er die Nasenflügel sanft auseinanderhält. Dadurch wird der Luftstrom erleichtert, und die Atmung durch die Nase kann effizienter erfolgen. Nasendilatatoren werden häufig bei Nasenverstopfung, verengten Nasengängen oder anderen Atembeschwerden eingesetzt. Sie können sowohl tagsüber zur Verbesserung der Atmung als auch nachts zur Verringerung von Schnarchen verwendet werden.
5. Halte deine Nase frei. Falls deine Nase verstopft ist, probier diese Übung zur Entblockung der Nase, sodass du dir das Nasenspray sparen kannst:

Nase entblocken – so geht es

1. Atme tief durch die Nase ein und aus.
2. Verschließ beide Nasenlöcher mit Zeigefinger und Daumen und halte den Atem an. Bewege gleichzeitig deinen Kopf ein paar Mal nach rechts, links, vorne und hinten, bis du den ersten starken Atemreiz spürst.
3. Atme kurz wieder ein und wiederhole das etwa viermal. Prüfe, ob deine Nase nun wieder frei ist. Normalerweise ist sie nach etwa drei bis vier Wiederholungen frei, doch manchmal musst du es ein paar Mal öfter wiederholen.

Alternativ kannst du bei verstopfter Nase auch eine Nasendusche testen. Die Nasendusche ist eine einfache Methode, um die Nasenhöhle von Staub und Allergenen zu reinigen sowie die Nasenschleimhaut bei trockener Nase zu befeuchten. Sie kann auch bei verschiedenen Beschwerden wie verstopfter Nase, Allergien und Nasennebenhöhlenentzündungen helfen. Man kann sie für ein paar Euro in Drogeriemärkten und Apotheken erwerben.

Die Kraft der langsamen Atmung

Meine Füße gleiten langsam durch den warmen Sand. Es ist eine sternenklare Nacht, und ich kann das Meer gut erkennen. Ich höre, wie die Wellen immer wieder sacht an Land schlagen. Meine Lippen schmecken leicht salzig – die feucht-warme Nachtluft Costa Ricas umhüllt mich. Mein Blick gleitet aufs Meer hinaus. Kann ich im Wasser gegebenenfalls etwas erkennen?

Zu dritt patrouillieren wir entlang des Strands von Costa Rica. Ich helfe mehrere Wochen als Freiwillige in einem Schildkrötenschutzprojekt auf einer kleinen karibischen Insel mit. Schildkröten sind vom Aussterben bedroht. Unter anderem, weil sich ihre Eier großer Nachfrage erfreuen und von Wilderern gestohlen und illegal auf lokalen Märkten verkauft werden. Als Freiwillige versuchen wir, die Eier vor den Dieben zu retten und an einen sicheren Ort zu bringen. Wir wandern nachts den Strand entlang und warten, bis eine Schildkröte an Land kommt, ein Loch gräbt und dort ihre ca. 80 Eier ablegt. In manchen Nächten patrouillieren wir, ohne auch nur einer Schildkröte zu begegnen. Doch heute Nacht liegt etwas in der Luft. Es fühlt sich an, als könnte es eine besondere Nacht werden. Und dann ist es auf einmal so weit. Unser Guide zeigt plötzlich auf das Meer, das glitzernd im Mondschein vor uns liegt. Und ja, ist dort nicht etwas, was sich leicht aus dem Wasser erhebt? Ein Schildkrötenrücken? Und dann steigt aus den Tiefen des Ozeans in der Tat eine Wölbung, ein Schildkrötenpanzer. Eine grüne Meeresschildkröte schwimmt an Land. In langsamen, bedächtigen Schritten verlässt sie das Meer und kommt uns entgegen. Sie misst ungefähr einen Meter in der Länge und etwas weniger in der Breite. Es fühlt sich an, als würde die Zeit stehen bleiben und als wäre ich zurück in die Vergangenheit geschickt worden. Eine Zeit, in der es den Menschen noch nicht gegeben hat. Schildkröten legen ihre Eier jedes Jahr immer wieder an derselben Stelle des Strandes ab – auch wenn für unser menschliches Auge jedes Stück des Strandes gleich ausschaut. Sie vergessen nie ihren Geburtsort und kommen immer wieder dorthin zurück, um ihre Eier abzulegen.

Ich werde diesen Moment nie vergessen – diesem Tier, eines der wenigen lebenden fossilen Tiere, so nah gewesen zu sein. Es strahlte diese unglaubliche Ruhe und Stärke aus. Die Faszination der Schildkröte ließ mich nie wieder los. Am Tag nach der Begegnung sprach ich lange mit dem Biologen der Schildkrötenstation: Unterschiedliche Schildkrötenarten werden unterschiedlich alt. Während beispielsweise die Aldabra-Riesenschildkröte bis zu 250 Jahre erreicht, kann die grüne Meeresschildkröte, der ich am karibischen Strand von Costa Rica begegnen durfte, immerhin auch mehr als hundert Jahre alt werden. Das hohe Alter korreliert mit einer geringen Atemrate von ca. zwei bis drei Atemzügen pro Minute. Diese Korrelation zwischen Atmung und Lebensdauer besteht auch bei anderen Tieren. Grundsätzlich haben Tiere mit langsamerer und effizienterer Atmung oft eine längere Lebensdauer als Tiere mit schnellerer Atmung. Dies liegt daran, dass eine langsamere Atmung und ein niedrigerer Stoffwechsel dazu beitragen können, den Körper vor oxidativem Stress und Zellschäden zu schützen.

Die folgende Tabelle verdeutlicht dies:

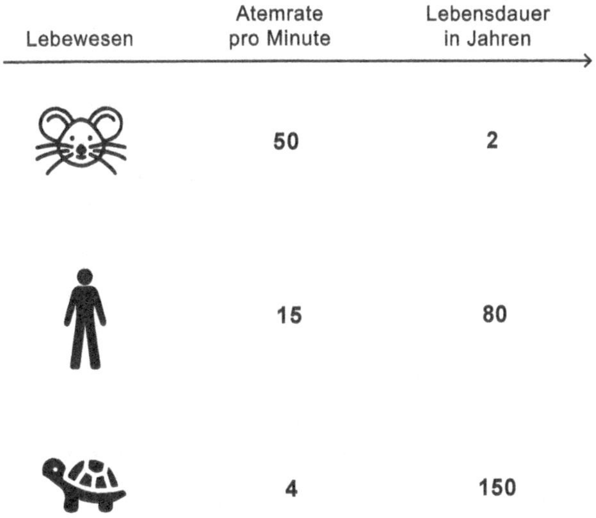

Im Vergleich dazu haben viele kleinere Tiere, die schnell atmen und einen höheren Stoffwechsel haben, eine kürzere Lebensdauer. Zum Beispiel haben kleine Nagetiere wie Mäuse eine hohe Atemfrequenz und eine vergleichsweise kurze Lebensdauer von einigen Jahren.

Bei Menschen gibt es ebenfalls einen Zusammenhang zwischen Atmung und Lebensdauer. Menschen, die eine langsamere und tiefere Atmung haben, setzen ihren Körper dadurch weniger oxidativem Stress aus und können so von einer längeren Lebensdauer profitieren. Oxidativer Stress kann zu Zellschäden und vorzeitigem Altern führen, daher kann die Reduzierung dieses Stresses durch eine optimale Atmung einen positiven Einfluss auf die Lebensdauer haben. Eine systematische Übersichtsarbeit und Metaanalyse, die 2019 im Journal *Aging and Disease* veröffentlicht wurde, analysierte sogar mehrere Studien zu oxidativem Stress und Sterblichkeit.[16] Die Ergebnisse zeigten eine signifikante Verbindung zwischen oxidativem Stress und einem erhöhten Sterblichkeitsrisiko. Es scheint also, dass oxidativer Stress zum beschleunigten Altern und früheren Tod beitragen kann.

Die Empfehlung der Schildkröte ist damit der erwähnten Lehre der Yogis recht nah, dass Kontrolle der Atmung und Lebensdauer im Zusammenhang stehen. Denn in der yogischen Philosophie wird angenommen, dass die Lebensdauer eines Menschen eng mit der Kontrolle der Atmung verbunden ist (natürlich haben auch noch andere Faktoren einen wesentlichen Einfluss auf die Lebensdauer). Yogis glauben, dass eine langsame, bewusste und tiefe Atmung die Lebenskraft (prana) im Körper erhöht und den Alterungsprozess verlangsamen kann.

Was bedeutet das nun für dich? Je langsamer du atmest, desto weniger Stress empfindest du und desto weniger Stress erfährt auch dein Körper.[17] Und nicht nur das: Eine langsame Atemrate führt ebenso dazu, dass du auch von verbesserten kognitiven Funktionen profitieren kannst. Dies konnte in zwei Studien aus dem Jahr 2017 und 2021 mit dem Gebrauch der Kohärenzatmung, also einer langsamen und rhythmischen Atmung, nachgewiesen werden.[18] Bei der kohärenten Atmung wird das Ein- und Ausatmen in einem bestimmten Verhältnis durchgeführt – die Atemfrequenz liegt bei etwa fünf bis sechs Atemzügen pro Minute. Dies begünstigt Entspannung und Ruhe.

Möglicherweise hast du diese Atmung unbewusst sogar schon ein paar Mal angewandt, ohne dass du dir dessen bewusst warst. So ging es zumindest mir: In meiner Jugend verbrachte ich den Sonntagvormittag oft in der Kirche. Gemeinsam mit meiner Familie saß ich dort und flüsterte das Vaterunser vor mich hin. Ich werde wohl niemals ein leidenschaftlicher Kirchgänger werden, nichtsdestotrotz hatte die Wiederholung dieses Gebets etwas Beruhigendes, was meine Sorgen und Ängste in den Hintergrund drängte. Mein damaliges Gefühl lässt sich auch wissenschaftlich bestätigen: In einer italienischen Studie wurde untersucht, wie sich das Aufsagen des *Ave Maria* und des meditativen Mantras *Om mani padme hum* auf den Körper und Geist auswirkt.[19] Und in der Tat: Das Gebet verlangsamt die Atmung auf sechs Atemzüge pro Minute, was etwa der Kohärenzatmung (dazu in Kürze mehr) entspricht.

Nun heißt dies nicht, dass man unbedingt katholisch oder Kenner meditativer Mantras sein muss, um in die Vorteile der kohärenten Atmung zu kommen. Vielmehr bewirken über alle Religionen hinweg verschiedene Gebete diesen Effekt auf die Atmung. Niemand muss deswegen eine Glaubensgemeinschaft aufsuchen, aber all diese Religionsgruppen haben sich den Atem zunutze gemacht, um ihren Mitgliedern Entspannung durch das Gebet geben zu können. Du kannst dies ebenso für dich nutzen, ob mit oder ohne Gebet. Denn mehrere Studien bestätigen die kraftvolle Wirkung der Kohärenzatmung.[20] Eine Studie aus dem Jahr 2009 untersuchte die Auswirkungen dieser Atmung auf die psychische Gesundheit von Überlebenden von 9/11, mit dem Ergebnis, dass die Atmung bei den Teilnehmern zu einer signifikanten Reduktion von Stresssymptomen und Angstzuständen führte. Die Teilnehmer berichteten auch von einer verbesserten Schlafqualität und einer gesteigerten Fähigkeit, mit belastenden Situationen umzugehen.[21] [22] Eine weitere Studie aus dem Jahr 2017 untersuchte die Auswirkungen von Kohärenzatmung auf die Herzfrequenzvariabilität[23] (siehe zur Erklärung von Herzfrequenzvariabilität das Kapitel *Breathwork und Technik*). Sie ergab, dass die Kohärenzatmung zu einer signifikanten Verbesserung der Herzfrequenzvariabilität führte, was ein Indikator für eine verbesserte Stressreaktion und eine bessere Regulation des autonomen Nervensystems ist.

Also, lass uns die Kohärenzatmung gemeinsam üben.

Kohärenzatmung

Das Ziel ist es, mit einer Rate von fünf Atemzügen pro Minute zu atmen, indem man Ein- und Ausatmung auf den Zählwert von ca. fünf bis sechs bringt. Wenn du gerade erst anfängst, kannst du auch nur bis drei oder vier einatmen und bis drei oder vier ausatmen und die Ein- und Ausatmung dann mit der Zeit verlängern. Das Wichtigste ist, dass du dich dabei entspannen kannst.

Anwendung: vor dem Schlafengehen
Dauer: fünf bis 15 Minuten
Position: liegend oder sitzend
Du kannst die Kohärenzatmung auch mit musikalischer Begleitung durchführen. Dies hilft, in einen Atemrhythmus zu kommen. Atme dafür für einen Gong-Ton ein und für einen Gong-Ton wieder aus.

Anleitung

1. Leg die Hände auf den Bauch, während du sitzt oder liegst.
2. Atme langsam ein, der Bauch dehnt sich aus, bis zum Zählwert von fünf bis sechs.
3. Kleine Pause.
4. Atme langsam aus, bis zum Zählwert von fünf bis sechs.

Sicherlich ist es für die meisten von uns nicht realistisch, jeden Tag fortwährend lediglich fünf bis sechs Atemzüge zu machen. Vielmehr werden es in der Regel ca. zehn bis 16 Atemzüge pro Minute bei den meisten von uns sein. Doch wenn es darum geht, funktional zu atmen und Stress zu reduzieren, ist nicht nur die Häufigkeit der

Atmung relevant. Einen weiteren Einfluss hat es, wie *tief* du atmest. Dazu jetzt mehr.

Merke: Atme so langsam wie möglich.

Zeige Bauch

Die Veränderung, die meine erste zweistündige Atemsession mir bringen sollte, hatte ich nicht erwartet. Ich wünschte mir nichts sehnlicher, als einfach mal völlig abzuschalten – den Schmerz, die Unruhe und die Erschöpfung. Ich litt zu dieser Zeit unter starker Neurodermitis. In meiner Doppelrolle als junge Mutter und Unternehmerin fühlte ich mich erschöpft. Ich hatte mich von meinem Körper distanziert, der sich wie eine Marionette anfühlte, hölzern und nur von außen gesteuert. In mir drin spürte ich nichts. Wenn andere Menschen von einem Zugang zu sich selbst sprachen, konnte ich mir darunter nicht wirklich etwas vorstellen.

Die Atemstunde fand in einem Amsterdamer Yogastudio statt, wir waren eine Gruppe von ca. 25 Menschen. Nach einer kurzen Einführung zu den Grundlagen der Atmung klärte uns der Lehrer darüber auf, dass wir lediglich etwa zwei Stunden „nur" in den Bauch atmen würden. Atmen in einem gleichmäßigen Rhythmus und ohne große Unterbrechungen. Das Atmen mit dem ganzen Körper bei vollem Bewusstsein sollte dazu führen, dass wir den Atem in jeden Teil unseres Körpers brachten und sich mit jeder Einatmung die Bauchdecke wie eine Welle auf dem Ozean erhob.

Diese Erfahrung mit der Magie des Atems führte mich in bewusstseinserweiternde Zustände und vertiefte mein Interesse an Breathwork und meine Leidenschaft für den Tanz mit der eigenen Lebensenergie. Nach und nach verlor ich beim Atmen das Gefühl von Raum und Zeit: Oben und unten verschwanden. Die Grenzen zwischen meinem Körper und dem Raum lösten sich auf, und alles wurde eins. Ich wurde eins mit meinem Atem. Ich wurde eins mit meinem Körper, meinem Gefühl und allem, was mich ausmacht. Ich tauchte auf einmal ein in diese innere Welt. Eine Welt, die ich bis dato auf meiner Landkarte noch nie als Ziel gesehen hatte. Ich schwebte, war leicht, war schwer. Ich fühlte alles und nichts. Als würde sich meine Seele aus meinem Körper entfernen und alles miteinander verschwimmen und ich komplett abheben. Doch bevor ich in ungeahnte Höhen schwebte, löste sich etwas in mir. Als würde mir plötzlich bewusst werden, dass meine verlorene Beziehung zu meinem eigenen Gefühl nur ein Schutzmechanismus war. Denn eigentlich fühlte ich viel zu viel. Eigentlich – und das begann mir erst zu dämmern, nachdem ich für 30 Minuten intensiv in den Bauch geatmet hatte – fühlte sich mein Körper an wie eine bis zum Rand gefüllte Badewanne. Und dann, als wäre der Stöpsel gezogen worden, übermannten mich Emotionen, Erinnerungen und Tränen. Emotionen sind eigentlich nichts anderes als Energie in Bewegung. All diese Energie kam während der Session in Bewegung. Sie rollte über mich hinweg, sie trat an die Oberfläche, und ich konnte alle Anspannung endlich loslassen. Tränen rollten über meine Wangen, bis ich das Gefühl hatte, keine Tränen mehr zu haben und leer zu sein. Ja, vielleicht war ich dann auch leer – hatte all die Energie in Bewegung, die mich so lang belastet und beschwert hatte, loslassen können. Alles floss, und als ich keine Tränen mehr in mir spürte, begann ich zu schweben. Nach diesem emotionalen Gewitter eine Leichtigkeit, wie der sanfteste Sommerregen, den ich je gespürt hatte. Ich fühlte, dass ich einen Raum in mir selbst betreten hatte, eine innere Welt, die ich nicht kannte. Wieso hatte ich die ganze Welt bereist, warum immer wieder nach diesem externen Kick gesucht, wenn ich auf einmal die schönste Landschaft und das friedlichste Gefühl in mir selbst finden konnte?

Es muss nicht für jeden eine solch intensive Stunde sein. Du brauchst die tiefe Bauch- oder Zwerchfellatmung nur für ein paar Minuten pro Tag anzuwenden – schon das kann einen großen Unterschied machen.

Nach dieser Atemstunde konnte ich die Taoisten besser verstehen, die glauben, dass das Zwerchfell Himmel und Erde oder den oberen und unteren Teil des Körpers verbindet. Vielleicht, weil das Zwerchfell eine Art Brücke zwischen dem physischen Körper und dem Geist oder Bewusstsein darstellt?

So wird beispielsweise in der traditionellen chinesischen Medizin angenommen, dass das Zwerchfell eine Rolle bei der Regulation des Energieflusses oder Qi durch den Körper spielt. Durch den Fokus auf die Zwerchfellatmung kann man eine Verbindung zu den spirituellen oder energetischen Aspekten des Körpers herstellen. Insbesondere nach dieser ersten intensiven Atemerfahrung sah ich das Zwerchfell fast wie eine Art Deckel, der viele unserer tiefen Emotionen, teilweise auch traumatischer Art, abdeckt. Durch die tiefe, gleichmäßige Atmung können wir diese nach oben holen, um sie endlich loszulassen.

Aber wie und wo finde ich das Zwerchfell? Das Zwerchfell (Diaphragma) ist der wichtigste Atemmuskel und sorgt für ein reibungsloses Ein- und Ausatmen. Es liegt zwischen Brusthöhle und Bauchraum. Aufgrund seiner Lage grenzt es unter anderem die Lunge von anderen Organen ab. Du kannst es dir wie einen großen Fallschirm vorstellen. Durch das Zwerchfell verläuft der Vagusnerv, der wichtigste Nerv des Parasympathikus, verantwortlich für Beruhigung und Entspannung im Körper. Bei der tiefen Zwerchfellatmung bewegt sich das Zwerchfell mit jedem Einatmen einige Zentimeter nach unten in den Bauchraum, was den Vagusnerv stimuliert und im Gehirn eine Ausschüttung von Neurotransmittern bewirkt, also der chemischen Botenstoffe, die elektrische Reize von einer Nervenzelle zur anderen senden und dadurch unter anderem im Körper für Entspannung sorgen. Zusätzlich gibt dir diese Atmung durch die Stimulation der Bauchorgane automatisch eine Art innere Massage.

Hier siehst du die Bewegung des Zwerchfells bei der Ein- und Ausatmung:

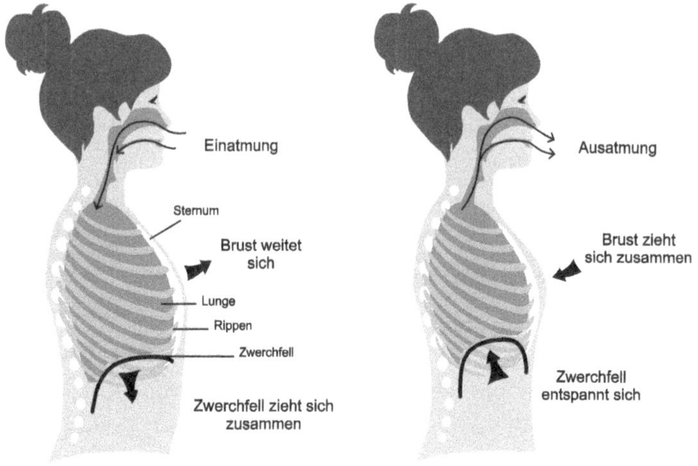

Wenn du dich dauerhaft zu wenig bewegst oder zu viel Stress hast, kann eine dysfunktionale Haltung die Folge sein. Dadurch schwingt das Zwerchfell weniger, was wiederum dazu führt, dass dein Atem flach und kurz wird. Dies hat eine ganze Reihe von Effekten zur Folge, etwa dass Organe und Gewebe nicht mehr ausreichend mit Sauerstoff versorgt werden. Doch die gute Nachricht lautet, dass durch regelmäßige Atemarbeit die Funktion des Zwerchfells wieder optimiert werden kann. Manche bezeichnen das Zwerchfell sogar als das zweite Herz, denn ähnlich wie unser Herz funktioniert es wie eine Pumpe. Es aktiviert den Blutkreislauf des Unterleibs und pumpt das Blut in verschiedene Bereiche deines Körpers.

Zwerchfell-Atmung hat diverse Vorteile:[24]

- Unterstützung der Entspannung
- Verbesserung der Muskelfunktion während des Trainings und Vorbeugung von Überlastung
- Erhöhung des Sauerstoffgehalts im Blut
- Senkung des Blutdrucks
- Verringerung der Herzfrequenz

Eine Studie aus dem Jahr 2017, veröffentlicht in der Zeitschrift *Frontiers in Psychology*, untersuchte den Einfluss der Zwerchfellatmung auf den oxidativen Stress.[25] Die Ergebnisse zeigten, dass die Zwerchfellatmung auch dazu beiträgt, den oxidativen Stress im Körper zu reduzieren.

Aber wie funktioniert die Zwerchfellatmung denn nun?

Um die Zwerchfellatmung zu erlernen, bedarf es etwas Übung, aber der Aufwand lohnt sich. Die Zwerchfellatmung kann im Liegen und im Sitzen durchgeführt werden.

Zwerchfellatmung

Dauer: fünf bis 20 Minuten

Da diese Übung sehr tief ist und beruhigend wirkt, bietet es sich an, sie kurz vor dem Schlafengehen zu praktizieren. Sobald du die Übung im Sitzen und Liegen beherrschst, kannst du sie auch stehend oder laufend durchführen. Zu Beginn sollte die Zwerchfellatmung etwa drei- bis viermal täglich für fünf bis zehn Minuten durchgeführt werden. Du kannst die Zeitdauer schrittweise erhöhen, sobald du dich mit deinem gewählten Rhythmus wohlfühlst.

Position: liegend oder sitzend

Anleitung

Im Sitzen

1. Setz dich bequem hin, mit gebeugten Knien und entspannten Schultern, Kopf und Nacken.
2. Leg eine Hand auf die obere Brust und die andere auf den Bauch.
3. Spüre, wie sich der Bauch beim Einatmen nach außen wölbt und beim Ausatmen wieder flacher wird. Versuche dir bei der Einatmung ebenso vorzustellen, dass sich deine seitlichen Rippen nach außen ausweiten – ähnlich wie ein Akkordeon. Mit der Einatmung weitet sich das Akkordeon aus und mit der

Ausatmung faltet es sich wieder zusammen und der Bauch sinkt wieder zurück. Probier dies ein paar Mal.
4. Lass dabei deine Bauchmuskeln ganz locker. Denn sobald du den Bauch einziehst, ist eine Zwerchfellatmung nicht möglich.

Im Liegen

1. Leg dich bequem auf eine Matte oder auf den Boden. Dabei kannst du die Beine leicht anwinkeln, sodass die Füße flach auf dem Boden stehen.
2. Leg eine Hand auf den oberen Teil deines Brustkorbs, die andere auf den Bauch.
3. Atme tief ein. Spüre, wie sich der Bauch beim Einatmen nach außen wölbt und beim Ausatmen wieder flacher wird. Der Brustkorb sollte sich kaum bewegen, die Rippen weiten sich dennoch horizontal aus. Die Vorstellung eines Akkordeons hilft: Stell dir vor, dass sich deine seitlichen Rippen nach außen ausweiten – ähnlich wie ein Akkordeon. Mit der Einatmung weitet sich das Akkordeon aus, und mit der Ausatmung faltet es sich wieder zusammen und der Bauch sinkt zurück. Probier dies ein paar Mal aus.

Hinweis für die Zwerchfellatmung:
Optimalerweise spürst du nicht nur die Bewegung des Bauchraums nach oben mit der Einatmung, sondern ebenso, dass sich dabei die mittleren bis unteren Rippen seitwärts ausdehnen. Ich empfehle meinen Klientinnen und Klienten hier die Vorstellung eines Akkordeons, das sich ausweitet und wieder zusammenzieht.

Aktivierung des Zwerchfells:
Falls es dir schwerfällt, in die Zwerchfellatmung zu wechseln, probier diese Aktivierung des Zwerchfells.
Aktivierung des Zwerchfells – zur Verbesserung der Atemmechanik

Dauer: fünf Minuten
Position: liegend auf dem Bauch

Anleitung
Leg dich auf den Bauch in die Kobra-Pose (siehe Abbildung) und atme langsam ein und aus, während du dich darauf konzentrierst, das Zwerchfell zu aktivieren. Alternativ kannst du dich auch auf den Rücken legen und ein Gewicht verwenden, z. B. indem du ein schweres Buch auf deinen Bauch legst und langsam und bewusst in dein Zwerchfell ein- und ausatmest.

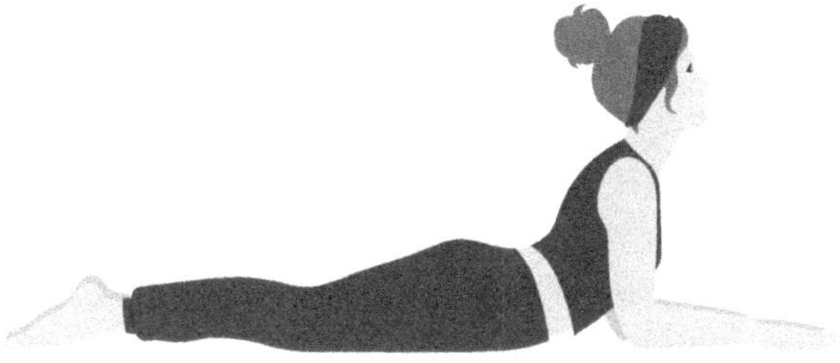

Hinweis für Frauen:
Viele von uns möchten schlank wirken und ziehen dadurch unterbewusst oder bewusst im Alltag den Bauch ein. Dies kann dazu führen, dass die gesunde Zwerchfellatmung nicht durchgeführt werden kann. Darum, liebe Frauen, seid authentisch und ihr selbst – zeigt euch in eurer wunderbaren Fülle und genießt die positiven Nebenwirkungen wie weniger Stress, eine verbesserte Sauerstoffaufnahme und weniger chronische Schmerzen dank der Zwerchfellatmung.

Merke: Zeige Bauch und surfe auf der Welle deiner Atmung.

Zusammenfassung – die Atemgrundlagen

1. Superorgan Nase: leichte Ein- und Ausatmung durch die Nase
2. Die Kraft der langsamen Atmung: Langsam – und gleichmäßig – für die meisten Menschen zwischen zehn bis 14 Atemzüge pro Minute, am gesündesten sind ca. sechs Atemzüge pro Minute
3. Zeige Bauch: Die Atembewegung beginnt an den unteren Rippen und die Schultern bleiben ruhig. Die Bauchdecke steigt auf. Die mittleren bis unteren Rippen dehnen sich seitwärts aus.

Kombination der drei Grundlagen – Wellenatmung

Im Folgenden beschreibe ich dir eine Übung, die ich von der Apnoe-Taucherin Lara Potel gelernt habe und die auch im klassischen Yoga häufig angewendet wird. Sie kombiniert die drei oben zusammengefassten Grundlagen miteinander. Diese Übung hat eine Reihe von Vorteilen, unter anderem:

- verringert sie Bluthochdruck,
- löst sie physische und psychische Anspannungen und führt dazu, dass sich die Atemmuskulatur entspannt.

Hinweis: Zu Beginn kann diese Atmung etwas Übung erfordern. Sei geduldig mit dir, denn es kann etwas dauern, bis du alle drei Atemräume miteinander verbinden und parallel langsam durch die Nase atmen kannst.

Dauer: sieben bis zehn Minuten

Position: liegend oder sitzend

Anleitung

1. Setze oder lege dich in eine bequeme Position, in der du dich entspannen kannst. Schließ deine Augen und nimm ein paar tiefe Atemzüge durch die Nase.

2. Atme in deinen Bauch: Leg deine Hände sanft auf deinen Bauch und spüre, wie er sich beim Einatmen hebt und beim Ausatmen senkt. Konzentrier dich auf deine Bauchatmung für sechs bis acht langsame Atemzüge.
3. Atme in deinen Brustkorb: Hebe deine Hände an deine Rippen und spüre, wie sich deine Brust beim Einatmen ausdehnt. Konzentrier dich auf deine Brustatmung für sechs bis acht langsame Atemzüge.
4. Atme in deine Schlüsselbeine: Hebe deine Hände über deine Brust und spüre, wie sich deine Schlüsselbeine beim Einatmen leicht anheben. Konzentrier dich auf deine Schlüsselbeinatmung für sechs bis acht langsame Atemzüge.
5. Verbinde deine Atemräume: Atme nun in einer fließenden Bewegung von deinen Schlüsselbeinen über deinen Brustkorb bis in deinen Bauch. Spüre, wie sich deine Atmung durch deinen ganzen Körper ausbreitet. Atme in dieser Weise für sechs bis acht langsame Atemzüge.
6. Schließe die Übung ab: Atme langsam und tief aus und öffne deine Augen. Nimm dir einen Moment Zeit, um dich zu sammeln.

Die Lunge – ein Wunderwerk der Natur

Als ich während meiner Atemlehrerausbildung das erste Mal tierische Lungen sezierte (es handelte sich um Schweinelungen, da sie den menschlichen Lungen am stärksten ähneln), wurde mir eines sehr deutlich: Der Aufbau der Lunge erinnert an einen umgedrehten Baum. Der Stamm des Baums wird durch die Luftröhre (Trachea) gebildet, die sich in die zwei Hauptbronchien aufteilt. Die Hauptbronchien wiederum gabeln sich weiter auf zu Bronchien und Bronchiolen. Während die Bronchien die größeren und gröberen Verzweigungen des Luftröhrensystems sind, bezeichnet man die kleineren und feineren Verzweigungen ab der vierten Verzweigung oder Generation als Bronchiolen. Diese leiten den Luftstrom etwa ab der 16. Generation in die etwa drei- bis vierhundert Millionen Lungenbläschen, wo der Gasaustausch stattfindet. Würde man all diese Lungenbläschen auf dem Boden ausbreiten, so würden sie eine Fläche von ca. 80 bis 120 Quadratmetern bedecken – vergleichbar also mit einer netten Dreizimmerwohnung.

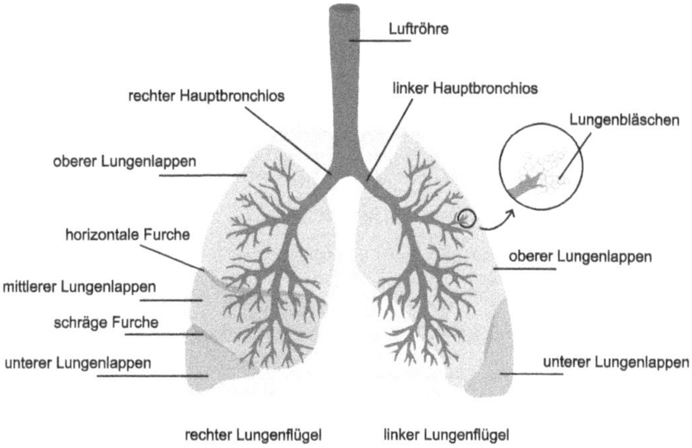

Der mechanische Prozess der Atmung

Am Prozess der Atmung sind unsere Atemmuskeln maßgeblich beteiligt – durch ihre Aktivität beginnt der Atemvorgang. Dabei unterscheiden wir zwischen primären und sekundären Atemmuskeln.

Primäre Atemmuskeln

Die primären Atemmuskeln sind die Muskeln, die hauptsächlich für die Atmung verantwortlich sind. Das sind das Zwerchfell (Diaphragma) und die äußeren Zwischenrippenmuskeln. Das Zwerchfell, das den Brust- vom Bauchraum trennt, ist der wichtigste Atemmuskel und ist für ca. 75 Prozent unserer Atemtätigkeit verantwortlich. Im Rahmen der Wellenatmung aktivierst du all diese Muskeln.

Sekundäre Atemmuskeln
Die sekundären Atemmuskeln haben lediglich die Aufgabe, die Atembewegungen des Brustkorbs und der Lunge zu unterstützen. Daher nennt man sie auch die Hilfsmuskeln der Atmung. Dazu zählen einige Muskeln der Hals- und Brustmuskulatur sowie die Bauchmuskulatur.

Im Folgenden siehst du auf der Abbildung zwei Personen. Die linke Person benutzt hauptsächlich die primären Atemmuskeln und atmet funktional. Die rechte Person benutzt hauptsächlich die sekundären Atemmuskeln – die Atmung ist dysfunktional und dadurch mit mehr Anstrengung verbunden. Ob du mechanisch funktional atmest, wirst du noch durch folgende Tests bestimmen können.

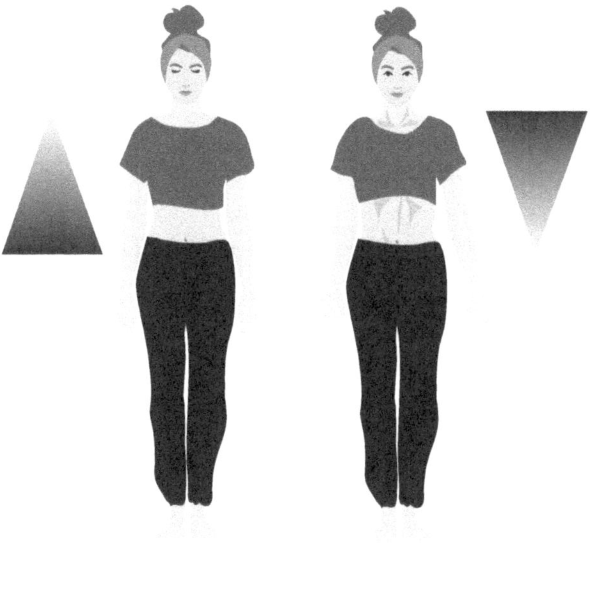

Ein- und Ausatmung

Die Einatmung ist mit einem Blasebalg vergleichbar. Beim Einatmen zieht sich das Zwerchfell zusammen und senkt sich. Dadurch erweitert sich der Brustkorb, das Lungenvolumen erhöht sich und Luft kann in die untersten Bereiche der Lunge gesaugt werden. Es entsteht ein Unterdruck in den Lungen, der es ermöglicht, dass die Luft von außen in die Lungen strömt.

Sobald wir einatmen, sei es durch die Nase oder den Mund, beginnt die Luft ihre Reise durch unseren Körper. Sie strömt durch den Rachen, passiert die Luftröhre und gelangt schließlich in die Bronchien. Dort kommt die Luft in den Lungenbläschen (Alveolen) an und wird von dort aus ins Blut transportiert.

Wenn das Zwerchfell und die Zwischenrippenmuskulatur sich entspannen, steigt die Lunge auf und verkleinert so den Brustkorb. Es entsteht dadurch ein Druckanstieg in den Lungen, der dazu führt, dass die verbrauchte Luft mit Kohlendioxid aus den Lungenbläschen durch die Atemwege nach außen strömt. Dieser Vorgang ist deine Ausatmung.

Der biochemische Prozess der Atmung

Vorneweg: Nun wird es etwas wissenschaftlich – wenn du so tief nicht einsteigen magst, kannst du diesen Absatz auch überspringen.

Pro Tag veratmest du ca. 11 000 Liter Luft. Wenn du einatmest, nimmst du etwa 21 Prozent Sauerstoff, 78 Prozent Stickstoff und ca. ein Prozent des Gases Argon sowie noch einen minimalen Anteil anderer Gase wie Kohlendioxid, Wasserstoff, Neon, Helium und Methan auf. Beim Ausatmen atmest du ca. 78 Prozent Stickstoff, 17 Prozent Sauerstoff, sechs bis zwölf Prozent Wasserdampf (H_2O), vier Prozent CO_2 und etwa ein Prozent Spurengase wie Argon aus. Diesen Vorgang nennen wir Atmung.

Wenn du O_2 (Sauerstoff) einatmest, gelangt dieser in deine Lungenbläschen, wo er von den roten Blutkörperchen (Erythrozyten) aufgenommen wird. Dabei bindet sich der Sauerstoff an den roten Blutfarbstoff Hämoglobin, der sich in den roten Blutkörperchen befindet. Der Hämoglobin-O_2-Komplex wird dann dank der Pumpwirkung des Herzens durch das Blut in den Körper transportiert und gibt den Sauerstoff an die Zellen ab, wo er für die Zellatmung von Gewebe und Organen benötigt wird.

Es sind auf Zellebene also die Mitochondrien, die Sauerstoff als Energieträger benötigen, um alle Zellreaktionen ablaufen lassen zu können. Eigentlich kannst du dir diesen Prozess der Zellatmung wie ein Feuer der Energie vorstellen: wie ein Feuer, das in dir brennt und all die Energie produziert, die du zum Leben brauchst.

Als Abfallprodukt unseres Zellkraftwerks entstehen Kohlendioxid und die sogenannten freien Radikale. Diese kannst du dir als besonders reaktionsfreudige Moleküle vorstellen, denen ein Elektron fehlt. Sie wollen sich stabilisieren und entziehen es deshalb anderen Zellstrukturen und Eiweißen. Doch damit schädigen sie diese, es kommt zu Protein- und DNA-Schäden, zu Gewebeschäden, Entzündungen und Zelltod, was sich zum Beispiel als vorzeitige Hautalterung bemerkbar machen kann. Autoimmunerkrankungen, neurodegenerative Erkrankungen und Krebs können als Folge von oxidativem Stress auftreten.

Zu viel Sauerstoff und ineffizienter Sauerstoffverbrauch resultieren in oxidativem Stress, der dazu führt, dass freie Radikale dein System angreifen. Weniger dramatische, aber vergleichsweise bedeutsame Effekte hat der ineffiziente Umgang mit Sauerstoff auf unsere Stimmung: Ein Ungleichgewicht kann dazu führen, dass du schlechte Laune bekommst, wenig Energie oder Motivation verspürst, depressiv verstimmt bist oder dir Motivation und Inspiration fehlt.

Natürlich können auch Faktoren wie Umweltverschmutzung, Rauchen, Alkoholkonsum und schlechte Ernährung zu diesem Ungleichgewicht führen, aber genauso eben auch Stress und chronische Überatmung. Daher ist es wichtig, ein Gleichgewicht zwischen freien Radikalen und Antioxidantien im Körper aufrechtzuerhalten, um oxidativen Stress und Krankheiten zu vermeiden. Wege, den oxidativen Stress zu reduzieren, gibt es viele: Breathwork, eine ausgewogene Ernährung, Bewegung, ausreichender und erholsamer Schlaf und andere Entspannungstechniken.

Weil das richtige Sauerstoffgleichgewicht so bedeutsam ist, werden wir uns dies noch etwas genauer anschauen: Der Sauerstoff, den du einatmest, wird von roten Blutkörperchen durch deinen Körper transportiert und verbindet sich mit Glukose in den Mitochondrien deiner Zellen, wodurch Energie aus Adenosintriphosphat (ATP), Kohlendioxid (CO_2) und Wasser (H_2O) entsteht. Daraus ergibt sich diese Formel: O_2 + Glukose ⇨ ATP(Energie) + CO_2 + H_2O.

Beim Ausatmen atmest du Kohlendioxid und Wasser aus. Das ATP versorgt deinen Körper mit Energie, damit er normal funktionieren kann und du den notwendigen Treibstoff für all die Dinge hast, die du täglich unternimmst, sei es nun zu denken, zu laufen, zu sprechen, zu verdauen oder Sport zu treiben. Alles braucht Energie.

Sauerstoff und Bohr-Effekt

Haben Gewebezellen einen ausreichend hohen CO_2-Gehalt, löst sich das O_2, das in den roten Blutkörperchen an das Hämoglobin gebunden ist, und bindet sich an Gewebezellen. Wenn du aber zu schnell zu viel CO_2 ausatmest, wenn du also zu schnell atmest, bleibt das O_2 an den roten Blutkörperchen gebunden und kann nicht in die Gewebezellen übertragen werden, da nicht genügend CO_2 für den Austausch vorhanden ist. Und genau diese Art der Überatmung kann Probleme verursachen. Dann hast du häufig das Gefühl, nicht genug Luft zu kriegen, und dein erster Impuls ist, noch mehr und schneller zu atmen. Allerdings kann dies das Problem noch verschlimmern. Wenn man unter Atemnot leidet, sollte man versuchen, ruhig und gleichmäßig zu atmen. Wenn wir weniger atmen, ist der CO_2-Spiegel höher, und das ermöglicht es dem O_2, sich von roten Blutkörperchen zu lösen und an Gewebezellen zu binden.

Durch den als Bohr-Effekt bekannten Prozess führt ein Anstieg des Kohlendioxids zu einer Abnahme des pH-Werts deines Blutes –

es wird also saurer, wodurch die Hämoglobinproteine ihren Sauerstoff freisetzen. Wenn das Hämoglobin Sauerstoff freisetzt, kann es zu den Gewebezellen deines Körpers, den Mitochondrien, gelangen, um ATP-Energie zu erzeugen. Dazu benötigst du eine bestimmte Konzentration an Kohlendioxid in deinem Körper. Wenn du gestresst oder ängstlich bist, atmest du möglicherweise zu schnell und zu flach. Dadurch hast du zu wenig Kohlendioxid im Körper, sodass das Hämoglobin nicht ausreichend Sauerstoff abgeben kann. Das bedeutet, dass nicht genug Sauerstoff in unsere Zellen gelangt, wo er benötigt wird, um ATP-Energie zu erzeugen.

Krankheiten können also auch das Ergebnis von Überatmung oder Hyperventilation sein, die auftreten, wenn du über lange Zeit gestresst oder ängstlich bist und chronisch zu viel atmest. Damit die wichtigen chemischen Prozesse in deinem Körper richtig funktionieren, sollte das Blut einen pH-Wert von ca. 7.35 bis 7.45 haben – leicht alkalisch. Sauerstoff macht dein Blut basischer (höherer pH-Wert), während Kohlendioxid es saurer macht (niedrigerer pH-Wert).

Das Zusammenspiel von Atmung und Nervensystem

Die Atmung ist ein essenzieller Prozess, der uns am Leben erhält. Aber sie spielt nicht nur für die Sauerstoffversorgung des Körpers eine wichtige Rolle, sondern auch für unser Nervensystem und unsere Emotionen. Atmung und Nervensystem arbeiten Hand in Hand. Das Nervensystem regelt unsere Atmung, und unsere Atmung beeinflusst unser Nervensystem. Wenn wir gestresst oder ängstlich sind, kann sich das auf unsere Atmung auswirken und umgekehrt. Das bedeutet, dass wir durch gezielte Atemübungen unser Nervensystem beeinflussen und uns dadurch beruhigen oder aktivieren können.

Deine Atmung ist der schnellste Weg, um bewusst und unbewusst einen Einfluss auf deinen Körper und Geist zu haben. Sie ist auch das einzige körperliche System, das bewusst und unbewusst ablaufen und das beeinflusst werden kann – oftmals innerhalb von Sekunden. Das macht die Atmung zu einem mächtigen Werkzeug für die Selbstregulation.

Wahnsinn, oder? Aber warum? Weil deine Atmung unmittelbar dein vegetatives Nervensystem beeinflusst. Das vegetative Nervensystem regelt Körpervorgänge wie den Blutdruck und die Atemfrequenz. Dieses System funktioniert automatisch ohne deine bewusste Anstrengung.

Das vegetative Nervensystem besteht aus dem sympathischen Nervensystem und dem parasympathischen Nervensystem. Es steuert interne Körperprozesse wie beispielsweise:

- Blutdruck
- Herz- und Atemfrequenz
- Körpertemperatur
- Verdauung
- Stoffwechsel
- Wasserhaushalt
- Die Produktion von Körperflüssigkeiten (Speichel, Schweiß und Tränen)
- Sexuelle Reaktion

Viele dieser Prozesse laufen automatisch ab, doch du kannst deinen Atem ebenso bewusst nutzen, um diese Funktionen zu beeinflussen. Wenn du weißt, wie du deinen Atem einsetzen kannst, um bestimmte Ergebnisse zu erzielen, hast du den Schlüssel zu deinem geistigen und körperlichen Zustand gefunden. Du kannst deinen Atem verändern, um damit beispielsweise deine Herzfrequenz zu reduzieren oder dich ruhig und entspannt zu fühlen.

Die folgende Übersicht stellt die zwei Funktionsweisen dar.

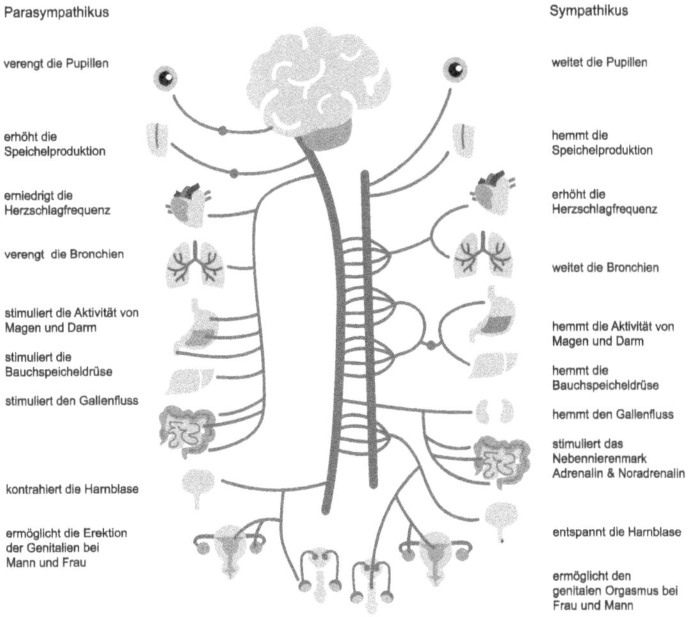

Wie die Grafik verdeutlicht, besteht das vegetative Nervensystem aus zwei Hauptbereichen: dem Sympathikus und dem Parasympathikus. Der Sympathikus ist für die Kampf- oder Fluchtreaktion verantwortlich, die uns auf Stress- oder Notfallsituationen vorbereitet. In diesem Zustand wird die Herzfrequenz erhöht, die Atemwege erweitern sich, um das Atmen zu erleichtern. Die Muskelkraft steigt, und es kann zu vermehrtem Schwitzen kommen. Andere Prozesse, die nicht für den Notfall entscheidend sind wie Verdauung oder sexuelle Reaktion, werden verlangsamt. Damit wir im Fall der Fälle bestmöglich fliehen oder kämpfen können, wird bei der Aktivierung des Sympathikus auch vermehrt Blut in die Extremitäten gepumpt. Auf diese Weise können wir in echten Gefahrensituationen, wenn es um unser Überleben geht, wegrennen oder haben maximale Energie für den Kampf. Im Englischen würde man sagen: fight or flight!

Ein Beispiel für diese Reaktion: Stell dir vor, du gehst gedankenverloren den Weg, den du immer gehst, um zum Supermarkt zu kommen. Plötzlich springt ein laut bellender Hund aus einem Hinterhof hervor und steht dir gegenüber. Die Kampf- oder Fluchtreaktion setzt ein, und alle deine Sinne werden auf höchste Alarmbereitschaft geschaltet. Dein Herz fängt an, wie wild zu rasen, während du versuchst, einen klaren Kopf zu bewahren. Adrenalinschübe durchströmen deinen Körper, und du spürst, wie sich eine Mischung aus Angst und Aufregung in dir breitmacht.

Nun hast du zwei Optionen: Du wechselt in den Kampfmodus und stellst dich dem Tier entgegen. Du könntest versuchen, dich groß zu machen und dem Hund zeigen, dass du kein leichtes Opfer bist. Oder du entscheidest dich für den Fluchtmodus und rennst so schnell wie möglich davon, um dich in Sicherheit zu bringen. Beide Strategien entsprechen einer Aktivierung des sympathischen Nervensystems.

Es gibt aber noch eine dritte Option: Du siehst den Hund direkt vor dir und spürst, dass sowohl Kämpfen als auch Flüchten unmöglich ist. Er ist zu groß, fletscht schon mit den Zähnen und steht viel zu dicht vor dir. Daher fühlst du dich auf einmal wie erstarrt. Alle Muskeln deines Körpers sind wie gelähmt. Dein Körper schaltet in den sogenannten Freeze-Modus, was eine natürliche Verteidigungsstrategie ist, wenn keine Flucht- oder Kampf-Möglichkeit besteht. Du bewegst dich nicht und hoffst, dass der Hund dich nicht angreift. Während du eingefroren bist, fühlst du eine Mischung aus Angst und Hilflosigkeit. Dein Herz schlägt weiterhin schnell, aber dein Körper ist wie erstarrt. Wenn der Hund sich im letzten Moment entscheidet, dass du wenig interessant bist, und weiterzieht, ohne dich anzugreifen, kannst du langsam aus dem Freeze-Modus herauskommen und wieder normal funktionieren. Es kann einige Zeit dauern, bis sich dein Körper beruhigt und du dich sicher fühlst.

Im Unterschied zu den ersten zwei Szenarien von Kampf oder Flucht wird beim Freeze-Modus das parasympathische Nervensystem aktiviert. Eigentlich ist unser Parasympathikus für die körperlichen Prozesse in normalen Situationen zuständig. Dieser Teil des

Nervensystems regt den Körper zur Erhaltung und Regeneration an. Er senkt den Blutdruck und verlangsamt die Herzfrequenz. Der Verdauungstrakt wird aktiviert, um Nahrung zu verarbeiten und Abfälle zu beseitigen. Die Energie aus der Nahrung wird zur Wiederherstellung und zum Aufbau von Gewebe verwendet. Das parasympathische Nervensystem wirkt beruhigend auf den Körper, senkt Herzschlag und Atmung und fördert die Regeneration. Im Falle des Freeze-Modus tritt jedoch eine besondere Art der Aktivierung auf. Diese Art der muskulären und emotionalen Erstarrung ist eine Art Schutzmechanismus, der es dem Körper ermöglicht, in gefährlichen Situationen nicht aufzufallen oder nicht als potenzielle Bedrohung wahrgenommen zu werden.

Erfahrungsgemäß erleben die meisten von uns Situationen solch einer körperlichen Bedrohung eher selten. Stattdessen sind wir heute ganz anderen Gefahren oder Stressoren ausgesetzt, die uns belasten und manchmal in eine gefühlt ausweglose Situation versetzen: hunderte unbeantwortete E-Mails, Stress mit Arbeitskollegen oder dem Chef, Zeitdruck, Angst, den Job zu verlieren, oder Streit mit dem Partner, Sorgen um die Familie, Krankheit, verletzende WhatsApp- oder TikTok-Kommentare und vieles mehr. Und was macht unser Körper? Er schaltet den Kampf-, Flucht- oder Starremodus ein: Wir beeilen uns morgens das Frühstück für die Familie zu machen, hetzen danach zur Arbeit und während des Tages von einem Termin zum nächsten. Am Abend muss zuhause noch ein Abendessen gezaubert und das Chaos in der Küche beseitigt werden. Dabei haben wir die ganze Zeit das schlechte Gewissen im Nacken, weil wir den Geburtstag eines guten Freundes vergessen haben, und wir nehmen uns schon seit Tagen vor, ihn anzurufen – wenn wir nur einen Moment Zeit dafür finden würden. Doch dann sind wir gegen 22 Uhr, wenn alles geschafft ist, so kaputt, dass wir uns nur noch mit einer Tüte Chips und einer kuscheligen Decke vor den Fernseher setzen möchten. Wir fühlen uns gestresst und ausgelaugt. Menschen, die zum Erstarren neigen, fühlen sich in solchen Momenten komplett überfordert, ziehen sich zurück, prokrastinieren und konsumieren möglicherweise vermehrt Betäubungsmittel oder lenken sich durch Fernsehen, Social Media oder Alkohol ab. Kommt dir das bekannt vor? Für manche von uns werden diese Phasen zum chronischen Zustand.

Doch was bedeutet dieser chronische Stresszustand für unseren Körper und für unser Wohlbefinden?

Wenn wir eine Gefahr wahrnehmen und in den Kampf- oder Fluchtmodus schalten, schüttet unser Körper das Hormon Cortisol aus. Cortisol wird von den Nebennierenrinden produziert und hat eine Halbwertszeit von etwa 60 bis 90 Minuten. Das bedeutet, dass innerhalb dieses Zeitraums die Hälfte der im Körper vorhandenen Cortisolmenge abgebaut wird. Cortisol hält sich im Vergleich zu unserem Liebeshormon Oxytocin, dessen Halbwertszeit zwischen drei und sechs Minuten liegt, deutlich länger. Dies führt dazu, dass wir ununterbrochen in einem chronischen Stresszustand bleiben, weil wir im Alltag diverse Stressoren erfahren. Wenn wir nicht wissen, wie wir den Ruhemodus aktivieren können, und keine effizienten Techniken zum Stressmanagement zur Verfügung haben, bekommen wir leicht das Gefühl, in einer ständigen Stressspirale zu sein, aus der wir uns nicht mehr befreien können. In den letzten Jahren habe ich festgestellt, dass viele derjenigen, die meine Kurse besuchen – darunter etliche extrem erfolgreiche Menschen –, sich ständig im Kampf- oder Fluchtzustand befinden und Schwierigkeiten haben, den parasympathischen Zustand zu aktivieren. Da sich ihr Körper nur selten im Ruhezustand befindet und sie ständig Cortisol ausschütten, leiden sie möglicherweise unter Einschlafstörungen, gesundheitlichen Problemen wie Allergien oder Autoimmunerkrankungen (denn das Immunsystem wird in diesem Zustand runtergefahren), oder sie können sich schlecht mit sich selbst oder anderen verbinden. Wahrscheinlich ist ihnen gar nicht bewusst, dass dies mit ihrer Atmung zusammenhängt und die Atmung auch einen Effekt auf ihren emotionalen Zustand, ihre Wahrnehmung und Gedanken hat. In diesem

Fall ist ein Blick auf das Kapitel *Stress und Burnout im Job vermeiden* und das darin vorgestellte Energie-Zonen-Modell sehr interessant.

(Du glaubst nicht, dass dein Atem einen direkten Effekt auf Emotionen und Körper hat? Dann probier beim Lesen der nächsten Absätze einmal, deine Atmung zu beschleunigen – durch den Mund und in den oberen Brustkorb.)

Tief in unserem Gehirn befindet sich die Inselrinde. Sie interpretiert Signale deiner Atmung und verarbeitet körperliche und andere interozeptive Signale, also Signale aus dem Körperinneren wie Herzschlag oder Körpertemperatur. Wenn du also unbewusst durch den Mund in den oberen Brustbereich atmest, triggerst du dadurch ebenso unbewusst den Aktivitätsmodus, was wiederum dem endokrinen System signalisiert, Adrenalin und Cortisol zu produzieren. Diese messbare Veränderung in der Chemie deines Bluts führt dazu, dass du andere Gedanken und Gefühle hast als im Ruhemodus. Das können der Drang zu impulsiven Handlungen sein oder Angst und Frustration. Es kann auch zu einem Teufelskreis werden: Die ängstlichen Gedanken und Stressgefühle verstärken unser Atemmuster, was die sympathische Antwort (also Aktivitätsmodus) unseres Nervensystems weiterhin verstärkt.

Du kannst es dir ungefähr so vorstellen:

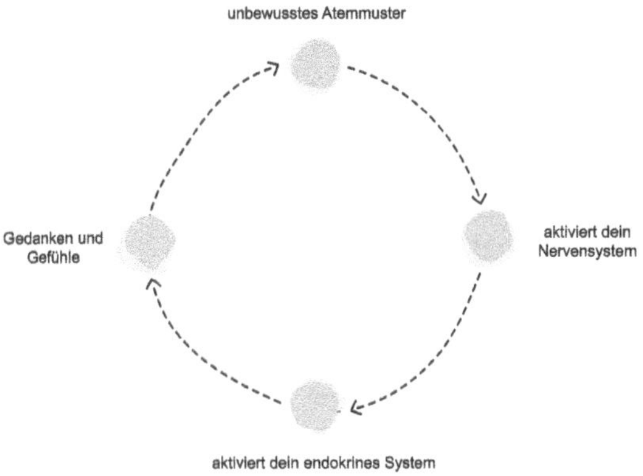

Wie fühlst du dich nach dieser beschleunigten Atmung? Spürst du Veränderungen deines Körpers? Nun bitte ich dich, deine Atmung wieder bewusst zu verlangsamen. Achte dabei auch darauf, was dadurch mit deinen Gedanken und Gefühlen passiert. Möglicherweise fällt es dir jetzt sogar leichter, Signale wie deinen Herzschlag besser wahrzunehmen. Denn die Fähigkeit zur Wahrnehmung ist höher, wenn wir uns im Ruhemodus unseres Körpers befinden. Gib dir ein paar Atemzüge Zeit!

Auch jetzt gibt es wieder Veränderungen in deiner Blutchemie, die wiederum deine Emotionen und die Art der Gedanken beeinflussen. Die folgende Grafik verdeutlicht, welchen Effekt diese bewusste, ruhige Atmung auf dein System hat:

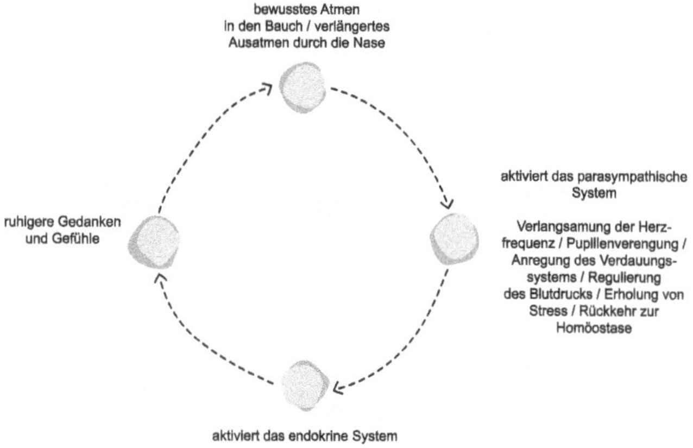

Das Einatmen stimuliert den Sympathikus, den Aktivitätsmodus, das Ausatmen den Parasympathikus, also den Ruhemodus. Du kannst es dir vorstellen wie ein Gaspedal (Einatmung) und ein Bremspedal (Ausatmung). Natürlich brauchen wir sowohl die Einatmung als auch die Ausatmung. Doch veränderst du zum Beispiel die Länge oder Intensität von Ein- und Ausatmung, kannst du bewusst entweder den Sympathikus oder den Parasympathikus aktivieren – je nachdem, was du erreichen möchtest. Bleibt nur noch die Frage, wie wir uns in

Zustände des para- und sympathischen Nervensystems hineinatmen können. Es ist also Zeit, zu betrachten, wie wir aktiv durch die Atmung auf all diese Zusammenhänge Einfluss nehmen können. Doch zuerst kannst du deine Atmung mithilfe einiger Tests messen.

Dem eigenen Atem auf der Spur – Atem messen

Obwohl wir pro Jahr im Schnitt 7,8 Millionen Mal ein- und ausatmen, machen wir das weitgehend unbewusst. Beginnen wir als Baby mit perfekter Atmung, lässt sich über die Jahre bei einem Großteil der Bevölkerung ein dysfunktionales Atemmuster finden. Aber warum atmen so viele Menschen dysfunktional?

Ein Grund ist unsere moderne Lebensweise. Wir sitzen viel und bewegen uns wenig, was zu einer eingeschränkten Atmung führen kann. Auch spreche ich in meinen Trainings gerne vom Homo telephonicus – viele von uns verbringen pro Tag mehrere Stunden am Handy und Laptop, was zu einer dysfunktionalen Haltung und Atmung führt. Auch Stress und emotionale Belastungen tragen dazu bei, dass wir flach und schnell atmen anstatt tief und langsam. Dadurch kann unser Körper nicht ausreichend mit Sauerstoff versorgt werden, und wir fühlen uns müde und erschöpft. Doch wir können lernen, wieder richtig zu atmen – so wie wir es als Baby getan haben. Durch gezielte Atemübungen können wir unsere Atmung verbessern und unser Nervensystem beeinflussen – mit einem direkten Effekt auf unsere Gesundheit und Gefühlswelt (dazu mehr in Teil 2).

Wie atmest du?

Eine einfache Art, um zu testen, ob du die wesentlichen Atemgrundlagen beherrschst und funktional atmest, zeige ich dir im Folgenden. Ich sage hier bewusst nicht „richtig“ oder „falsch“, denn per se gibt es keine richtige oder falsche Atmung. Verschiedene Atemmuster können uns in unterschiedlichen Situationen unterschiedlich dienlich sein. Ich differenziere zwischen funktionaler und dysfunktionaler Atmung. Funktionale Atmung erlaubt uns, eine optimale Sauerstoffversorgung und Kohlendioxidabgabe im Körper zu erzielen. Bei der funktionalen Atmung geht es nicht nur um die Menge an Luft, die wir ein- und ausatmen, sondern auch um die Qualität und den Rhythmus des Atems – zu beiden Themen gleich mehr. Sie beinhaltet alle Grundlagen der Atemmagie. Das heißt: das Zwerchfell wird aktiviert, die Nase wird bewusst genutzt und die Atmung fließt ruhig und sanft. Dies alles führt zu einer verbesserten Sauerstoffversorgung der Organe und des Gewebes, einer besseren Entgiftung und einer allgemeinen Steigerung des Wohlbefindens. Alles in allem jede Menge Vorteile. Wie kann man nun also testen, ob man funktional atmet? Dazu stelle ich dir einige Tests vor. Bitte beachte, dass diese Tests als allgemeine Richtlinien dienen und keine medizinische Diagnose ersetzen.

Test: Brust oder Bauch

In diesem Test kannst du prüfen, ob du vorrangig in die Brust oder in den Bauch atmest. Suche dir einen ruhigen Platz, an dem du ungestört bist. Setze oder stell dich entspannt hin.

1. Leg eine Hand auf deinen Bauch und eine Hand auf deine Brust.
2. Atme sanft durch Nase oder Mund ein.
3. Jetzt beobachte, welche Hand sich bei der Einatmung zuerst bewegt. Die Hand auf der Brust oder die Hand auf dem Bauch?

Analyse:

Bei der funktionalen Atmung bewegt sich zuerst die Hand auf dem Bauch leicht nach oben, dann die Hand auf dem Brustraum.

Alternativ kannst du dich für diesen Test auch vor einen großen Spiegel stellen, in dem du deinen ganzen Oberkörper siehst. Dann beobachtest du deine Atmung. Solltest du keinen Spiegel zur Hand haben, kannst du dich und deine Atmung auch mit dem Handy filmen. Beobachte, ob sich bei der Atmung deine Schultern nach oben und unten bewegen. Wenn ja, ist das ein Anzeichen, dass du eher die unterstützenden Hilfsmuskeln deiner Atemmuskulatur nutzt (siehe dazu die Erklärungen im Absatz *Der mechanische Prozess der Atmung*). Auch kannst du dich seitlich vor den Spiegel stellen und beobachten, ob die Bewegung eher in der Brust oder im Bauch stattfindet.

Ergebnis:
Hat sich deine Brust zuerst gehoben, fahre mit folgenden Schritten fort. Ebenso sind für dich die Empfehlungen im Kapitel *Zeige Bauch* besonders interessant. Wenn sich zuerst die Hand auf dem Bauch nach oben bewegt, kannst du ab dem Teil Bauch- oder Brustatmung – Was ist nun besser? weiterlesen oder zum nächsten Test blättern.

Hat sich zuerst die Brust bewegt? Atme nun nochmals ganz bewusst langsam ein und aus, wobei du bewusst versuchst, lediglich mit der Brust zu atmen.

Wiederhole dies ein paar Mal: Wie fühlt es sich an? Hast du das Gefühl, dass du nur in deinem Kopf bist? Dass du dich schlecht mit deinem Körper verbinden kannst oder diesen nun weniger spürst? Ist deine Herzfrequenz möglicherweise beschleunigt?

Gönne dir nun eine kurze Pause. Schüttle deine Arme und Beine vollständig aus.

Atme nun wieder ein und aus – diesmal einige Male zuerst in den Bauchraum.

Dabei kannst du deine Hände wieder als Hilfe nehmen: Lege eine Hand auf den Bauch und eine auf die Brust. Diesmal sollte sich die Hand auf dem Bauch zuerst bewegen und dann gegebenenfalls die Hand auf der Brust.

Wiederhole dies einige Male und spüre erneut nach: Wie fühlst du dich nach dieser Atmung? Fühlst du dich wieder in deinem Körper angekommen? Fühlst du dich gegebenenfalls auch ein kleines bisschen ruhiger?

Bauch- oder Brustatmung – was ist nun besser? Das hängt von verschiedenen Faktoren ab. Die Brustatmung ist die natürliche Art zu atmen, wenn man sich anstrengt oder emotional erregt ist. Sie führt zu einer erhöhten Sauerstoffaufnahme und kann kurzfristig hilfreich sein, um mehr Energie bereitzustellen. Doch im besten Falle sollte diese Anspannung oder Anstrengung nur von kurzer Dauer sein und du kommst danach zurück in die Bauchatmung. Diese ist nicht nur entspannend, sondern auch effizienter. Dabei atmet man tief in den Bauchraum ein, wodurch das Zwerchfell nach unten gedrückt wird und sich die Lungenkapazität erhöht. Dies ermöglicht eine bessere Sauerstoffaufnahme. Darüber hinaus führt diese Atmung zu einer effektiven Entgiftung des Körpers sowie der Aktivierung des Ruhemodus deines Körpers. Im Idealfall bist du also überwiegend in der Bauchatmung, beherrschst aber auch die Brustatmung, um je nach Situation flexibel zwischen beiden wechseln zu können.

Test: Atemfrequenz

Mit diesem Test kannst du überprüfen, wie viele Atemzüge du in einer Minute machst. Halte dafür eine Stoppuhr bereit.

1. Setz dich bequem hin und atme ein paar Mal normal ein und aus.
2. Starte deinen Timer oder deine Stoppuhr und zähle die Anzahl deiner Atemzüge pro Minute. Dabei zählt ein vollständiger Ein- und Ausatemzyklus als ein Atemzug. Versuche den Atem während dieses Tests weder zu beschleunigen noch zu verlangsamen.
3. Atme für eine Minute lang und notiere die Anzahl deiner Atemzüge.

Ergebnisdeutung:

Eine normale Atemfrequenz liegt in der Regel zwischen zwölf bis 20 Atemzügen pro Minute (Männer: zwölf bis 14 Mal pro Minute, Frauen zwei bis drei Atemzüge mehr pro Minute als Männer).

Eine niedrigere Atemfrequenz kann auf eine tiefere und effizientere Atmung hindeuten und ein Zeichen für Entspannung und Stressabbau sein. Eine höhere Atemfrequenz kann ein Zeichen für Stress, Angst oder körperliche Anstrengung sein. Frauen atmen in der Regel etwas häufiger als Männer. Atmest du mehr als 20 Mal pro Minute, wird das als Tachypnoe bezeichnet. Dies kann unterschiedliche Ursachen haben, eine ärztliche Abklärung wird empfohlen. Im Folgenden eine Übersicht zur durchschnittlichen normalen Atemrate in verschiedenen Altersklassen:

Alter	Atemzüge pro Minute
Neugeborene	44
Kleinkinder	20–40
Vorschulkinder	20–30
ältere Kinder	16–25
Erwachsene	12–20
Erwachsene während Sport	35–45

Quelle: Whoop, 2023

Je höher deine Atemrate ist, desto relevanter sind die Tipps im Kapitel *Die Kraft der langsamen Atmung.*

Test: Mund oder Nase

Dieser Test ist recht einfach durchzuführen. Um festzustellen, ob du überwiegend durch den Mund oder die Nase atmest, kannst du die folgenden Schritte durchführen:

1. Setze dich in eine bequeme Position und entspanne dich.
2. Konzentriere dich auf deine Atmung.
3. Beobachte, ob du überwiegend durch den Mund oder durch die Nase atmest.
4. Wenn es dir schwerfällt, dies festzustellen, kannst du auch deine Hand vor Mund und Nase halten und auf diese Weise spüren, ob die Luft durch Nase oder Mund strömt.

5. Achte auch während des Tages oder in bestimmten Situationen darauf, ob du eher durch den Mund oder die Nase atmest. Dies kann ein weiterer Hinweis darauf sein, dass du Mund- oder Nasenatmer bist.

Der Test kann dir eine grobe Einschätzung geben, ob du überwiegend durch den Mund oder die Nase atmest.

Da eine dauerhafte Mundatmung zu gesundheitlichen Schäden führen kann, solltest du dir diese Frage auch für deinen Schlaf stellen. Folgende Symptome könnten darauf hindeuten, dass du nachts durch den Mund atmest:

1. Trockener Mund: Wenn du nachts durch den Mund atmest, kann dies zu einem trockenen Mund führen, da die Mundschleimhaut nicht ausreichend befeuchtet wird.
2. Schnarchen: Mundatmung kann zu Schnarchen führen, da der Luftstrom ungehindert durch den Mund fließt und auf das Gewebe im Rachenraum trifft. Hier hilft es gegebenenfalls, den Partner zu befragen.
3. Mundgeruch: Durch die vermehrte Mundatmung kann es zu Mundgeruch kommen, da der Speichel nicht ausreichend vorhanden ist, um Bakterien im Mund zu bekämpfen.
4. Probleme mit dem Zahnfleisch: Mundatmung kann das Zahnfleisch negativ beeinflussen, da die natürliche Reinigungswirkung des Speichels verringert ist und das Zahnfleisch trocken werden kann.
5. Müdigkeit und schlechter Schlaf: Mundatmung kann zu gestörtem oder unruhigem Schlaf und Müdigkeit am Tag führen.

Ist für dich Mundatmung vorherrschend, dann leg einen besonderen Fokus auf das Kapitel *Superorgan Nase*.

Test: Vitalkapazität

Die Vitalkapazität misst, wie weit sich deine Lungen beim Atmen ausdehnen können. Im besten Fall hast du jemanden, der für dich die Messung durchführt. Du brauchst ein Maßband.

1. Stell dich aufrecht hin.
2. Lege das Maßband ungefähr auf der BH-Linie ab und atme dann vollständig ein und dann vollständig aus. (Für Männer gilt der Umfang des Brustkorbs auf Höhe direkt unter den Brustwarzen.) Dann miss den Umfang am Ende der Ausatmung. Beispiel: 79 cm.
3. Atme nun wieder vollständig ein. Nun miss den Wert auf dem Höhepunkt der Einatmung. Beispiel: 86 cm.
4. Nun machst du folgende Rechnung:
   (Einatmung – Ausatmung) : Ausatmung
   (86 – 79) : 79 = 0.089
5. Diesen Wert multiplizierst du nun mit 100. Das heißt: 0.089 x 100 = 8,86. Du hast also eine Vitalkapazität von aufgerundet 9 Prozent.

über 10 Prozent – ausgezeichnete Vitalkapazität
9–10 Prozent – gute Vitalkapazität
8–9 Prozent – durchschnittliche Vitalkapazität
unter 8 Prozent – optimierungsbedürftige Vitalkapazität

Ergebnisdeutung:
Ein geringer Wert kann unterschiedliche Ursachen haben, z. B. mangelnde Flexibilität, Bewegung oder eine dysfunktionale Körperhaltung. Auch bestimmte Krankheiten können die Vitalkapazität verringern.

Je geringer die Differenz ist, desto wichtiger wird für dich die Zwerchfellatmung sein; siehe dafür Kapitel *Zeige Bauch*.

Test: Länge der Ausatmung (CO_2-Toleranz)

Die CO_2-Toleranz bezieht sich auf die Fähigkeit des Körpers, einen Anstieg des Kohlendioxids (CO_2) im Blut zu tolerieren, ohne eine starke Reaktion auszulösen. Eine hohe CO_2-Toleranz kann ein Indikator für eine gute Fitness, Stressresilienz und Gesundheit sein. Sie kann auch mit einer besseren Leistung bei sportlichen Aktivitäten verbunden sein. Eine niedrige CO_2-Toleranz ist möglicherweise ein Zeichen für eine schlechtere Fitness oder Gesundheit und geringere Stressresilienz. Sie kann auch mit einem erhöhten Risiko für Atemwegserkrankungen, Herz-Kreislauf-Erkrankungen und anderen Gesundheitsproblemen verbunden sein. Der folgende Test wurde von Brian Mackenzie, einem international anerkannten Sportexperten, entwickelt.

Sicherheitshinweis: Jegliche Übungen mit längerem Halten des Atems sollten weder in der Schwangerschaft noch bei Herzproblemen, Epilepsie oder unkontrollierten Blutdruckwerten durchgeführt werden.

1. Halte eine Stoppuhr bereit.
2. Setz dich bequem hin und atme ruhig ein und aus, wenn möglich durch die Nase.
3. Atme dreimal normal ein und aus.
4. Atme nun vollständig ein und starte den Timer deiner Stoppuhr, sobald du mit der Ausatmung beginnst. Atme so lange aus, wie du kannst (Mund oder Nase).
5. Sobald du wieder einatmest, stoppst du die Zeit. Damit ist die Ausatmung beendet.
6. Notiere die Sekunden deiner Ausatmung.

Ergebnisdeutung:

In der Regel gilt: Je länger du den Atem anhalten kannst, desto höher ist deine CO_2-Toleranz.

Die folgende Übersicht dient lediglich der Orientierung. Die mögliche Länge deiner Ausatmung hängt auch von anderen Faktoren ab, z. B. deinem aktuellen Gesundheitszustand, zu welcher Tageszeit du misst und wie du dich fühlst. Solltest du diese Messungen regelmäßig machen, ist es wichtig, dass du sie jeweils immer etwa zur gleichen Tageszeit und in einem jeweils relativ vergleichbaren entspannten Zustand durchführst. Ich empfehle, alle zwei bis drei Wochen einen Test durchzuführen, um deinen Fortschritt zu messen.

- 80 Sekunden: pro (fortgeschrittene Lungenanpassung, ausgezeichnete Atemkontrolle und Stressbewältigung)
- 60 bis 80 Sekunden: fortgeschritten (gesundes Lungensystem, gute Atemkontrolle, relativ gute Stressbewältigung)
- 40 bis 60 Sekunden: mittelmäßig (verbessert sich normalerweise schnell mit Fokus auf CO_2-Toleranztraining)
- 20 bis 40 Sekunden: durchschnittlich (mäßiger bis hoher Stress-/Angstzustand, Atemmechanik sollte verbessert werden)
- unter 20 Sekunden: verbesserungsbedürftig (sehr hohe Angst- und Stressempfindlichkeit, geringe Lungenkapazität)

Ist deine CO_2-Toleranz noch vergleichsweise gering, dann empfehle ich folgende Übungen zum Trainieren der CO_2 -Toleranz:

1. *Allrounder Breathwork – Die Tiger & Turtle-Methode (S. 84)*
2. Box-Atmung mit unterschiedlichen Längen – siehe Kapitel *Fokus und Konzentration (S. 130)* oder scanne diesen QR-Code, um zur klassischen geführten Atemübung zu gelangen:

3. Siehe ebenso alle Übungen im Kapitel *Leistungsfähigkeit und Stressresilienz (S. 150)*

TEIL 2
Durch Atmung Gemütslage und Gesundheit verändern

ELV-Methode: Den inneren Zustand verändern

Innerhalb ein und desselben Tages befinden wir uns in unterschiedlichen Zuständen des autonomen Nervensystems, die alle mit wechselnden physischen und emotionalen Befindlichkeiten einhergehen. Es klingt so einfach, doch oft besteht der erste große Schritt, die eigene Gemütslage zu verändern, darin, sich ihrer bewusst zu werden.

Es gibt Tage, da will einfach gar nichts klappen. Beim Frühstück brennt der Toast an, auf dem Weg zur Arbeit nur rote Ampeln, und im Postfach liegen schon viel zu viele E-Mails. Der Vortrag vor den Kollegen setzt dich unter Druck, und eine Kollegin macht einen bissigen Kommentar. Kurzum: Nichts läuft so richtig gut, und du spürst, dass deine Laune sinkt und die Unruhe immer mehr ansteigt.

Mit der folgenden ELV-Methode kannst du in drei Schritten deinen inneren Zustand verändern:

ELV-Methode =
E – Erkennen (Bewusstwerdung)
L – Loslassen (Verarbeitung)
V – Verändern (Transformation)

Zum Verständnis: Differenzierung zwischen Emotionen und Gefühlen

Emotionen sind komplexe Reaktionen des Körpers auf äußere oder innere Reize. Sie umfassen körperliche Veränderungen wie beispielsweise Herzklopfen, Schwitzen oder Muskelverspannungen sowie kognitive Veränderungen wie Bewertungen und Gedanken. Emotionen können auch zu Verhaltensänderungen führen wie etwa Flucht, Angriff oder Selbstberuhigung. Gefühle sind die subjektive Erfahrung einer Emotion. Sie sind die Art und Weise, wie wir eine Emotion wahrnehmen und beschreiben. Gefühle können sich in Worten, Bildern oder körperlichen Empfindungen manifestieren.

Emotionen sind also die körperlichen und kognitiven Reaktionen auf einen Reiz, während Gefühle die subjektive Erfahrung dieser Reaktionen sind.

Schritt 1: Erkennen: Werde dir deines Zustandes bewusst

Beispielsituation:

Jana ist eine junge Frau mit anstrengendem Job und zwei Kindern. Sie fühlt sich häufig gestresst und überfordert. Es ist 15 Minuten vor einem wichtigen Telefonat, der Babysitter hat soeben abgesagt, und die Kinder rennen in ihrem Büro herum und werfen mit Legoklötzen um sich. Ihr Mann ist nicht da, was sie zusätzlich wütend macht, weil er eigentlich hätte übernehmen sollen. Jana fühlt sich gereizt. Dass sie sich selbst für diese Emotionen schämt, macht alles nur noch schlimmer. In ihrem Kopf rotiert es: Wut, Sorge, Überlastung. Am liebsten würde sie ihre Kinder anbrüllen, aus dem Raum stürzen und ihrem Mann eine böse WhatsApp schicken. In diesem Moment ist sie sich sicher, dass das Online-Meeting nur ein Reinfall werden kann und sie es satthat, Familie und Job immer unter einen Hut bringen zu müssen. Am liebsten würde sie alles stehen und liegen lassen. Doch dann wird sie sich ihrer Gemütslage bewusst, die weder ihr selbst noch ihren Kindern oder Kollegen zuträglich ist. Sie spürt bewusst, dass sie gestresst und ängstlich ist. Sie bemerkt, dass ihr Herz schneller schlägt und ihre Gedanken umherwirbeln.

Bei diesem Schritt der Bewusstwerdung geht es nicht darum, den Zustand zu bewerten, sondern ihn zu erkennen. Die Bewusstwerdung ist kein langwieriger Prozess, sondern dauert meist nur wenige Sekunden. Was jedoch der Übung bedarf, ist, sich im Alltag dieses Gemütszustandes bewusst zu werden – sei es Unruhe, Nervosität oder Überforderung.

Doch hast du gelernt, dir deiner inneren Zustände bewusst zu werden, dann hast du die wohl wichtigste Grundlage für deine Atemmagie gelegt. Gib dir dafür Zeit! Es erfordert etwas Übung.

Schritt 2: Loslassen – Verarbeite die aktuellen Empfindungen

Beispiel:
Nachdem Jana sich ihres Zustandes bewusst geworden ist, schließt sie für einen kurzen Moment ihre Augen. Sie atmet vollständig aus. Sie spürt all die Anspannung, die sie in sich trägt. Sie macht drei tiefe Seufzer und schüttelt ihre Arme aus. Sie fühlt ein Gefühl von Akzeptanz in sich aufsteigen. Die Situation ist nun mal so, wie sie ist. Das Einzige, was sie ändern kann, ist ihre Reaktion darauf.

Nachdem du dir über den Zustand bewusst geworden bist, in dem du dich gerade befindest, geht es darum, diese Empfindung wahrzunehmen und loszulassen. Alle Emotionen sind Energie in Bewegung (Energy in Motion). Befreie dich davon durch einen langen Seufzer, ein Schütteln, ein Springen – egal ob es Atmung, Bewegung oder Töne sind –, lass es los, sodass du danach in einen neuen Zustand eintauchen kannst, in dem du dich lieber aufhalten möchtest.

Denn bevor es im dritten Schritt darum geht, Emotionen mit Atmung zu verändern, ist es wichtig, dir bewusst zu werden, dass alle Emotionen wichtig sind und erlebt werden wollen. Durch eine bewusste Erfahrung des Atems kann es dir leichterfallen, unerwünschte Emotionen zu empfinden und loszulassen. Handelt es sich für dich um besonders schwierige Emotionen, kann es hilfreich sein, sich therapeutische oder ärztliche Hilfe für diesen Prozess zu suchen.

Schritt 3: Verändern – Transformiere deinen Zustand

Nachdem du definiert hast, wie du dich eigentlich fühlen willst (wie entspannt oder gut gelaunt), geht es darum, diesen Zustand kurzfristig herbeizuführen. Dafür kannst du dich des Atems bedienen – zum Beispiel mithilfe der Atemrezepte zu verschiedenen Themen im folgenden Buchteil. Es bietet sich an, mit einfachen Situationen zu starten (wie beispielsweise beim Einschlafen, wenn du unruhig bist, aber eigentlich in den Schlaf fallen möchtest), in denen du dir bewusst auch Zeit für deine Atemmagie nehmen kannst und dann auch mit komplexeren Situationen zu üben. Das folgende Beispiel basiert auf meiner Klientin Jana, die sich zuvor bereits schon etwas mit Atemübungen auseinandergesetzt hatte.

Beispiel:
Jana wünscht sich, mehr Ruhe und Gelassenheit zu fühlen. Das soll ihr innerer Zustand sein. Jana weiß, dass sie diesen neuen Zustand finden und erfahren kann, indem sie ihre Atmung verlangsamt und den Atem anhält. Das funktioniert am besten für sie. Sie ist sich ebenso dessen bewusst, dass das Atemanhalten zu einer verstärkten Fokussierung führt. Weil sie nur wenig Zeit hat, entscheidet sie sich für ein paar Runden der Box-Atmung. Diese ist gleichzeitig entspannend und fokussierend.

Box-Atmung (siehe dazu auch das Kapitel *Fokus und Konzentration*): vier Zähleinheiten einatmen, vier halten, vier ausatmen, vier halten und ein paar Mal wiederholen. Das Ganze dauert ca. eine Minute. Am Ende der Minute bemerkt Jana bereits eine Veränderung. Sie hat ihren Zustand transformiert. Sie fühlt sich ruhiger. Jetzt fühlt sie sich in der Lage, ihre Kinder aus dem Zimmer zu führen. Weil die Kinder ihre Ruhe spüren, werden auch sie entspannter. Jana kann in ihr Büro zurückgehen und mit positiver Stimmung das Videotelefonat beginnen.

Sie hat ihren inneren Zustand selbst verändert: von einem ängstlichen und wütenden, unkonzentrierten Sturm zu einer ruhigen, besonnenen Flaute. Auf einmal ändern sich auch ihre Gedanken und Gefühle: Sie hat wieder Energie für das Meeting und freut sich, ihre Kolleginnen zu sehen. Es entsteht sogar ein kurzer

Moment, in dem sie denkt: „Eigentlich toll, dass ich sowohl einen spannenden Job als auch das Mama-Dasein unter einen Hut bekomme.“

Wichtig: Deine Gedanken werden vom Zustand deines Nervensystems beeinflusst. Die Gedanken, die du hast, und die persönliche Bewertung einer bestimmten Situation hängen davon ab, in welchem Zustand sich dein Nervensystem befindet. Deb Dana, Autorin und Traumatherapeutin, fasst dies so zusammen: „Story follows state“, also „Geschichte folgt Zustand“. Wir müssen nicht unbedingt die Geschichte, die wir uns selbst erzählen, verändern, sondern eher den Zustand – dann verändert sich die Geschichte von alleine. Anstatt, dass Jana sicher ist, dass das Meeting lediglich ein Reinfall werden kann, spürt sie – nachdem sie ihren Zustand verändert hat – nun die Erleichterung, dass sie es sehr wohl schaffen kann, Kinder und Job unter einen Hut zu bringen.

ELV: Erkenne – Lass los – Verändere

Es braucht nur drei einfache, aber kraftvolle Schritte, um deinen inneren Zustand und deine Gefühlslage zu verarbeiten und zu verändern. Diese drei Schritte lassen sich immer dann durchführen, wenn du deinen inneren Zustand verändern möchtest. Im Folgenden findest du diverse Atemrezepte, die du je nach Bedarf anwenden kannst.

Wenn du mit Breathwork bereits erfahren bist oder deine eigenen magischen Atemrezepte zusammenstellen möchtest, empfehle ich dir, dies mithilfe der Übersicht im Kapitel *Kreiere deine eigene Atemmagie* zu machen.

Die folgenden Übungen unterscheiden sich darin, ob sie eher aktivierend, entspannend oder ausgleichend sind:

- zum Runterkommen (Schildkröten-Modus)
- zum Aktivieren (Tiger-Modus)
- zum Ausgleichen (Schildkröten- und Tiger-Modus)

Ebenso findest du den Zusatz *Visualisierung.* Dies sind Atemübungen, die mit Visualisierungen kombiniert sind. Die folgende Abbildung stellt Effekt und Symbol dar:

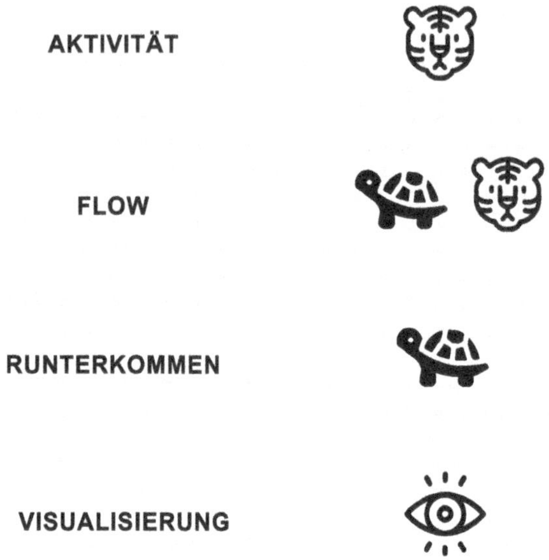

Die Symbole findest du jeweils neben den Übungen, damit du dich orientieren kannst, um welche Art von Übung es sich handelt. Du wirst feststellen, dass sich in diesem Buch mehr Schildkröten-Atemübungen als Tiger-Atemübungen befinden. Warum? Über die letzten Jahre habe ich durch die Arbeit mit meinen Klientinnen und Klienten festgestellt, dass die meisten weitaus häufiger nach beruhigenden als zusätzlich aktivierenden Übungen suchen. Ebenso wurde ich oft gefragt, ob es eine Übung gibt, die verschiedene positive Effekte miteinander verknüpft. Ja, die gibt es, und es ist die *Tiger & Turtle Allrounder*-Atmung, die ich dir jetzt vorstellen werde.

Allrounder Breathwork – Die Tiger & Turtle-Methode

In den vergangenen Jahren, in denen ich Tausende von Menschen dabei begleiten durfte, ihre Atemmuster anzupassen, um somit ihre Gesundheit zu verbessern, ihre Stimmung zu verändern oder bewusstseinserweiternde Zustände hervorzurufen, habe ich in angeleiteten Breathwork-Stunden sehr häufig Aussagen wie diese gehört: „Wow, ich hätte nie gedacht, dass der Atem einen solch transformativen Effekt auf mich haben kann. Ich habe mich noch nie so entspannt gefühlt. Doch wie kann ich Breathwork mit wenig Aufwand in meinen Alltag integrieren?"

Die meisten, mit denen ich arbeite, suchen Übungen, die täglich *mit wenig Zeitaufwand* durchführbar sind und möglichst *viele positive Effekte* von Breathwork miteinander verbinden. Aus dieser Anforderung ist die Tiger & Turtle-Atmung entstanden – für viele meiner Kunden die einzige Atemübung, die sie täglich machen. Diese etwas intensivere Atemmethode führt zu einer erhöhten Freisetzung von Endorphinen und anderen Neurotransmittern, die dich in eine euphorische und positive Stimmung versetzen können. Ebenso wird durch die kontrollierte Atmung der Parasympathikus aktiviert, was dir mehr Entspannung und innere Ruhe verschafft. Die Atmung lindert Schmerzen, erhöht die (sportliche) Leistungsfähigkeit (weil du Sauerstoff effizienter nutzt) und reduziert Entzündungen. Sie kann auch dabei helfen, in einen Zustand von Positivität und Intuition zu kommen, die Herzfrequenzvariabilität zu erhöhen und die Herzfrequenz zu senken. Ebenso kannst du Serotonin und Dopamin freisetzen und den Vagusnerv aktivieren. Es ist also wie eine Allrounder-Atemübung, die Spaß macht und die man einfach jeden Tag durchführen kann.

Die Tiger & Turtle-Atemübung deckt nicht allein die funktionalen Grundlagen der Atmung ab, sie kombiniert sie zudem mit intensiveren Breathwork-Modalitäten, um schnell einen Zugang zu tiefen Zuständen von Entspannung und Bewusstseinserweiterung zu finden – ohne dass du dafür meditieren musst. Doch selbst wenn du gern und häufig meditierst, wird dir die Tiger & Turtle-Atmung helfen, noch schneller in tiefe Entspannungszustände zu finden. Wenn du Anfänger bist, liegt der Vorteil darin, dass du Breathwork nicht lange üben musst, um ihre Effekte zu spüren. Du brauchst keine Vorerfahrung – das Einzige, was du brauchst, sind ein paar Minuten Zeit und Aufmerksamkeit.

Was ist das Besondere an der Tiger & Turtle-Atmung? Die Tiger & Turtle-Atmung ist eine Kombination aus verschiedenen Elementen:

- funktionale Atemgrundlagen (siehe dazu Teil 1)
- rhythmische Atmung
- Atemanhalten (Training der CO_2-Toleranz)
- Visualisierungen (siehe dazu Kapitel *Stress loslassen und Energie erhöhen*: Visualisierungen in Teil 4)
- Musik und Klang (siehe dazu Kapitel *Entspannung vertiefen und Emotionen verstärken*: Musik und Klang in Teil 4)
- Optional: Bewegung

Die funktionalen Atemgrundlagen findest du in Teil 1.

Warum rhythmische Atmung mit Atemanhalten (CO_2-Toleranz)?

Im Rahmen der Tiger & Turtle-Atmung atmen wir erst einige Minuten rhythmisch. Dann wird der Atem gehalten. Dies führt zu einem Zustand, der als „intermittierende Hypoxie" bezeichnet wird, bei dem der Sauerstoffgehalt im Blut für kurze Zeit niedriger und der Kohlendioxidgehalt höher als normal ist. Im Vergleich zu anderen Atmungen empfehle ich statt einer Hyperventilation lediglich rhythmische Atmung – dadurch verhindern wir, dass das CO_2-Level zu stark sinkt. Denn wenn du erst jeweils dein CO_2-Level senkst, um dann den Atem zu halten, machst du den Effekt des CO_2-Toleranztrainings teilweise zunichte. Wenn du lernen willst, unter erhöhtem CO_2 entspannt zu bleiben, ist es sinnvoller, auf die Hyperventilation zu verzichten. CO_2-Toleranztraining ist auch im Profisport ein absolutes Muss. So verbringt etwa die Triathletin Anne Haug vor Wettkämpfen mehrere Wochen im Höhentraining oder schläft in einem Höhenzelt. Das Gute ist: Um deine Leistungsfähigkeit und Stressresilienz im Alltag zu erhöhen, musst du weder mit dem Höhentraining beginnen noch von deinem kuscheligen Bett ins Höhenzelt umziehen. Du kannst das Höhentraining in gewissem Maße simulieren, indem du Atempausen in deinen Alltag integrierst, wie beispielsweise durch das Training der intermittierenden Hypoxie während der Tiger & Turtle-Übungen.

Wird dieser Zustand der intermittierenden Hypoxie für kurze Zeiträume bewusst durch die Atmung kreiert, belegen verschiedene Studien wie die von Navarrete-Opazo & Mitchell diverse gesundheitsförderliche Effekte:[26]

- verbessert Lernen und Gedächtnis
- senkt Entzündungen
- reduziert Cholesterin
- stabilisiert den Blutzuckerspiegel
- senkt den Blutdruck
- erhöht die Knochendichte
- stärkt das Immunsystem
- fördert Gewichtsverlust
- reduziert Symptome von Depressionen
- verbessert die Stimmung
- verbessert die Herzgesundheit
- steigert die aerobe Leistungsfähigkeit

Das intermittierende hypoxische Training ermöglicht es dir, Sauerstoff besser zu nutzen. Du kannst es dir wie einen positiven Stressstimulus ähnlich dem der Sauna oder des Eisbadens vorstellen. Bei regelmäßigem Training machst du deinen Körper dadurch stärker und resilienter. Wenngleich diese Art von Training mit diversen gesundheitlichen Vorteilen verbunden ist, musst du dir bewusst sein, dass es ein starker Eingriff in deine Physiologie ist und ebenso mit gesundheitlichen Risiken verbunden sein kann (siehe dazu auch die Kontraindikationen).

Tiger & Turtle-Atmung

Anwendung: optimalerweise morgens nach dem Aufstehen auf leeren Magen, alternativ untertags nach Bedarf

Dauer: zwölf bis 15 Minuten

Position: sitzend (für Erfahrene und Fortgeschrittene) oder liegend

Sicherheitshinweise:

Bei der Tiger & Turtle-Atmung gibt es einige Punkte, die beachtet werden sollten:

- Mach diese Übung in einer sicheren Umgebung, niemals im Wasser oder während des Fahrens.
- Die Übungen können intensive Effekte haben. Hör auf deinen Körper und folge deinem eigenen Tempo.
- Ebenso ist diese Übung möglicherweise nicht geeignet, wenn du unter einer der unten aufgeführten Erkrankungen leidest. Konsultiere bei Unsicherheit deinen Arzt.
- Ich empfehle diese Übung ab einer CO_2-Toleranz von mindestens 30 Sekunden (siehe für den CO_2-Toleranz-Test Teil 1).

Kontraindikationen:

Trifft eine der folgenden Erkrankungen auf dich zu, solltest du auf das Atemanhalten verzichten und die rhythmische Atmung sanft durchführen:

- Chronisch obstruktive Lungenerkrankung (COPD-II und COPD-III)
- chronische Erkrankungen mit Symptomen der Dekompensation oder terminaler Krankheit

- individuelle Unverträglichkeit von Sauerstoffmangel
- akute somatische und virale Erkrankungen
- nicht empfohlen bei schweren Herz-Kreislauf-Erkrankungen und Hypertonie
- Sichelzellenanämie
- Krebs, es sei denn, die intermittierende hypoxische Therapie (IHT) wird vom Arzt verordnet
- Personen mit Epilepsie, Herzschrittmachern oder Herzrhythmusstörungen, es sei denn, die Behandlung (einschließlich intermittierendem hypoxischen Training) steht unter direkter ärztlicher Aufsicht

Bei einer Schwangerschaft kann spezifische Atemarbeit praktiziert werden, aber von Atemanhalten und schneller rhythmischer Atmung wird abgeraten.

Als geführte Atemreise findest du diese kraftvolle Übung hier: https://tiger-turtle.com/atemmagie/. Alternativ kannst du den QR-Code einscannen.

Anleitung

1. Setze oder lege dich bequem hin und schließ deine Augen.
2. Funktionale Atmung: Gib dir ein bis zwei Minuten Zeit, um den Fokus auf deine Atmung zu lenken. Atme nach Möglichkeit durch die Nase. Verlangsame deine Atmung für zwei bis drei Minuten, dabei atmest du zwei Zählzeiten ein und vier Zählzeiten aus. Wenn dir dies leichtfällt, kannst du deine At-

mung noch weiter verlangsamen, indem du vier Zählzeiten ein- und sechs Zählzeiten ausatmest. Atme dabei durch die Nase. Du spürst, wie sich mit jeder Ein- und Ausatmung dein Bauch hebt und wieder senkt.

3. Beginn die rhythmische Atmung: Atme je zwei Zählzeiten durch die Nase ein und vier Zählzeiten durch den Mund aus (ein- und ausatmen durch den Mund ist auch möglich, wenn dir das leichterfällt). Wiederhole dies 30 bis 40 Mal.
4. Am Ende der letzten Ausatmung hältst du deinen Atem an. Die Dauer des Anhaltens ist für jede Person unterschiedlich und auch abhängig von deiner CO_2-Toleranz. Bei manchen liegt sie bei 15 Sekunden, andere können ihren Atem weitaus länger anhalten. Faustregel: Halte deinen Atem so lange an, bis ein Atemhunger entsteht – oft entspricht dies 15 bis 60 Sekunden.
5. Atme dann wieder ein und halte den Atem für ca. fünf Sekunden auf dem Höhepunkt der Einatmung.
6. Komm zurück zu deiner natürlich fließenden Atmung.
7. Verbleibe für ein bis zwei Minuten in Meditation mit optionaler Visualisierung: Stell dir diese Frage: Welche Energie möchte ich heute fühlen? Stell dir vor, wie dein Tag aussieht, wenn du genau in dieser Energie bist.
8. Wiederhole die Schritte 3 bis 6 noch für ein bis zwei weitere Runden. Erhöhe dabei die Zeit des Atemanhaltens etwas, wenn es dir möglich ist. Du wirst spüren, dass in der zweiten und dritten Runde die Fähigkeit zum Halten des Atems steigt. Ebenso kannst du die Atemgeschwindigkeit leicht beschleunigen bzw. die Einatmung genauso lang machen wie die Ausatmung.
9. Visualisierung nach zweiter oder dritter Runde: Fühle die Dankbarkeit für drei Dinge in deinem Leben, egal wie einfach sie auch sein mögen. Stell sie dir vor deinem inneren Auge vor und spüre sie mit all deinen Sinnen. Du siehst dich als die Per-

son, die du sein willst, zum Beispiel stellst du dir Dinge vor, die für dich Wirklichkeit werden sollen. Versuche dir diese Situationen so intensiv vorzustellen (mit allen deinen Sinnen), als wären sie jetzt schon Realität.

10. Bleib noch ein paar Minuten in Meditation. Atme sanft und natürlich weiter. Vielleicht möchtest du auch Tagebuch führen.

Visualisierungen

Alle obigen Schritte der Visualisierung sind optional. Wer mit der Übung gut zurechtkommt, kann die Dankbarkeits-Visualisierung noch durch die folgenden Fragen erweitern:

Was möchte ich heute empfangen?

Was möchte ich heute geben?

Diese Fragen, inspiriert von Gabby Bernstein, kannst du dir beispielsweise nach der letzten Atemrunde stellen. Mir persönlich hat insbesondere die Reflexion der zweiten Frage sehr geholfen und mir eine neue Routine gebracht: Jeden Tag eine gute Tat zu vollbringen – sei es jemanden auf einen Tee einzuladen, ein paar nette Worte zu sagen oder ein Lächeln zu schenken. Denn wenn du andere glücklich machst, macht es auch dich glücklicher.

Optionale Ergänzung: Bewegung

Bewegung lässt sich gut mit Breathwork kombinieren. Für die Tiger & Turtle-Übung empfehle ich, vor Beginn der eigentlichen Atemübung in die Bewegung zu kommen – was immer dir Spaß macht. Du kannst ein paar Yogastretches durchführen oder einen Song deiner Wahl anschalten und deinen Körper nach Lust und Laune im Rhythmus der Musik bewegen. Es geht nur um wenige Minuten, doch in diesen Minuten darfst du dich körperlich verausgaben, sodass du danach mehr mentalen Fokus für Breathwork hast. Einige meiner männlichen Klienten mögen es, vorher ein paar Gewichte zu heben oder Liegestütze durchzuführen. Andere wiederum kombinieren Tiger & Turtle mit ihrem täglichen Workout, was bedeutet, dass sie zum Beispiel erst eine Runde laufen gehen oder ein Krafttraining durchführen und dann die Tiger & Turtle-Übung machen. Es muss nicht lang sein, es reicht schon ein Song von zwei bis drei Minuten, um dich im Takt der Musik dazu zu bewegen. Aber natürlich ist auch eine längere Bewegungseinheit super.

Optionale Ergänzung: Klang und Musik

Alle geführten Tiger & Turtle-Übungen sind mit Musik kombiniert. Warum das so ist und welchen heilenden Effekt Musik hat, erfährst du im Detail in Teil 4. Wenn du die Tiger & Turtle-Übungen für dich zuhause durchführen möchtest, kannst du meine Breathwork-Aufnahmen austesten (siehe dazu www.tiger-turtle.com/shop). Alternativ kannst du auch deine eigenen Playlists zusammenstellen, je nachdem, was dir gefällt, und diese während der Tiger & Turtle-Methode abspielen. Wählst du deine eigene Musik, empfehle ich Instrumentalmusik, sodass du nicht durch die Liedtexte von deinen inneren Prozessen sowie deinem Atemrhythmus abgelenkt wirst. Du wirst feststellen, dass du an manchen Tagen lediglich sanfte Pianomusik im Hintergrund benötigst, an anderen Tagen ist es ein energetisierender House-Song. Und an anderen Tagen wiederum spürst du den Drang, deiner eigenen Stimme Ausdruck zu verleihen. Du kombinierst dann vielleicht die Ausatmungen mit einem lauten Seufzer, einem Summen, Brummen oder einem kathartischen Schrei. Das ist ein lautstarker, emotionaler Schrei, mit dem du starke Emotionen wie Wut, Trauer oder Freude loslassen kannst. Es kann eine kraftvolle Möglichkeit sein, schwierige Emotionen zu verarbeiten und zu bewältigen. Empfanden ihn viele meiner Klientinnen und Klienten anfangs befremdlich, so ist er mittlerweile ein beliebtes Werkzeug im Breathwork-Repertoire. Wenn du besorgt bist, jemanden anderen damit zu stören, kannst du auch in ein Kopfkissen schreien und damit alle Anspannung loslassen.

Wichtig:
Atmung, Bewegung und Klang können den Zustand deines Nervensystems verändern und helfen dir, Energie von Stress loszulassen. Und das innerhalb von Sekunden und Minuten. Sie helfen dir, die Energie, die dir in diesem Moment nicht zuträglich ist, zu verstoffwechseln. Sie können deinen emotionalen und körperlichen Zustand verändern und haben dadurch einen großen Einfluss auf die Art und Weise, wie du die Welt um dich herum und dich selbst wahrnimmst.

Unerwünschte Emotionen loslassen

Mit dem Thema Emotionen loslassen, haben wir uns in Schritt 2 der ELV-Methode bereits befasst. Aufgrund seiner Bedeutsamkeit widme ich ihm nochmals ein eigenes Kapitel. Bei dem Versuch, in Breathwork-Sitzungen unerwünschte Emotionen, Überzeugungen und Muster loszulassen, erleben viele meiner Klientinnen und Klienten, dass sie diese Emotionen vollständig erfahren und dabei dennoch entspannt bleiben können. Dadurch teilen wir unserem autonomen Nervensystem mit: „Obwohl ich diese Angst, Unsicherheit, Neid etc. aktuell spüre, bin ich dennoch sicher." Dies bietet unserem Körper die Möglichkeit, die Energie der jeweiligen Emotion vollständig und bewusst zu erfahren, um sie dann endlich loszulassen.

Wenn du weißt, dass eine bestimmte Emotion für dich sehr viel Energie in Bewegung setzt, ist es gut, darauf vertrauen zu können, dass dein Atem dich bei diesem Prozess begleiten kann (gegebenenfalls auch in Kombination mit therapeutischer Hilfe). Dein Atem ist imstande, direkt und innerhalb weniger Sekunden dein Nervensystem durch eine ruhige, langsame Atmung in einen Ruhezustand zu bringen, selbst wenn du noch mit der unerwünschten Empfindung beschäftigt bist. Gibst du in Momenten, in denen du sehr begrenzende Emotionen fühlst (wie etwa Unsicherheit, Wut oder Ärger), deinem System nicht die Möglichkeit, diese zu verarbeiten, werden sie dort weiterhin gespeichert bleiben. Es ist fast so, als würdest du dir nicht erlauben, eine offene Wunde zu heilen. Wenn du sie nicht heilst, werden diese kleinen psychischen Wunden bei stressauslösenden Situationen immer wieder aufreißen. Gabor Maté, ein renommierter kanadischer Arzt, der sich intensiv mit den Auswirkungen von Emotionen auf die Gesundheit beschäftigt hat, zeigt auf, welche Auswirkungen das Unterdrücken von Emotionen auf den Körper haben kann. Er argumentiert, dass die chronische Unterdrückung von Emotionen zu einem erhöhten Stressniveau im Körper führt und dieser langanhaltende Stress eine Reihe von Gesundheitsproblemen auslösen kann.[27] Darunter fallen etwa chronische Schmerzen, Entzündungen, Suchterkrankungen und psychische Störungen. Ebenso werden wir anfälliger für Angst und Depressionen. Daher ist es wichtig, unerwünschte Emotionen wie Wut oder Trauer zu spüren und nicht zu unterdrücken. Studien zeigen inzwischen sogar, dass es einen Zusammenhang zwischen Krebserkrankungen und unterdrücktem Ärger gibt. In zahlreichen Studien mit Krebspatienten wurden extrem niedrige Wutwerte festgestellt. Diese niedrigen Werte deuteten laut der Forscher auf eine Unterdrückung, Verdrängung oder Zurückhaltung von Wut hin.[28] Wenn wir die Wut nicht zulassen und sie stattdessen verdrängen, bauen wir langfristig emotionale Spannung und Stress auf.

Bei meinen Retreats und Trainings stelle ich immer wieder fest: Menschen kommen nach der Breathwork-Stunde zu mir und teilen mir mit, dass sie sich extrem erleichtert und frei fühlen. Und sie gestehen, dass sie Tränen in den Augen hatten oder weinen mussten. Alles fällt von ihnen ab. Oftmals wollen sie sich dafür entschuldigen, und ich werde daran erinnert, wie wenig Tränen in unserer Kultur akzeptiert sind. Dabei ist das Vergießen von Tränen sehr heilsam. In ihrem Buch *The Empath's Survival Guide* beschreibt die amerikanische Psychiaterin Judith Orloff den heilenden Effekt von Tränen.[29] Tränen, also salzige Flüssigkeiten, die aus dem Auge fließen, erfüllen unterschiedliche Funktionen, darunter Schutz, Reinigung und Entgiftung. Es gibt verschiedene Arten von Tränen. Reflextränen werden durch Reizstoffe wie Rauch oder Staub ausgelöst. Sie enthalten keine Hormone und dienen dazu, das Auge zu befeuchten und zu schützen. Kontinuierliche Tränen werden ständig produziert, um das Auge feucht zu halten. Sie enthalten Lysozym, ein antibakterielles Enzym, das das Auge vor Infektionen schützt. Emotionale Tränen werden durch starke Emotionen wie Freude, Trauer oder Wut ausgelöst. Sie enthalten Stresshormone, die durch das Weinen ausgeschieden werden. Das sind die Tränen, die häufig während Breathwork-Sessions vergossen werden. Heiße sie willkommen, denn durch sie baust du Stresshormone ab, kannst Schmerzen lindern und dein Wohlbefinden verbessern. Übrigens, der niederländische Psychologe Ad Vingerhoets, der sich seit 20 Jahren mit dem Warum des menschlichen Weinens beschäftigt, legt dar, dass Menschen die einzigen Lebewesen sind, die emotionale Tränen vergießen. Wir dürfen sie als Geschenk betrachten, um unsere Emotionen zu verarbeiten und Stress loszulassen.

Ich bin immer wieder tief berührt, Menschen auf diesem befreienden Weg begleiten zu dürfen. Und ich merke, wie viel an kleinen und großen Emotionen wir alle in uns tragen, die uns, würden wir sie loslassen, um ein Vielfaches leichter machen und uns ein Stückchen mehr zu uns zurückbringen würden – als würden wir die Schale einer Zwiebel Lage für Lage abnehmen. Eine junge Ärztin beschrieb mir ihre Erfahrung wie folgt: „Vielen Dank für diese besondere Erfahrung. Ich habe so weinen müssen, und mir ist auf einmal bewusst geworden, dass da ein Teil in mir ist, den ich noch heilen muss, und dass diese Wunde noch immer offen und verletzlich ist. Mir ist auch bewusst geworden, worauf ich im Leben mehr Fokus legen möchte."

Ich war fast verdutzt über ihre Worte, weil wir lediglich eine kraftvolle Breathwork-Einheit von 15 Minuten gemacht hatten. Doch Geschichten wie diese höre ich regelmäßig. Oft sind solche Erfahrungen der Beginn einer größeren Transformation. So hatte ich einen Firmenchef in einer Breathwork-Stunde, für den die Einheit so transformativ war, dass er mir danach mitteilte, ihm sei bewusst geworden, dass er in seinem Leben eigentlich nicht mehr glücklich ist. Wenig später hatte er die alte Unternehmenswelt verlassen und war dabei, sich selbständig zu machen – mit einer Idee, die er schon sehr lange gehabt hatte.

Gefühle wie Wut, Ärger, Scham oder Trauer sind natürliche Emotionen, die jeder von uns im Leben spürt. Allerdings scheint es in unserer Kultur ein Tabu zu sein, diese Emotionen offen auszudrücken und zu zeigen. Wir versuchen sie zu unterdrücken oder verurteilen uns selbst dafür, dass wir (sie) fühlen. Doch das führt dazu, dass wir sie nicht verarbeiten können und dass die Energie dieser Bewegung (Emotion = energy in motion) unseren Körper nicht verlassen kann. So sagt der Autor Deepak Chopra treffend: „Negative Emotionen sind wie schwere Steine, die wir mit uns herumschleppen. Je mehr Steine wir tragen, desto schwieriger wird es, uns zu bewegen.“ Wir unterdrücken sie und halten sie in unserem Körper gefangen, bis sie sich in verschiedenen Symptomen manifestieren können, wie zum Beispiel einer Depression. Dies belegen auch wissenschaftliche Untersuchungen: Menschen mit Depressionen verwenden viel Energie darauf, Gefühle und Emotionen zu unterdrücken.[30]

Lass uns also auf den folgenden Seiten in verschiedene Atemübungen eintauchen, die dich dabei unterstützen, deine Gemütslage zu verändern.

Bye, bye – Wut, Ärger und Enttäuschung

Diese Übung hilft dir, Raum zwischen dir und der starken Emotion zu finden. Sie reguliert das autonome Nervensystem und bringt dich von einem Kampfmodus in den Ruhemodus.

Anwendung: bei Wut und/oder Ärger
Dauer: drei bis vier Minuten
Position: stehend

Anleitung

1. Stell dich aufrecht hin und nimm die Emotion, die du spürst, wahr.
2. Atme langsam durch die Nase ein, lass die Ausatmung mit einem Seufzer durch den offenen Mund oder einem Hah-Ton aus dir herausfallen. Die Ausatmung und der Ton dürfen kraftvoll und lautstark sein.
3. Wiederhole dies einige Male.
4. Optionale Visualisierung: Stell dir vor, dass du Ruhe und Gelassenheit einatmest und mit jeder kraftvollen Ausatmung durch den Mund jeglichen Ärger oder Wut loslässt.
5. Optionale Bewegung: Mit der Einatmung bringst du die Arme über dem Kopf nach oben – mit der Ausatmung lässt du die Arme nach unten sacken, gegebenenfalls auch deinen Oberkörper.
6. Nimm jegliche Veränderungen in dir wahr.

Schnelle Stressbremse

Im Verlauf des Buchs werde ich auf diverse Übungen eingehen, die du nutzen kannst, um deine Stimmung zu verändern. Die meisten davon kann man sitzend oder liegend durchführen. Doch natürlich kannst du auch untertags während deiner Alltagsroutine immer wieder kleine Atempausen einbauen, um Stress zu reduzieren und neue Energie zu tanken. Das Schöne daran ist, dass man dafür weder einen Ortswechsel vornehmen noch den Alltag unterbrechen muss oder irgendwelche Geräte braucht. Deine Atempausen werden einfach ein kleiner Teil deines Alltags.

Zu der Frage, wie man Stress in wenigen Sekunden stoppen kann, ohne dabei seinen Alltag zu unterbrechen, habe ich mit Anne Haug, einer sehr erfolgreichen Profi-Triathletin, gesprochen. Sie gewann 2019 als erste deutsche Frau die Ironman-Weltmeisterschaft und holte im Jahr 2023 beim Ironman auf Hawaii die Silbermedaille. In insgesamt acht Stunden und 27 Minuten schwamm sie 3,86 Kilometer, fuhr 180,6 Kilometer Rad und legte schließlich noch einen Marathonlauf von 42,2 Kilometern hin – ohne Pause, versteht sich. Um eine solche Leistung zu erreichen, ist das Training mit dem Atem zentral. Sie benutzt verschiedene Atemtechniken (insbesondere hypoxisches Training bzw. Höhentraining, dazu mehr in Kapitel *Der Allrounder Breathwork – Die Tiger & Turtle-Methode*). Doch ebenso nutzt sie die Kraft der Ausatmung, denn durch eine verlängerte Ausatmung wird der Ruhemodus des Körpers aktiviert. Jedes Mal, wenn sie starken Stress empfindet wie beispielsweise zu Beginn von Triathlon-Wettkämpfen, wenn viele Läufer gleichzeitig ins Wasser sprinten, lenkt sie den Fokus auf eine lange Ausatmung und kann dadurch einen kühlen Kopf bewahren. „Der Atem ist wie eine Art Anker für mich. Ich konzentriere mich auf eine lange Ausatmung, um Panik bei Wettkämpfen zu vermeiden. Schnappatmung kostet viel zu viel Energie und nimmt wertvolle Leistungsreserven", sagt sie. Wenn sie Läufer trainiert, empfiehlt sie ihnen, ihren Fokus verstärkt auf die Ausatmung zu richten und beispielsweise zwei Schritte ein und drei Schritte auszuatmen, um Seitenstechen zu vermeiden. Natürlich sind die meisten von uns meilenweit von solchen Leistungen entfernt, dennoch lohnt sich immer ein bewusster Blick auf die Atmung, nicht zuletzt die eigene.

Ruhe finden in Bewegung

Ist dir schon mal aufgefallen, dass Menschen, die topfit und gesund sind, kaum hörbar atmen – selbst unter extremen Bedingungen? Eine entspannte Bauchatmung ist dafür zentral. Deine Bauchatmung kannst du jederzeit trainieren. Fokussiere dich beispielsweise bewusst für ein paar Minuten darauf, während du zum Zug oder Bus läufst oder monotonen Tätigkeiten nachgehst (z. B. Geschirrspülen). Wie erwähnt, lässt sich Breathwork hervorragend in den Alltag integrieren, und du kannst jederzeit kleine Übungen durchführen (z. B. mehr in den Bauch oder durch die Nase zu atmen), um deine funktionale Atmung zu verbessern. Auch Anne Haug berichtet mir, dass sie in der Woche vor Wettkämpfen, wenn die Anspannung zunimmt, immer wieder den Fokus zurück auf die Bauchatmung richtet und sich ganz bewusste Momente nimmt, um die Hand auf den Bauch zu legen und ein paar entspannte tiefe Atemzüge in den Bauch zu machen, die ihr Cortisol-Level reduzieren und sie entspannen.

Balance und Ausgeglichenheit in zwei Minuten

Wenn ich eine Frage in meinen Kursen und Retreats immer wieder höre, dann diese: „Mit welcher Übung kann ich in kurzer Zeit zur Entspannung kommen?" Ich empfehle gern schnelle und effektive Übungen, die wissenschaftlich fundiert sind. Daher gebe ich dir im Folgenden eine Übung, die auch als physiologisches Seufzen oder zyklisches Seufzen bekannt wurde. Forscher der Stanford University fanden heraus, dass zyklische Seufzer-Atemübungen sogar wirksamere Techniken sind, um Stress abzubauen, als Achtsamkeitsmeditation.[31]

Die Forscher verglichen dazu drei verschiedene Atemübungen (zyklisches Seufzen, zyklische Hyperventilation und Box-Atmung) mit Achtsamkeitsmeditation. Die 114 Teilnehmer führten jeweils eine der drei Übungen fünf Minuten täglich zu einem Zeitpunkt ihrer Wahl durch. Es stellte sich heraus, dass das zyklische Seufzen den größten Effekt in der Stressreduktion zeigte.

Physiologisches Seufzen nach Andrew Huberman (30 Sekunden bis fünf Minuten):

1. Stell oder setze dich bequem hin. Optional kannst du deine Augen schließen.

2. Atme dann mit einer doppelten Einatmung durch die Nase ein, indem du zweimal hintereinander einatmest, als würdest du die Nase doppelt hochziehen.
3. Lass den Atem durch den leicht geöffneten Mund ausströmen, während du entspannt und so lange du kannst ausatmest.
4. Wiederhole diesen Vorgang ca. dreimal (für einen kurzen Effekt), indem du jedes Mal mit einer doppelten Einatmung durch die Nase einatmest und mit einer entspannten Ausatmung durch den Mund ausatmest. Du kannst diese Übung auch als zyklisches Seufzen für 2 bis 5 Minuten durchführen. Gern darf die Ausatmung von einem lauten Seufzer begleitet sein.

Dankbarkeit und Positivität

Die folgende Atemübung ist eine Abwandlung der sogenannten Loving-Kindness-Atemmeditation, deren Effektivität im Jahr 2008 in einer Studie untersucht wurde.[32] Eine Studie ergab, dass eine siebenwöchige Anwendung der „Liebevollen Güte-Meditation" zu einer Steigerung von Emotionen wie Liebe, Freude, Zufriedenheit, Dankbarkeit, Stolz, Hoffnung, Interesse, Spaß und Bewunderung führte. Diese emotionalen Veränderungen hatten wiederum positive Auswirkungen auf den Lebenssinn, die Zufriedenheit und eine Verringerung von depressiven Symptomen.

Dankbarkeit und Positivität
Anwendung: jederzeit
Dauer: zehn bis 15 Minuten
Position: liegend oder sitzend

Anleitung

1. Finde einen ruhigen und bequemen Platz und richte deine Aufmerksamkeit bewusst auf den sanften Fluss deines Atems – ein und aus durch die Nase. Leite den Atem in den Bauch.

2. Du kannst eine Hand auf dein Herz legen und spüren, wie es schon immer für dich schlägt.
3. Richte deine Aufmerksamkeit auf dich selbst und sage in Gedanken:
   a. *„Möge ich mit Liebe und Glück erfüllt sein." Atme langsam ein und doppelt so lang aus.*
   b. *„Möge ich sicher sein." Atme langsam ein und doppelt so lang aus.*
   c. *„Möge es mir gut gehen." Atme langsam ein und doppelt so lang aus.*

   (Du kannst auch andere Sätze hinzufügen, die für dich passend erscheinen.)
4. Wiederhole diese Aussagen in Gedanken sowie die Atmung.
5. Nun visualisiere jemanden, den du sehr schätzt und der dir bedingungslose Liebe und Unterstützung schenkt. Stelle dir diese Person vor dir vor und wiederhole die oben genannten Aussagen:
   a. *„Mögen wir mit Liebe und Glück erfüllt sein."*
   b. *„Mögen wir sicher sein."*
   c. *„Möge es uns gut gehen."*
6. Wiederhole diese Aussagen in Gedanken.
7. Nach einigen Momenten visualisiere eine Person, die du nicht wirklich kennst oder die gar ein Fremder ist. Stelle dir vor, dass du die entstandene Liebe mit diesem Fremden teilst, indem du dieselben Aussagen wiederholst:
   a. *„Mögest du mit Liebe erfüllt sein."*
   b. *„Mögest du sicher sein."*
   c. *„Möge es dir gut gehen."*
8. Wiederhole die Aussagen.

Je nachdem, wie du dich mit der Atemmeditation fühlst, kannst du auch nur einzelne Elemente nutzen.

Alternativ empfiehlt sich die Tiger & Turtle-Atemreise, um in einen Zustand von positiven Emotionen zu kommen.

Vom Kopf ins Herz

Geschichten von Klienten wie Tom, einem agilen Unternehmer, höre ich immer wieder: Tom ist 35 Jahre alt und seit mehr als acht Jahren Unternehmer. Als er zum ersten Mal zu einer privaten Atemstunde kommt, ist sein größter Wunsch, wieder positive Emotionen zu empfinden und innere Anspannung loszulassen. Er hat das Gefühl, bei der Arbeit unter ständiger Anspannung zu stehen, die er auch abends oder am Wochenende nicht ablegen kann. Er checkt fortwährend seine E-Mails in nervöser Erwartung schlechter Nachrichten und fühlt sich gleichzeitig in seinen privaten Beziehungen zu seiner Freundin und Freunden emotional abgestumpft. Er verspürt wenig Lust, nach der Arbeit etwas zu unternehmen, und so sind es meistens der Fernseher oder die berufliche Arbeit, die ihm in den Abendstunden Ablenkung verschaffen. Er hat das Gefühl, dass er nur noch im Kopf lebt und keinen Zugang mehr zu echten Gefühlen hat, fast so, als wäre sein Körper von ihm abgeschnitten. Die ersten drei Jahre als Unternehmer hat er das Auf und Ab des Gründertums als sehr aufregend, wenn auch oft nervenaufreibend empfunden, doch in den letzten zwei Jahren nimmt er nur noch Anspannung wahr.

Damit steht Tom nicht alleine. Viele Menschen sind stark von ihrem Arbeitsalltag vereinnahmt, wozu noch Aufgaben wie Familienorganisation, zu pflegende Angehörige oder finanzielle Belastungen treten können. Sie finden sich in einer Art Dauermüdigkeit und Anspannung wieder und können sich selbst nicht mehr richtig wahrnehmen. Der Kopf managt, das Herz aber schweigt. Hier kann dir eine Reise vom Kopf ins Herz durch die richtigen Atemübungen helfen. Vielleicht schließen sich die Lungen nicht ohne Grund um das Herz?

Unser Herz generiert ein hundertmal stärkeres elektromagnetisches Feld als unser Gehirn. Es ist messbar, und einige Wissenschaftler bezeichnen das Herz mittlerweile als kleines Gehirn.[33]

Dies liegt an dem komplexen Nervensystem, über das das Herz verfügt. Das Herz-Kreislauf-System ist in der Lage, unabhängig vom Gehirn elektrische Impulse zu erzeugen und zu regulieren, die den Herzrhythmus beeinflussen. Diese Impulse können unsere Emotionen, Wahrnehmungen und Entscheidungsprozesse beeinflussen.

Darüber hinaus pflegt das Herz auch eine komplexe biochemische Kommunikation mit dem Gehirn. Es produziert und gibt verschiedene Hormone, Peptide und Neurotransmitter ab, die eine wichtige Rolle bei der Regulation von Stimmungen, Stressreaktionen und sozialen Interaktionen spielen. Die Forschung hat gezeigt, dass Herz und Gehirn in einem bidirektionalen Kommunikationsnetzwerk verbunden sind und sich gegenseitig beeinflussen können. Emotionale Erfahrungen können zum Beispiel Veränderungen im Herzrhythmus und in der Herzfrequenzvariabilität verursachen. Gleichzeitig können Veränderungen im Herzrhythmus und der Herzfrequenzvariabilität wiederum Auswirkungen auf das emotionale Erleben und die kognitive Funktion haben.

Unser Herz ist nicht nur eine Pumpe, sondern auch ein denkendes, wahrnehmendes und fühlendes Organ, das fortwährend emotionale Informationen in Form von elektromagnetischen Wellen ausstrahlt. Es konnte sogar bewiesen werden, dass positive Emotionen mit einer größeren kohärenten und harmonischen Aktivität im elektromagnetischen Feld des Herzens einhergehen. Negative Emotionen hingegen können zu einer Inkohärenz oder Unregelmäßigkeit im Herzfeld führen. Herzkohärenz bezeichnet den Zustand, in dem das Herz in einem harmonischen und koordinierten Rhythmus schlägt, ein Zustand, in dem es mit dem restlichen Körper und dem Gehirn in einer synchronisierten und ausgewogenen Weise kommuniziert. Befinden wir uns in diesem Zustand, schlägt das Herz in einem regelmäßigen Muster, das durch klare und harmonische Wellen gekennzeichnet ist.

Vom Kopf ins Herz

Diese Übung hilft dir, Stress abzubauen und belastende Emotionen loszulassen und dich dadurch ausgeglichener zu fühlen. Sie wurde vom HeartMath Institute entwickelt.

Anwendung: jederzeit
Dauer: ein bis zwei Minuten
Position: liegend

Anleitung

1. Setz dich bequem hin. Die Augen kannst du schließen. Bist du bereits etwas erfahrener mit Breathwork, kannst du sie auch offen lassen.
2. Bring nun deine Aufmerksamkeit zu deinem Herzen, das seit Anbeginn deines Lebens für dich schlägt.
3. Leg eine Hand auf deine Brust, um eine Verbindung zum Herzbereich herzustellen.
4. Stell dir vor, dass dein Atem direkt in dein Herz fließt.

1. Atme etwa fünf Sekunden lang ein und fünf Sekunden lang aus. Du kannst die Atemzählung bei Bedarf auch etwas länger oder kürzer gestalten, wenn dir fünf zu schnell oder langsam sind. Hauptsache, dass Ein- und Ausatmung in etwa gleich lang sind und du dich bei dieser Atmung entspannen kannst.
2. Während du diese gleichmäßige Atmung beibehältst, denke an eine Person, ein Haustier oder eine Situation, für die du Dankbarkeit, Liebe oder Wertschätzung empfindest.
3. Spüre diese Gefühle im Herzbereich und atme weiterhin gleichmäßig.
4. Verbringe etwa eine Minute in diesem Zustand der Herzkohärenz und genieße den Ausgleich, den es in dir bewirkt.

Wenn dir diese Übung zu Beginn schwerfällt, gib nicht auf und probier es einfach nochmal. Manchmal benötigen wir lediglich etwas Übung, um in das Gefühl zu kommen, das wir uns wünschen.

Erdung

Pia ist Managerin eines Teams in einem Softwarekonzern und hat zwei kleine Kinder. Sie findet wenig Zeit für sich selbst und berichtet mir in einem Coaching, dass es ihr schwerfällt, sich von negativen Energien ihrer Kollegen oder Kunden abzugrenzen und diese nicht mit in ihr Privatleben zu nehmen. Manchmal, wenn Pia abends den Tag abschließt, die Kinder im Bett liegen und alle Arbeit erledigt ist, fühlt sie sich, als wäre ihre Energie überall und nirgendwo. Dies ist insbesondere an jenen Tagen der Fall, an denen sie viel unterwegs und mit verschiedenen Menschen in Kontakt gewesen ist. Dann fällt es ihr abends schwer, zur Ruhe zu kommen und einzuschlafen.

Was nach meinen Erfahrungen helfen kann, ist eine erdende und verbindende Atemübung. Die folgende Atemübung ist geeignet, runterzukommen, Ruhe zu finden und energetisch loszulassen. Wenn du jemand bist, dem Visualisierungen schwerfallen, lenke deinen Fokus einfach auf die Atmung und stresse dich nicht, wenn du vor deinem inneren Auge kein Bild von dieser Atemmeditation kreieren kannst. Auch ohne das Visualisieren ist diese Übung kraftvoll.

Erdung

Anwendung: vor dem Schlafengehen

Dauer: fünf bis zehn Minuten

Position: nach Möglichkeit im Sitzen

Anleitung

1. Setz dich bequem in einen Schneidersitz oder auf einen Stuhl. Atme kurz ein und richte dann deinen Fokus auf eine lange Ausatmung durch den Mund.
2. Sag dir innerlich:
   „Alle Energie, die ich heute von anderen gespürt habe, lasse ich in die Erde unter mir fließen."
   Spür dein Gesäß unter dir auf dem Boden, spür die Verbindung mit der Erde, ähnlich wie ein Baum, dessen Wurzeln sich mit der Erde verbinden. Zusätzlich kannst du diese Visualisierung und Atmung mit der Bewegung deiner Hände begleiten: Beweg deine Arme mit der Einatmung über die Seiten nach oben über den Kopf. Mit der Ausatmung bringst du sie über die Seiten zurück zum Boden.
3. Wiederhole diesen inneren Satz ein- bis dreimal, während du kurz durch die Nase ein- und dann lange ausatmest.
4. Danach legst du mit der nächsten Einatmung deine Hände mit den Handflächen geöffnet nach oben auf deine Knie. Sage dir innerlich:
   „Meine innere Kraft und Energie, die ich heute anderen gegeben habe, kommen zu mir zurück." Spür, wie diese Energie in deinen Körper zurückfließt. Optional kannst du diesen Zustrom von Energie visualisieren. Weitere Informationen zur Kraft der Visualisierung findest du in Teil 5 dieses Buchs.
5. Wiederhole auch diesen Satz ein- bis dreimal. Beende die Übung mit einer langen Ausatmung.

Intuition und Klarheit

Unsere Intuition kann uns helfen, Entscheidungen zu treffen, die im Einklang mit unseren wahren Bedürfnissen und Werten stehen. Doch diese zu identifizieren ist für uns oft schwer. Kein Wunder, denn schließlich wird in unserer Kultur oft die rationale Analyse bevorzugt, und nicht wenige von uns kennen Sprüche wie: „Ach, sei doch nicht so emotional!“, oder: „Schau dir die Fakten an!“. Viele Menschen finden es schon schwierig genug, ihren eigenen Körper wahrzunehmen und zu spüren, und fühlen nur ihren Kopf. Daher besteht der erste Schritt zur eigenen Stimme darin, erst einmal den eigenen Körper zu spüren, ihn als Tor zur inneren Stimme zu verstehen. Verschiedene Studien haben gezeigt, dass Menschen, die ihre Intuition erfolgreich nutzen können, bessere Entscheidungen treffen und kreativer sind.[34] [35]

Warum kann dir nun der Atem helfen, in Kontakt mit deiner Intuition zu treten? Dein Atem kann deine Gehirnwellen-Aktivität beeinflussen und dich in den Zustand von Theta-Gehirnwellen bringen. Diese sind besonders gut geeignet, um in die eigene Intuition zu kommen. Sie erlauben Entspannung, Kreativität und ermöglichen das Lernen. Weitere Informationen zum Effekt verschiedener Gehirnwellen findest du im Kapitel *Breathwork und Technik – wie man Magie messen kann.*

Aktivierung der Intuition

Diese Technik hilft dir, dich mit deiner Intuition zu verbinden und Antworten von ihr zu erhalten. Kombinierst du die Atemmeditation mit binauralen Beats (diese entstehen, wenn du auf dem linken und rechten Ohr ähnliche Frequenzen wahrnimmst, die sich leicht voneinander unterscheiden) bzw. Musik, kannst du den Prozess noch beschleunigen.

Dauer: drei bis fünf Minuten
Position: sitzend

Anleitung

1. Setz dich bequem hin und schließ deine Augen.
2. Gib dir ein bis zwei Minuten Zeit, um den Fokus auf deine Atmung zu lenken.

3. Prüfe, ob du in den Bauch atmen kannst, indem du eine Hand auf den Bauch und eine Hand auf die Brust legst. Die Hand, die auf dem Bauch liegt, sollte sich mit der Einatmung zuerst bewegen.
4. Atme tief durch die Nase ein und stelle dir eine Frage, auf die du eine Antwort suchst. Es eignen sich insbesondere Fragen, die sich mit einem einfachen Ja oder Nein beantworten lassen.
5. Halte den Atem für einen Moment an und lasse die Frage in deinem Kopf nachhallen.
6. Atme langsam durch den leicht geöffneten Mund aus und lass dir von deiner Intuition eine Antwort geben.
7. Wiederhole diese Atemsequenz mehrere Male, bis du eine klare Antwort auf deine Frage erhältst.

Mit dem Herzen verbinden

Diese Atemmeditation hilft, vom Kopf ins Herz und auch in die Intuition zu kommen.

Anwendung: jederzeit
Dauer: fünf Minuten
Position: liegend oder sitzend

Anleitung

1. Finde eine entspannte Sitzposition oder lege dich hin. Schließe deine Augen und richte den Fokus auf deinen Atem. Lege deine Hand auf dein Herz und spüre deinen Herzschlag.
2. Atme durch die Nase ein und dann durch den leicht geöffneten Mund langsam aus. Die Ausatmung ist dabei länger als die Einatmung.
3. Wiederhole dies vier- bis sechsmal und spüre danach kurz in dich hinein. Richte anschließend den Fokus wieder auf dein Herz.

4. Sage dir laut oder im Stillen: „Herz, ich bin dankbar für dich und spüre dich. Ist dort etwas, was du mir mitteilen möchtest?"
5. Atme im gleichen Rhythmus weiter – wobei deine Ausatmung jeweils länger ist als die Einatmung. Warte auf die Antwort deines Herzens. Wenn du keine Antwort erhältst, bleibe bei deiner Atmung und frage erneut.
6. Fühle die Verbindung zu deinem Herzen und spür die Dankbarkeit dafür, dass es jeden Moment deines Lebens für dich schlägt. Komme dann zurück zu deiner natürlichen Atmung und spüre nach.

Ruhe und Schlaf

Nina, 39, ist Mutter, Unternehmerin und Ehefrau. Ihre Tage sind durchgetaktet und sie gönnt sich selten einen Moment zum Abschalten. Auch abends ist sie oft auf Veranstaltungen und trifft sich mit Freunden. Ist sie zuhause, bringt sie erst ihre Kinder ins Bett, muss dann noch aufräumen und berufliche E-Mails beantworten. Wenn sie dann endlich erschöpft um 23 Uhr im Bett liegt, kann sie nicht schlafen, weil ihr Kopf Gedankenkarussell spielt. Die folgende Atemübung nutzt sie erfolgreich, um die Geschwindigkeit ihres Gedankenkarussells zu reduzieren.

Auch dir kann sie helfen, abends besser zur Ruhe zu kommen.

Einschlafatmung

Diese Atemmeditation wirkt nicht nur beruhigend, sondern ist auch bei stressbedingten Gesundheitsproblemen wie Panikattacken und Verdauungsstörungen hilfreich.

Anwendung: vor dem Schlafengehen
Dauer: fünf bis zehn Minuten
Position: liegend oder sitzend

Anleitung

1. Atme vier Zählzeiten lang ein (durch die Nase),
2. halte den Atem für sechs Zählzeiten und
3. atme acht Zählzeiten lang aus (durch den Mund).
4. Wiederhole dies für vier Runden.

Auch wenn diese Atmung zum Einschlafen sehr beliebt ist, habe ich festgestellt, dass für viele meiner Kunden die folgende Übung noch einfacher anzuwenden ist, sie weniger nachdenken müssen und sich auf diese Weise noch schneller entspannen können.

Ruheatmung

Diese Atemmeditation aktiviert den Ruhemodus des Körpers. Vor dem Schlafengehen angewendet, bereitet sie dich auf einen erholsamen Schlaf vor. Untertags hilft sie zum Runterkommen. Die Einatmung und Ausatmung entsprechen in etwa einer Zählung von fünf, d. h. ca. sechs Ein- und Ausatmungen pro Minute. Wichtig: Hierbei geht es weniger um die Zählung als darum, die Atmung in den Bauch zu leiten.

Dauer: fünf bis zehn Minuten
Position: liegend oder sitzend

Anleitung

1. Lege dich entspannt hin. Du kannst deine Knie aufstellen und deinen Kopf auf ein Kissen betten.
2. Atme langsam und tief durch die Nase ein und lass dabei deinen Bauch sich ausdehnen. Atme dann durch den Mund aus. Es kann helfen, eine Hand auf den Bauch zu legen, sodass du die Auf- und Abwärtsbewegung deines Bauchs besser spürst.
3. Wiederhole dies ein paar Mal und spüre nach.

Optional: Kombiniere die Ausatmung mit Summen, denn dadurch wird das parasympathische Nervensystem zusätzlich aktiviert. Das ist auch hilfreich, um schneller in den Schlaf zu fallen. Es gibt einige (wenngleich kleine) Studien, die darauf hindeuten, dass Summen die Produktion von Melatonin in der Zirbeldrüse erhöhen kann.[36] Melatonin ist ein Hormon, das den Schlaf-Wach-Rhythmus reguliert. In einer Studie aus dem Jahr 2017 wurden 20 gesunde Erwachsene gebeten, 20 Minuten lang zu summen. Die Ergebnisse der Studie zeigten, dass diejenigen, die summten, einen signifikant höheren Melatoninspiegel hatten als die Teilnehmer, die nicht summten.

Optional: Die Bauchatmung lässt sich auch gut mit der progressiven Muskelentspannung kombinieren. Dies ist eine Technik, bei der du dich auf jede Muskelgruppe deines Körpers konzentrierst und sie nacheinander anspannst und anschließend entspannst. Beginne mit deinen Füßen und arbeite dich bis zum Kopf vor. Atme dabei langsam und tief ein und aus. Diese Übung kann nicht nur dazu beitragen, einfacher einzuschlafen, sondern ebenso Muskelverspannungen zu lösen.

Meine Top-10-Tipps für erholsamen Schlaf

Wenn es um erholsamen und guten Schlaf geht, ist die Atmung nur ein Aspekt. Im Folgenden findest du meine Top 10 für einen guten Schlaf. Ist vieles davon neu für dich, dann versuche dir drei Empfehlungen herauszusuchen und beginne diese umzusetzen, bevor du weitere Empfehlungen hinzufügst.

1. Halte dich an deinen Schlafrhythmus – geh jeden Abend etwa zur gleichen Zeit zu Bett und steh zur gleichen Zeit auf.
2. Halte die Temperatur deines Schlafplatzes kühl (ca. 18 Grad sind optimal), ebenso sollte es dunkel und ruhig sein.
3. Investiere in ein gutes Bett – schließlich verbringst du ca. ein Drittel deines Lebens darauf.
4. Kein schweres Training drei Stunden vor dem Schlafengehen.

5. Keine schweren und würzigen Mahlzeiten zwei Stunden vor dem Schlafengehen.
6. Keine hellen Lichter. Falls du abends digitale Endgeräte benutzen musst, empfehle ich den Gebrauch von Blaulichtfilterbrillen.
7. Schlafe nicht im selben Zimmer, in dem sich dein Laptop oder Handy befindet.
8. Atme durch die Nase.
9. Integriere eine beruhigende Abendroutine (z. B. Tagebuch schreiben oder Breathwork).
10. Vermeide Kaffee nach 14 Uhr und Alkohol.

Sorgen und Ängste vertreiben

An manchen Tagen haben wir das Gefühl, dass wir von früh bis spät auf einer Welle von Sorgen und Ängsten surfen. Ist die eine Sorge gerade weggeschwemmt, taucht bereits die nächste am Horizont auf. Das kann uns die Leichtigkeit rauben und uns ein Gefühl von Unsicherheit geben. Dieses Problem betrifft Frauen leider weitaus häufiger als Männer. Mia spürt Symptome von Angst und Sorgen, insbesondere verstärkt vor ihrer Periode (auf den weiblichen Zyklus werden wir in Teil 3 noch genauer eingehen). In dieser Zeit findet sie es auch extrem schwierig, sich mit ihrem Körper zu verbinden und diesen überhaupt zu spüren oder positiv anzuerkennen.

Sorgen und Ängste vertreiben

Durch die Integration aller Sinne lenkst du den Fokus wieder aufs Hier und Jetzt, durch die verlangsamte Ausatmung aktivierst du den Ruhemodus deines Körpers. Du musst nicht der vorgegebenen Reihenfolge der sechs Sinne folgen, sondern kannst die Abfolge auch nach eigenem Belieben wählen.

Anwendung: zu jeder Tageszeit
Dauer: ca. sieben Minuten
Position: sitzend oder liegend

Anleitung

1. Setz dich bequem hin oder leg dich auf den Rücken und schließe die Augen. Atme tief ein und fokussiere dich dabei auf das Gefühl deines Körpers. Spüre, wie sich dein Bauch beim Einatmen ausdehnt und wieder zusammenzieht, wenn du ausatmest.
2. Atme ein und fokussiere dich nun auf das Fühlen. Spür, wie deine Hand z. B. auf deinen Knien aufliegt oder dein Gesäß auf dem Untergrund. Atme langsam aus.
3. Atme ein und fokussiere dich nun auf das Hören. Höre auf die Geräusche in deiner Umgebung, zum Beispiel das Zwitschern der Vögel oder das Rauschen des Winds. Atme langsam aus.
4. Atme ein und fokussiere dich jetzt auf das Riechen. Atme durch die Nase ein und nehme bewusst Gerüche wahr. Vielleicht riechst du das Gras, die Blumen oder das Parfüm, das du trägst. Für diese Übung kann man auch gern ein beruhigendes Aromaöl wie Lavendel benutzen. Atme langsam aus.
5. Atme ein und fokussiere dich auf das Schmecken. Vielleicht hast du noch einen Geschmack von deiner letzten Mahlzeit oder deinem letzten Getränk im Mund. Atme langsam aus.
6. Atme ein und fokussiere dich auf das Sehen. Stell dir ein beruhigendes Naturbild vor deinem inneren Auge vor. Vielleicht denkst du an einen schönen Strand, einen ruhigen Wald oder eine beeindruckende Berglandschaft. Atme langsam aus.
7. Atme ein und fokussiere dich nun auf die Propriozeption, also das Gefühl deines Körpers im Raum. Spüre, wie dein Körper auf der Unterlage aufliegt, spüre die Schwere deines Körpers und die Position deiner Gliedmaßen.

Wiederhole diese Schritte bei Bedarf zwei- bis dreimal und nimm dir dabei Zeit für jeden Sinn, um dich vollständig darauf zu fokussieren. Vergiss nicht, dass die Ausatmung dabei länger sein sollte als die Einatmung, um dich zu entspannen und Ängste zu reduzieren.

Herzschmerz loslassen

Wir alle kennen es wohl in der einen oder anderen Form: das Zerbrechen, das Zermürben, die schmerzhafte Wunde, die sich tief in dein Herz gebohrt hat – weil eine Beziehung zerbrochen ist, ein geliebter Mensch oder ein Haustier unser Leben verlassen hat oder wir mit Herausforderungen wie Krankheiten oder zwischenmenschlichen Enttäuschungen kämpfen. Mit dem Schmerz, der entsteht und sich auf deinen ganzen Körper und dein ganzes Gemüt ausbreiten kann, fühlen wir uns oft mehr allein gelassen als mit anderen physischen Schmerzen. Dem Hausarzt vom gebrochenen Herzen erzählen? Eher nicht.

Dieser Schmerz kann tückisch und hinterhältig sein, sich aus dem Nichts an dich heranschleichen, um dich dann völlig unerwartet mit voller Wucht zu Boden zu reißen – ohne Vorwarnung. Manchmal reicht eine kleine Erinnerung, ein bestimmter Geruch, ein Geräusch, ein Foto, ein Kommentar. Dann zieht es einem den Boden unter den Füßen weg. Da ist dann wieder der Schmerz, der sich in so vielen Formen bei uns zeigt: ein starker Druck auf der Brust, der riesengroße Kloß im Hals, der Stein, der einem im Magen liegt, das Herz, das so schwer ist und dessen Schwere sich auf den ganzen Körper auszubreiten vermag. Manch einer sagt: „Die Zeit heilt alle Wunden." Doch du wunderst dich dennoch, warum sich nach all den Jahren die Wunde noch so frisch und offen anfühlt.

Der Schmerz eines gebrochenen Herzens ist real. Das Trauma, das hinter einem solchen Schmerz stecken kann, ist Tatsache. Dieser Schmerz kann sich genauso in deinem Körper manifestieren wie eine gebrochene Hand oder ein aufgeschlagenes Knie. Und oft sogar noch listiger. Unsere Gesellschaft hat uns gelehrt, Schmerz schnell herunterzuschlucken und stark zu sein! Die tapfere Frau und den tapferen Mann zu markieren wird hoch angerechnet: „Wow, nach solch einem Schicksalsschlag lacht sie/er noch und steht gefühlt wieder mitten im Leben. Toll, wie sie/er das schafft!"

Weniger Anerkennung gibt es für wochenlanges Weinen auf der Couch und Versinken in Schmerz und Trauer. Nun ja, wir sind soziale Wesen und streben nach Anerkennung, und so kommt es, dass unser Herz zerbricht und wir innerlich auseinanderfallen. Doch es muss weitergehen. Klammheimlich sammeln wir die größten Scherben in uns auf, raffen uns auf und machen weiter. Irgendwann wird es schon besser – immer schön runterschlucken, all den Schmerz und all die Scherben, die sich noch in uns befinden. Manchmal vergessen wir bei all dem Hin und Her unseres täglichen Lebens, dass dort noch dieser Schmerz in uns ist, der leise ruft: „Lass mich los! Ich bin hier noch – ganz tief in dir drin." So machen wir weiter, und zuweilen holt uns der Schmerz Monate oder Jahre später auf andere Weise wieder ein: reißt uns mit einem Machtwort wie einer Depression, Krankheit oder Burnout zu Boden. „Ich habe dich so lang gerufen – doch du hast mich nicht gehört." Für viele von uns beginnt vielleicht dann erst die wirkliche Heilung.

In Situationen, in denen ich niemanden sonst um mich herumhaben mochte und kein anderer Mensch die richtigen Worte finden konnte, habe ich festgestellt, dass das folgende Ritual mir geholfen hat. Nicht nur im jeweiligen Moment, sondern über die Zeit hinweg – wie ein durchsichtiges Pflaster, das dich langsam in klitzekleinen Schritten in der Heilung unterstützt.

Herzschmerz loslassen

Anwendung: Nutze diese Übung, wenn du fühlst, dass du deine Emotionen ausdrücken möchtest. Oft kann es eine große Erleichterung sein, Emotionen zu fühlen und loszulassen. Häufig weinen Menschen, wenn sie Breathwork-Übungen machen. Dies ist normal, denn die Atmung bringt viele Emotionen nach oben. Sucht dein Körper den Ausdruck von Tränen, dann nimm dir Zeit und erlaube dir diesen Weg des Ausdrucks. Wenn du merkst, dass es dir schwerfällt, die Tränen und Erinnerungen zu stoppen, denk darüber nach, dich gegebenenfalls von therapeutischer Hilfe begleiten zu lassen.

Dauer: ca. zehn Minuten
Position: sitzend

Anleitung

1. Finde einen bequemen Sitz und beginne sanft und langsam durch deine Nase ein- und durch deinen Mund auszuatmen.
2. Mache die Ausatmung länger als die Einatmung und lass die Ausatmung mit einem langen Seufzer los.
3. Bleib bei dieser Atmung, während du deinen Körper wahrnimmst. Fühlt sich dein Körper an manchen Stellen leichter oder schwerer an?
4. Leg deine Hand auf dein Herz und spüre die Verbundenheit mit deinem Herzen. Stell dir, während du einatmest, vor, dass Kraft und Liebe in dein Herz und die Teile deines Körpers fließen, die Kraft und Liebe benötigen.
5. Mit der Ausatmung lässt du – hörbar durch ein langes Seufzen – jeglichen Schmerz los.
6. Wechsle nach ein paar Ein- und Ausatmungen zur sanften Nasenatmung. Bleib in dieser Atmung noch für ein paar Minuten – während du jegliche Emotionen, die du erfährst, wahrnimmst. Halte deinen Atem nicht an, zum Beispiel, wenn du das Gefühl hast, dass du weinen musst, sondern atme sanft weiter. Falls das Ein- und Ausatmen durch die Nase nicht möglich ist, atme durch die Nase ein und den Mund aus.

Selbstliebe

Diese Atemmeditation hilft, in einen Zustand von Selbstliebe zu gelangen.

Anwendung: jederzeit
Dauer: fünf Minuten
Position: sitzend oder liegend

Anleitung

1. Finde einen ruhigen Ort, an dem du dich entspannen kannst.
2. Schließ die Augen und richte den Fokus auf deine Atmung – versuche dabei, die Ausatmung länger als die Einatmung zu gestalten.
3. Mit jeder Einatmung spürst du die Liebe und Dankbarkeit für deinen Körper. Du kannst bei jeder Einatmung den Fokus auf einen Teil deines Körpers richten. Wenn dir das leichtfällt, kannst du auch mit jeder Einatmung Dankbarkeit für einen Teil oder einzelne Dinge, die du geschafft hast, empfinden. Im Folgenden einige Beispiele, die du gern nach Bedarf ändern und erweitern kannst:
   Mit der Einatmung empfinde ich Dankbarkeit für:
   - *mein Herz, das schon immer für mich schlägt*
   - *meine Hände, die jeden Tag meinen Alltag begleiten*
   - *meine Augen, die jeden Tag diese wunderbare Welt sehen dürfen*
4. Mit jeder Ausatmung durch leicht gespitzte Lippen lässt du jeglichen negativen Glaubenssatz, allen Stress und Anspannung los.
5. Nimm dir einige Minuten Zeit, um zu atmen und diese Kombination von Dankbarkeit und Loslassen zu wiederholen.

Optional: Bevor du beginnst, visualisiere, dass du dich selbst mit den liebevollen Augen einer Mutter oder eines guten Freunds oder einer guten Freundin betrachtest, die dich bedingungslos liebt und akzeptiert. Oft sind wir selbst mit uns viel kritischer, als unsere engsten Verbündeten es jemals gewesen wären. Spüre die liebevolle Energie, die aus dieser Meditation entsteht.

Extratipp für Selbstliebe:
Ich bin ein großer Fan des Konzepts der *5 Sprachen der Liebe* (im Englischen: *The Love Language Quiz*). Nachdem ich herausgefunden hatte, dass meine Liebessprache *Worte der Anerkennung* waren, half das nicht nur meinem Partner, sich mehr auf meine Sprache der Liebe einzurichten, sondern – und das fand ich beinahe noch interessanter – ich habe diese Erkenntnis auf die Selbstliebe angewendet. Früher konnte ich mich in Spiralen negativer Selbstgespräche verlieren, doch nun, da ich wusste, dass für mich Worte der Anerkennung sehr wichtig waren, baute ich dies bewusst in meine tägliche Breathwork-Praxis als Affirmationen ein (Beispielsätze: „Ich strahle Inspiration und Kraft aus." Oder: „Ich bin stolz auf mich, so wie ich bin.") Egal, was für eine Sprache der Liebe du also sprichst: Nutze diese Erkenntnis nicht nur in der Partnerschaft, sondern noch viel mehr für dich selbst.

Hier findest du einen Link zu einem Sprache-der Liebe-Quiz vom SWR: https://www.swr3.de/aktuell/service/love-language-die-fuenf-sprachen-der-liebe-100.html

Und hier das Original: https://5lovelanguages.com/quizzes/love-language

Grenzen setzen

Mia ist 33, alleinerziehende Mutter einer kleinen Tochter und arbeitet als Moderatorin. Für ihre Arbeit muss sie fokussiert sein und darf nicht abgelenkt werden. Auch wenn man es ihr von außen nicht anmerkt und sie sehr selbstsicher wirkt, plagt sie oft die Angst vor der

Meinung anderer. Wenn jemand sie kritisiert oder einen negativen Kommentar abgibt, nimmt sie sich das sehr zu Herzen und ist verletzt. Sie suchte nach einer Übung, um sich energetisch von anderen stärker abzugrenzen. Die Kombination von Atmung und Visualisierung ist dafür sehr kraftvoll.

Diese einfache Atem-Visualisierung hilft, Grenzen zu setzen und externen Stress zu reduzieren. Sie schafft ein Gefühl von Frieden und Wohlbefinden.

Grenzen setzen

Anwendung: am besten morgens

Dauer: sieben Minuten

Position: sitzend

Anleitung

1. Finde einen ruhigen Ort, an dem du dich entspannt hinsetzen kannst, und schließ die Augen.
2. Richte den Fokus auf die Nasenatmung. Atme sanft ein und aus.
3. Beginn dann mit der Visualisierung: Stell dir eine Blase vor, die dich umgibt und von jeglicher negativer Energie abschirmt. Wähle eine Farbe, die sich für dich gut anfühlt.
4. Mit der Einatmung lässt du die Visualisierung stärker werden. Mit der Ausatmung spürst du, wie die Blase dich von jeglicher Energie anderer abschirmt.
5. Atme noch ein paar Mal durch die Nase ein mit einer Zählung bis zwei (oder vier, wenn möglich) und versuche die Ausatmung länger als die Einatmung zu machen (z. B. ein bis vier und aus bis sechs).
6. Wenn du bereit bist, die Meditation zu beenden, lass die Blase in Gedanken sich zurückziehen, atme ein paar Mal tief ein und öffne langsam deine Augen.

Selbstheilung von kleinen Traumata

Karla, eine 42-jährige Frau und Anwältin in einer Düsseldorfer Kanzlei, wirkt nach außen sehr gefasst und beinahe hart. Ihre Emotionen zeigt sie nur ungern. Sie weiß, dass in ihrer Kindheit eine Wunde liegt, die sie über 30 Jahre lang verdrängt hat. Es war eine psychische Wunde, die entstand, als sie vor der ganzen Clique bloßgestellt und ausgegrenzt wurde, ohne dass sie bis zum heutigen Tag genau versteht, warum ihre Freundinnen ihr das damals angetan hatten. Dabei hatte ihr lediglich ein Junge aus ihrer Klasse seine Liebe gestanden. Weil sie wusste, dass viele ihrer Freundinnen auf ihn standen, war sie auf seine Liebesbekundungen nicht eingegangen. Sie versteht bis zum heutigen Tag die Abgrenzung ihrer Freundinnen nicht, doch hat sie auch nie das Gespräch gesucht. Sowohl im privaten als auch beruflichen Umfeld merkt sie immer wieder, wie diese Wunde regelmäßig wieder aufflammt und sie in ihren Reaktionen überreagieren lässt. Wird sie von Kollegen nicht zu einem bestimmten Termin eingeladen, fühlt sie sich hintergangen und ist für Tage niedergeschlagen. Hat ihr Partner aufgrund seines Jobs für einige Tage weniger Zeit für sie, fühlt sie sich direkt vernachlässigt und hinterfragt die Beziehung und seine Liebe zu ihr. Eine befreundete Kollegin empfiehlt ihr schließlich, dieses Trauma aufzuarbeiten.

Das Wort Trauma hört man inzwischen häufig. Doch was ist das eigentlich, und ist jedes Trauma gleich? Das Wort Trauma hat griechische Wurzeln und bedeutet „Wunde". Gabor Maté ist ein Experte für Sucht, Trauma und kindliche Entwicklung. Er hat mehrere Bücher geschrieben, darunter diverse Bestseller, wie *Scattered Minds*, *In the Realm of Hungry Ghosts* und *When the Body Says No*. Maté definiert Traumata als „eine psychische Wunde, die eine Narbe hinterlässt. Sie hinterlässt einen Abdruck in deinem Nervensystem, in deinem Körper, in deiner Psyche und zeigt sich später auf vielfältige Weisen, die dir nicht dienlich sind."[37] Er unterscheidet dabei zwischen „großen Traumata“ wie sexuellem Missbrauch, körperlicher Gewalt oder Naturkatastrophen und „kleinen Traumata“ wie emotionaler Vernachlässigung, Mobbing oder ständigem Stress.

Auch wenn kleine Traumata auf den ersten Blick nicht so gravierend erscheinen, können sie dennoch langfristige Auswirkungen auf die psychische Gesundheit haben, insbesondere wenn sie über einen längeren Zeitraum andauern. Maté zeigt außerdem, dass Traumata nicht nur physische, sondern auch psychische Auswirkungen haben und dass sie im Körper gespeichert werden können. Menschen, die traumatische Erfahrungen gemacht haben, können körperliche Symptome wie chronische Schmerzen, Verdauungsprobleme oder Schlafstörungen entwickeln, auch wenn keine offensichtliche körperliche Ursache vorliegt. Kleine Traumata können dazu führen, dass wir uns im Körper unwohl, gestresst oder verängstigt fühlen, während größere Traumata oft eine größere Auswirkung auf unser Leben haben. Kleine Traumata können auch dazu beitragen, dass wir uns unsicher, unsichtbar oder unerwünscht fühlen. Sie können entstehen, wenn wir uns von unseren Eltern oder Lehrern nicht verstanden fühlen oder wenn wir in unserer Arbeit oder in unseren Beziehungen nicht genügend Anerkennung erhalten.

Dass Traumata auch körperliche Folgen haben können, teilt auch der renommierte Traumaexperte Bessel van der Kolk. In seinem Buch *The Body Keeps the Score* erklärt er, dass traumatische Erfahrungen sich im Körper als „implizite Erinnerungen“ festsetzen können, die nicht bewusst erinnert werden, sondern als körperliche Empfindungen, Emotionen oder Reaktionsmuster auftauchen.[38]

Kann man nun Traumata durch Atemübungen besser verarbeiten?

Atemübungen können einen Teil der Therapie ausmachen und helfen, das Nervensystem zu beruhigen und den Körper zu entspannen. Durch gezielte Atmung können wir unsere Emotionen und körperlichen Empfindungen besser regulieren und uns von negativen Auswirkungen lösen. Durch die Beruhigung unseres autonomen Nervensystems und die Aktivierung des präfrontalen Kortex im Gehirn können wir diesen stärken und dadurch unsere Fähigkeit verbessern, mit traumatischen Erfahrungen umzugehen und uns von ihnen zu erholen. Auch können Atemübungen helfen, die mit Traumata verbundenen körperlichen Spannungen und Blockaden zu lösen, da sie den Körper dabei unterstützen, sich zu entspannen und den natürlichen Atemfluss wiederherzustellen. Ich kenne viele Beispiele, bei denen Kunden in Breathwork-Einheiten in traumatische Erfahrungen abtauchen und diese im Rahmen einer tiefen Atemeinheit bewusst ablegen und verarbeiten. Trotzdem bietet es sich für die Verarbeitung von größeren Traumata an, mit einem erfahrenen und darauf spezialisierten Psychotherapeuten zu arbeiten, denn es besteht auch immer das Risiko einer Retraumatisierung. Oft empfehle ich, Atemübungen in Kombination mit anderen Methoden in der Traumatherapie einzusetzen. Auf diese Weise kann Breathwork die somatische Verarbeitung eines Traumas unterstützen. Dafür bietet sich die persönliche Zusammenarbeit mit einem erfahrenen Atemcoach oder Therapeuten an. Daher sind diese Übungen auch nicht Teil meines Buches.

Auch der Psychologe und Traumaexperte Peter Levine beschreibt in seinem Buch *Waking the Tiger: Healing Trauma* verschiedene Methoden und Techniken, die darauf abzielen, den Prozess der Entladung und Regeneration zu fördern und Menschen dabei zu unterstützen, ihre Traumata zu überwinden.[39] Dazu gehören unter anderem Somatische Traumatherapie, Sensomotorische Psychotherapie sowie EMDR (Eye Movement Desensitization and Reprocessing).

Egal ob es sich um kleine oder große Traumata handelt, es ist wichtig, dass wir uns mit unseren Emotionen auseinandersetzen und sie nicht verdrängen. Indem wir uns erlauben, unsere Gefühle zu spüren, können wir uns von den emotionalen Belastungen befreien und uns auf den Weg der Heilung begeben.

Ich empfehle meinen Klientinnen und Klienten, in einem ersten Schritt zu identifizieren, welche Stressauslöser sie in ihrem Alltag immer wieder erfahren. Einige dieser Stressauslöser sind folgende:

- Angst, andere zu enttäuschen, und Perfektionismus. (Eine junge Frau sucht ständig die externe Bestätigung, so wie sie es in ihrer Kindheit gelernt hat. Als älteste Tochter bekam sie häufig am meisten Lob und fortwährend versuchte sie, andere möglichst so zufriedenzustellen, dass sie dieses Lob wieder erfuhr.)
- Zustand der Begrenzung. (Eine Klientin fühlt sich gestresst, wenn sie das Gefühl hat, ihr Geld oder die Liebe eines Partners könnte nicht reichen. Sie sieht immer eher Beschränkung als Möglichkeiten, weil in ihrer Kindheit ihre Eltern oft Geldsorgen hatten.)
- Angst, die Kontrolle zu verlieren. (Ein Klient fühlt sich stark gestresst, wenn er das Gefühl hat, dass zu viele Veränderungen auf einmal geschehen und er sie nicht mehr kontrollieren kann. In seiner Kindheit wurde er vielen häufigen Veränderungen ausgesetzt und seine Eltern sind häufig umgezogen.)
- Starke negative Selbstverurteilung. (Möglicherweise war ein Elternteil sehr kritisch – nichts war gut genug.)

Atem des Loslassens (kleine Traumata)

Diese Atemmeditation hilft, alte Muster, die uns wie Schatten beschweren, zu erkennen und loszulassen.

Sicherheitshinweise:

- Wenn du dir nicht sicher bist, ob diese Übung für dich geeignet ist, sprich bitte mit deinem Arzt oder Therapeuten.
- Wenn du während der Übung starke unangenehme Gefühle oder Symptome bemerkst, brich die Übung ab und wende dich gegebenenfalls an einen Arzt oder Therapeuten. Diese

Übung sollte nicht als Ersatz für eine medizinische Behandlung dienen.

- Wenn du an einer psychischen Erkrankung leidest, suche bitte professionelle Hilfe.
- Wenn du Suizidgedanken hast, wende dich bitte an eine Krisenhotline.

Anwendung: jederzeit
Dauer: fünf Minuten
Position: sitzend, stehend oder liegend

Anleitung

1. Stell bewusst fest, wann und welcher Auslöser dich immer wieder stresst. Schreib diesen auf.
2. Wenn du ihn das nächste Mal aufkommen spürst, werde dir dessen bewusst und stoppe kurz, was du machst.
3. Komm in eine entspannte Position und schließe nach Möglichkeit die Augen.
4. Mit der Einatmung wirst du dir dieses unerwünschten Gefühls bewusst. Versuch nicht, die Wut, den Ärger oder was auch immer es ist, zu verdrängen, sondern nimm sie bewusst wahr. Sei dir bewusst, dass es ein Stressauslöser z. B. aus deiner Kindheit ist und diese Emotion dich immer noch wie ein Schatten verfolgt.
5. Dann lässt du die Emotionen bewusst mit einer kraftvollen Ausatmung durch den Mund los, als würdest du alle Anspannung und Schatten wegpusten. Ebenso kannst du das Loslassen durch einen Schrei (z. B. in ein Kopfkissen), ein Ausschütteln deines Körpers oder einen großen Seufzer intensivieren.
6. Wiederhole dies acht- bis zehnmal, bis du eine Erleichterung spürst.

Verbundenheit statt Einsamkeit

Einsamkeit ist eine Epidemie. Wir fühlen uns immer dann einsam, wenn wir allein sind und nach Anerkennung und Verständnis streben, dies aber nicht finden. Wir erleben also eine Diskrepanz zwischen gewünschten und tatsächlichen sozialen Beziehungen. Leider nimmt die Einsamkeit weltweit zu. Nach Aussagen einer Meta-Analyse von 345 Studien, die im *Psychological Bulletin* veröffentlicht wurde, haben sich die Werte von Einsamkeit zwischen 1976 und 2019 erhöht.[40] Anscheinend ist die Einsamkeit im Alter zwischen 18 und 29 Jahren sogar größer als im späteren Leben. Dies kann unter anderem auch mit dem verstärkten Gebrauch von digitalen Endgeräten zu tun haben. Gabor Maté betont in diesem Zusammenhang, dass das menschliche Gehirn und das Nervensystem von Natur aus auf soziale Bindungen und Interaktion ausgerichtet sind. „Verbundenheit bedeutet, dass wir uns gesehen, gehört und verstanden fühlen. Es geht darum, Mitgefühl und Akzeptanz zu erfahren und uns gegenseitig zu unterstützen – ohne Verbundenheit leiden wir, sowohl psychisch als auch physisch." Doch das ist in der heutigen Zeit nicht leicht. So sagt Maté: „Echte Verbundenheit erfordert Authentizität, Offenheit und Verletzlichkeit. Es bedeutet, sich selbst zu zeigen und anderen Menschen zu erlauben, dasselbe zu tun."

Um zu verstehen, wie Einsamkeit unser Denken verfälscht, müssen wir die Evolutionsgeschichte betrachten. Frühe Menschen waren, um zu überleben, voneinander abhängig. Einsamkeitsgefühle entwickelten sich als biologisches Warnsystem, um auf potenzielle Gefahren des Alleinseins aufmerksam zu machen, wie etwa, sich vor einem gefährlichen Tier zu retten, und dazu zu motivieren, wieder Verbindung zu anderen aufzunehmen. Einsamkeit führte ebenso zu einer Aktivierung des sympathischen Nervensystems, um so den Kampf oder die Flucht vorzubereiten und auf den Selbsterhalt zu fokussieren. Doch in der heutigen Gesellschaft führt diese Aktivierung des Kampf- und Fluchtmodus dazu, dass wir vorschnell Ängste vor Ablehnung und Ausgrenzung entwickeln und dadurch unser Denken verzerrt wird. Social Media verstärkt dies leider noch weiter.

Selbst wenn wir glauben, dass die Lösung der Kontakt mit Menschen ist, hilft das nur kurzfristig. Worauf wir uns eigentlich fokussieren sollten, ist, unser Alarmsystem zu entschärfen, so dass wir nicht vorschnell in den Kampf- oder Fluchtmodus schalten, und ebenso unsere Denkweise (weg von Gedanken wie „Keiner hat Interesse an mir" oder „Mich mag ja sowieso keiner" hin zur Feststellung, dass unser Gehirn evolutionsbedingt überreagiert) zu ändern.

Da der Atem bekanntlich ein schneller Weg ist, unser autonomes Nervensystem zu beeinflussen, kann auch er uns helfen, das Gefühl von Einsamkeit zu reduzieren, um uns mehr in Verbundenheit zu fühlen.

Um in einen Zustand von Verbundenheit zu kommen, kombinieren wir Breathwork mit Klang und Visualisierungen. Alle diese Modalitäten tragen dazu bei, dich in einen Ruhezustand zu versetzen.

Verbundenheit

Anwendung: jederzeit
Dauer: fünf bis zehn Minuten
Position: nach Möglichkeit sitzend

Anleitung

1. Finde einen bequemen Sitz und schließe die Augen.
2. Richte den Fokus auf deine Atmung. Atme vollständig durch die Nase ein und lass den Atmen durch eine lange Ausatmung mit einem Aum- oder Hah-Ton aus dir herausfallen.
3. Wiederhole dies einige Male – nimm dir dafür Zeit.
4. Nimm nun das Gefühl von Einsamkeit vollständig in dir wahr. Verdränge es nicht. Beobachte die Emotionen und spüre, wo du sie im Körper spürst. Atme dabei sanft und leicht weiter.

5. Spüre nun die Verbindung deines Gesäßes mit der Erde unter dir. Spüre, wie du über deine Atmung mit der Luft um dich herum verbunden bist und ebenso mit der Erde unter dir. Spüre diese Verbindung.
6. Atme einige Male vollständig ein und langsam wieder aus, während du dir vorstellst, wie du dir mit der Ausatmung der Emotion die Möglichkeit gibst, deinen Körper zu verlassen.
7. Wiederhole dies einige Male und spüre nach, wie du dich jetzt fühlst.

Kreativität

Wenn wir uns in einem Zustand von chronischem Stress befinden, fühlt es sich an, als wäre unsere Kreativität blockiert. Dass es nicht nur Einzelnen von uns so geht, sondern der großen Masse, belegen Tests. So zeigt beispielsweise der Torrance-Test, dass Kreativität stetig abgenommen hat.[41] Analysen des Torrance-Tests (Torrance Tests of Creative Thinking), einer von dem Psychologen Ellis Paul Torrance entwickelten Methode zur Messung von Kreativität, zeigen, dass seit 1990 die Kreativität rückläufig ist, und Wissenschaftler glauben herausgefunden zu haben, woran es liegt: an unseren übervollen Terminkalendern sowie einem fortwährenden Anstieg des Gebrauchs von digitalen Endgeräten. Wir sind also einfach zu beschäftigt, um kreativ gelangweilt zu sein.

Albert Einstein wusste noch von den Vorteilen der Langeweile und verbrachte oft Stunden auf seinem Segelboot, während sein Geist sich unterbewusst mit seinen Ideen beschäftigte. Nun, zum Glück brauchst du kein Segelboot und musst auch nicht Albert Einstein sein, um kreativ zu werden. Nutze einfach ein paar Atemübungen, um dich aus dem gestressten Zustand zu atmen. Denn im Verteidigungs-, Flucht- oder Starremodus erscheint es deinem

Körper überflüssig, kreativ zu sein. Darum ist das Ziel, dich aus dem gestressten Zustand herunterzuregulieren, sodass du in einem entspannten Ruhezustand bist. In diesem Zustand fühlen sich Körper und Geist sicher und können kreativ sein.

Option 1: Tiger & Turtle-Methode, die dich in den Flow-Zustand versetzt (siehe dafür S. 84)
Option 2: Wechselatmung

Die Wechselatmung (Anuloma Viloma) wirkt ausgleichend auf alle Körpersysteme, fördert Entspannung und erhöht die Kreativität. Mit dem Einatmen durch das rechte Nasenloch wird der Sympathikus aktiviert. Das Einatmen durch das linke Nasenloch erhöht den Blutfluss zur rechten Gehirnhälfte und aktiviert damit den Parasympathikus, mit dem wir uns entspannen und kreativ sein können. Die Wechselatmung gleicht die Gehirnhälften aus und erhöht die Lungenkapazität. Sie hilft auch bei der Reinigung der Nasenkanäle und bei der Stärkung des Körpers für die kalte Jahreszeit. Gemäß der Yogatradition reinigt die Wechselatmung auch die Energiekanäle im Körper.

Wechselatmung
Anwendung: jederzeit
Dauer: zwei bis fünf Minuten
Position: sitzend

Anleitung

1. Schließ deine Augen und setz dich bequem hin. Beobachte für ein paar Sekunden, wie dein Atem natürlich fließt.
2. Leg deinen rechten Mittel- und Zeigefinger zwischen die Augenbrauen. Lass deinen rechten Daumen, Ringfinger und kleinen Finger entspannt. Deine linke Hand ruht auf dem linken Knie.

3. Verschließ dein rechtes Nasenloch mit deinem rechten Daumen.
4. Atme sanft und langsam durch das linke Nasenloch aus und dann ein.
5. Öffne nun wieder dein rechtes Nasenloch und verschließe mit deinem Ringfinger dein linkes Nasenloch. Atme langsam und leicht durch dein rechtes Nasenloch aus und dann ein.
6. Wiederhole die Schritte 3 bis 5 für einige Runden.
7. Spüre nach und öffne deine Augen. Finde deinen kreativen Ausdruck, womit auch immer – schreibe, zeichne, male, spiele Musik oder tanze.

Mentale Kraft statt Gedankenkarussell

Vielen von uns fällt es schwer, den Kopf vollständig freizukriegen und Ruhe in uns einkehren zu lassen. Doch während es für uns manchmal einfach nur lästig ist, die Gedanken nicht abschalten zu können, ist es für andere lebensentscheidend. So nutzt Johanna Nordblad, die finnische Weltrekordhalterin im Eistauchen, auch bekannt aus dem Netflix-Dokumentarfilm *Hold Your Breath,* Atemtechniken, um ihren Kopf komplett freizumachen. Im Interview erzählt sie mir, was beim Tauchen unter einer zentimeterdicken Eisschicht und bei zwei Grad wichtig ist: „Unter dem Eis gibt es keinen Platz für Angst, keinen Platz für Panik, keinen Platz für Fehler."

Im Jahr 2021 ist sie mit nur einem Atemzug 103 Meter unter einer Eisdecke getaucht. Atemübungen nutzt sie täglich. Ihr Fokus liegt dabei auf der Erhöhung ihrer CO_2-Toleranz (siehe dazu auch Kapitel *Test: CO_2-Toleranz* und Kapitel *Leistungsfähigkeit und Stressresilienz*). Von ihr lerne ich eine Atemübung, die sie zum schnellen Kopffreimachen nutzt.

Mentale Kraft

Anwendung: bei Unruhe

Dauer: ein bis zwei Minuten

Position: sitzend oder liegend

Hinweis: Es gelten die gleichen Kontraindikationen wie bei der Tiger & Turtle-Breathwork, (Seite 84).

Anleitung:

1. Finde eine entspannte sitzende oder liegende Position.
2. Atme vollständig aus.
3. Halte deinen Atem, während du den Bauch sechs- bis achtmal nach innen saugst und das Zwerchfell nach oben ziehst. Dies sollte sich so anfühlen, als würdest du deinen Bauchnabel nach innen und oben ziehen.
4. Atme wieder ein. Atme ein paar Mal normal ein und aus.
5. Wiederhole diesen Ablauf ein paar Mal, bis du dich entspannter fühlst.

Möchtest du mehr über die Arbeit von Johanna Nordblad erfahren? Besuche sie auf https://en.breathmanual.com/

Transformation und Manifestation

Spätestens seit Rhonda Byrnes Buch *The Secret* (zu Deutsch: Das Geheimnis) ist das Thema Manifestieren ein Trend geworden. Das Wort „manifestieren“ ist vom lateinischen Begriff „manifestare“ („zeigen“, „handgreiflich machen“) abgeleitet. Es bedeutet also ursprünglich, dass etwas Unsichtbares und Nichtgreifbares eine reale Form annimmt. Manifestieren bedeutet, die bewusste Beeinflussung der eigenen Realität, um Wünsche und Gedanken wahr werden zu lassen. Es geht darum, unsere Vorstellungen und Wünsche bewusst und absichtlich in unser Leben zu ziehen. Dies geschieht, indem wir uns auf das Positive und das Gewünschte konzentrieren und unsere Energie in diese Richtung lenken.

Woran das erfolgreiche Manifestieren allerdings oftmals scheitert, ist die Energie, die wir letztendlich unbewusst aussenden. Die Energie, die uns durch den Großteil des Tages trägt und unserem Wunsch widerspricht. Der Psychologe Wayne Dyer sagt: „You will see it when you believe it" („Du wirst etwas sehen, wenn du es glaubst"), und diese Worte drücken gut aus, was Manifestieren eigentlich bedeutet. Es bedeutet, dass wir erst dann in der Lage sind, etwas in unserem Leben zu manifestieren, wenn wir vollständig daran glauben und es uns bereits vorstellen können. Das ist für viele ein Stolperstein auf dem Weg zum erfolgreichen Manifestieren. Vielleicht geht es dir ähnlich.

Wenn wir also nicht daran glauben, dass wir es wert sind, einen Partner zu finden, glücklich zu sein oder den richtigen Job auszuüben, können wir dies auch nicht manifestieren. Das heißt, dass unser Glaube und unsere Überzeugungen eine wichtige Rolle dabei spielen, unsere Realität zu formen. Für viele von uns ist es daher ein wichtiger erster Schritt, bestimmte Glaubenssätze und Überzeugungen, die wir zum Beispiel schon seit der frühen Kindheit verinnerlicht haben, loszulassen.

Hier kommt Breathwork ins Spiel: Sie kann helfen, limitierende Glaubenssätze und Überzeugungen loszulassen, indem die Magie des Atems uns in einen Zustand der Entspannung versetzt, wo wir uns sicher genug fühlen, diese abzulegen. Wie bereits erwähnt, sind unser Atem, Nervensystem und Gehirn eng miteinander verbunden. Wenn wir atmen, werden Signale an unser Gehirn gesendet, die verschiedene körperliche und mentale Prozesse auslösen. So aktiviert eine tiefe und langsame Atmung das parasympathische Nervensystem, das für Ruhe, Entspannung und Regeneration zuständig ist. Diese Entspannungsreaktion kann die Freisetzung von Hormonen und Neurotransmittern wie Serotonin, Dopamin und Endorphinen auslösen, die uns ein Gefühl des Wohlbefindens und der Entspannung geben. Genau in diesem Zustand können wir uns dann leichter von belastenden Gedanken und Überzeugungen lösen und uns auf positive und konstruktive Gedanken konzentrieren.

Unser limbisches System, insbesondere der Mandelkern (Amygdala) und der Hippocampus, können eine wichtige Rolle bei der Entstehung und Aufrechterhaltung von negativen Glaubenssätzen spielen. Diese Bereiche des Gehirns sind für die Verarbeitung von Emotionen, Erinnerungen und die Steuerung von Verhaltensreaktionen zuständig. Wenn wir negative Erfahrungen machen oder traumatische Ereignisse erfahren, kann dies zu einer Überaktivität dieser Bereiche führen, was wiederum zur Folge haben kann, dass wir negative Glaubenssätze entwickeln und möglicherweise dauerhaft beibehalten. Es entsteht ein Teufelskreis.

Durch systematische Arbeit mit dem Atem können wir jedoch unser Gehirn auf eine Art und Weise beeinflussen, die uns dabei hilft, unsere Denkmuster und Überzeugungen zu ändern. Eine erhöhte Aktivität im präfrontalen Kortex hilft uns, uns unserer Denkmuster bewusst zu werden und unsere Gedanken und Überzeugungen infrage zu stellen. Laut Psychologen ist dein Unterbewusstsein für 95 Prozent deiner täglichen Gewohnheiten, Gedanken, Überzeugungen, Handlungen und Emotionen verantwortlich,[42] geformt zum Großteil in den ersten sieben Jahren deines Lebens. Mithilfe bestimmter Atemmuster kannst du verdrängte Emotionen und Überzeugungen an die Oberfläche befördern und dir bewusst werden, dass sie deiner Manifestationskraft im Weg stehen, und sie dann loslassen. Da Breathwork auch einen direkten Zugang zur Intuition erlaubt, ist es hilfreich, den Atem zu nutzen, um deine Wünsche zu reflektieren. In der Arbeit mit meinen Klientinnen und Klienten habe ich feststellen können, dass hinter vielen ihrer Wünsche im Grunde ein anderes Bedürfnis steht. Wenn sie sich bewusst wurden, dass hinter der Beförderung beispielsweise der Wunsch nach Anerkennung und Selbstakzeptanz stand, stellten sie bald fest, dass es auch andere Wege gab, um diesem Bedürfnis gerecht zu werden.

Für deine Manifestationspraxis eignet sich die tägliche Tiger & Turtle-Atemmeditation sehr gut. Denn wenn wir uns offen, dankbar und positiv fühlen, sehen wir Potenzial, neue Ideen und Chancen. Und genau diese Sichtweise hilft uns, die Erfahrungen, Umstände und Ergebnisse anzuziehen und zu erschaffen, die wir uns in unserem Leben wünschen.

Tiger & Turtle-Atmung

Scanne diesen QR Code, um zur geführten Variante zu gelangen.

Ebenso findest du die Anleitung auf S. 84 dieses Buchs (inklusive der Kontraindikationen).

Du kannst die Manifestation zusätzlich durch eine Visualisierung unterstützen; dafür werden die Schritte 8 und 9 der Tiger & Turtle-Anleitung durch die folgende Visualisierung ersetzt:

Stell dir vor, wie vor deinem inneren Auge ein Film abläuft. In diesem Film ist das, was du dir wünschst, bereits Realität. Stell dir diese neue Realität mit allen Sinnen vor – je intensiver und je mehr Sinne du für diese Visualisierung einsetzt, desto weniger kann dein Gehirn unterscheiden, ob es sich um die Realität in der Außen- oder Innenwelt handelt, und schüttet die gleichen Glückshormone aus. Stelle dir dies in der ersten Atemrunde möglichst bildhaft vor.

In der zweiten Atemrunde steigst du nochmals in die gleiche Empfindung ein. Diesmal fühlst du die starke Dankbarkeit für alles, was dich umgibt. Dazu gehört ebenso, dass du Dankbarkeit für das, was du dir wünscht, empfindest, so stark, als wäre es jetzt und hier bereits Realität.

Fokus und Konzentration

Diese angepasste Variante der sogenannten Box-Atmung, bei der man sowohl nach dem Einatmen als auch dem Ausatmen den Atem jeweils wenige Sekunden anhält, löst Stress auf, senkt den Herzschlag, beruhigt den Geist und verbessert die Konzentration.

Angepasste Box-Atmung

Dauer: fünf Minuten

Position: sitzend

Kontraindikation: Wenn du schwanger bist oder Bluthochdruck hast, empfehle ich lediglich das Üben der Atemgrundlagen (siehe Teil 1).

Anleitung

1. Schließ deine Augen und konzentriere dich ganz auf deine Atmung. Atme vollständig aus.
2. Atme langsam ein und zähle dabei bis zwei.
3. Halte den Atem an und zähle bis zwei.
4. Atme langsam und vollständig aus und zähle dabei bis zwei.
5. Halte wiederum den Atem an und zähle bis zwei.
6. Atme langsam ein und zähle dabei bis vier.
7. Halte den Atem an und zähle bis vier.
8. Atme langsam und vollständig aus und zähle dabei bis vier.
9. Halte wiederum den Atem an und zähle bis vier.
10. Wiederhole die Variante 4-4-4-4 einige Male.

Wenn dir die Vierer-Variante anfangs noch schwerfällt, kannst du die Einatmung auch leicht verkürzen, solltest bei der Ausatmung aber bis vier zählen.

Optionale Visualisierung: Stell dir jeweils mit der Einatmung vor, wie sich der Himmel vor dir lichtet und Klarheit entsteht. Möglicherweise visualisierst du auch, wie gut das Thema, wofür du Fokussierung und Konzentration benötigst, dir nun von der Hand geht.

Eine Anleitung zur klassischen Box-Atmung findest du, indem du den folgenden QR-Code einscannst:

Neue Energie und Detoxen

Diese Variante der Feueratmung ist eine Atemtechnik, die dir helfen kann, neue Energie zu bekommen. Da sie eine Atemübung für Fortgeschrittene ist, habe ich sie etwas abgewandelt und vereinfacht. Ich nenne sie die Tigeratmung, denn sie aktiviert dein sympathisches Nervensystem und macht dich bereit für den Aktivitätsmodus. Eine Studie aus dem Jahr 2015 fand heraus, dass die Feueratmung ebenso die Fettverbrennung steigern kann.[43] In der Studie führten die Teilnehmer dreimal täglich für jeweils 15 Minuten die Feueratmung durch. Nach acht Wochen hatten sie ihren Taille- und Hüftumfang maßgeblich reduziert.

Die Feueratmung kann auch zur Entgiftung des Körpers eingesetzt werden. Außerdem wird die Durchblutung gefördert, was ebenfalls zur Entgiftung beiträgt.[44] Die Feueratmung ist eine aktive, rhythmische Atmung, bei der du zügig durch die Nase ein- und ausatmest, während dein Bauch sich schnell bewegt.

Gerade weil die Feueratmung eine sehr effektive Atemtechnik ist, gibt es einige Sicherheitsvorkehrungen und Kontraindikationen zu beachten.

Neue Energie und Detoxen

Sicherheitshinweise:

- Mach diese Übung nie im Wasser.
- Beginne langsam und übe die Feueratmung unter Aufsicht eines qualifizierten Lehrers, insbesondere wenn du Anfänger bist.
- Atme nur durch die Nase und nicht durch den Mund, um Austrocknung und Überhitzung zu vermeiden.
- Atme nicht zu schnell, um Atemnot oder Schwindel zu vermeiden. Es ist wichtig, dass du dich bei dieser Übung wohl fühlst.
- Wenn du während der Feueratmung Schmerzen oder Beschwerden in der Brust, im Bauch oder im Kopf verspürst, beende die Übung sofort.

Anleitung

Dauer: ca. drei bis fünf Minuten

Position: sitzend

Kontraindikationen: Vermeide diese Atmung, wenn …

- du schwanger bist, während der Menstruation oder gerade erst ein Kind geboren hast
- du Asthma, Herz-Kreislauf-Erkrankungen oder Bluthochdruck hast
- bei dir kürzlich eine Operation im Bauchbereich durchgeführt wurde oder du an einer Erkrankung des Verdauungstrakts leidest
- du kürzlich eine Verletzung des Brustkorbs oder des Zwerchfells hattest

- du an einer psychischen Erkrankung wie Angstzuständen oder Panikattacken leidest, da es zu einer Überstimulation des Nervensystems kommen kann

Es ist immer ratsam, mit einem qualifizierten Lehrer zu sprechen, bevor du eine neue Atemtechnik ausprobierst, insbesondere wenn du gesundheitliche Bedenken hast. Alternativ kannst du diese Übungen auch in Live-Sessions erfahren.

1. Setz dich in eine bequeme Position und richte deine Wirbelsäule auf.
2. Atme vollständig aus.
3. Verbinde dich mit deinem Atem – lege dafür z. B. eine Hand auf deinen Bauch und eine Hand auf deine Brust.
4. Prüfe, ob sich bei der Einatmung zuerst die Hand auf deinem Bauch oder deiner Brust auf und ab bewegt.
5. Wenn sich erst die Hand auf der Brust bewegt, versuche tiefer in den Bauch zu atmen. Erst sollte sich die Hand auf dem Bauch nach oben bewegen.
6. Atme tief durch die Nase ein. Dann atme kurz durch die Nase ein und wieder aus, wobei du den Atem aus dem Bauch herauspresst. Die Einatmung erfolgt wie von alleine – der Fokus liegt auf der Ausatmung. Versuche, die gleiche Menge Luft ein- und auszuatmen, so dass dein Atemrhythmus ungefähr so schnell wie ein schnelles Atmen bei körperlicher Anstrengung ist. Du kannst deine Hände auf deinen Bauch legen, um sicherzustellen, dass du aus dem Bauch atmest.
7. Führe diese Atemsequenz bis zu 20 Mal durch.
8. Atme nun durch die Nase ein und halte den Atem einige Sekunden. Atme dann langsam aus und entspanne dich.
9. Wiederhole die Schritte 6 bis 8 bis zu drei Runden. Hinweis: Geh die Übung langsam an. Beginne z. B. mit 15 bis 20 Wie-

derholungen und füge in jeder Runde ein paar Ein- und Ausatmungen hinzu.

10. Gib dir etwas Zeit, die Übung nachwirken zu lassen, und spüre, wie sich dein Körper und Geist nach der Übung anfühlen.

Wichtig: Wenn die Feueratmung neu für dich ist, starte langsam und übe, bis du dich wohl fühlst. Wenn du dich unwohl oder schwindelig fühlst, beende die Übung und atme normal weiter.

Mentale Gesundheit – Stoppe Panik und Furcht

Für Sandra, eine Schülerin von 15 Jahren, waren ihre plötzlich und unerwartet heftig auftretenden Panikattacken sehr beängstigend. Als sie mich aufsuchte, schränkten sie die Panikattacken derart ein, dass sie nicht mehr regelmäßig die Schule besuchen konnte. Die Attacken traten unerwartet auf und lösten in Sandra das Gefühl von Atemnot, Engegefühl in der Brust und Schwindel aus. Ihre Therapeutin hatte ihr empfohlen einen Atemcoach aufzusuchen. Die ersten Symptome, die sie spürte, waren häufig, dass sie ihre Hände aneinanderrieb, ihr Herz schneller schlug und ihr Atem sich beschleunigte. Sie wusste nicht, was die Ursache ihrer Panikattacken war, aber war sich des Musters bewusst, dass ihre Panikattacken häufig morgens auf dem Weg in die Schule auftraten. Ebenso empfand sie Schulbesuche als Stress.

Es gibt verschiedene Auslöser von Panikattacken, dazu zählen unter anderem hoher Stress, Angst vor spezifischen Situationen (z. B. Phobien, aber auch Angst vor der Panikattacke selbst). Durch Atemübungen kannst du lernen, deine Atmung so anzupassen, dass Panikattacken in ihrer Intensität reduziert, möglicherweise sogar vollständig gestoppt werden können oder gar nicht erst ausbrechen. Eine Studie aus dem Jahr 2011 ergab, dass Frauen im Vergleich zu

Männern ein höheres Risiko haben, an Angststörungen zu leiden, und dies auf biologische und psychosoziale Faktoren zurückzuführen ist.[45] Ebenso hat es mit hormonellen Veränderungen zu tun und einem unterschiedlichen Umgang mit Stress. Zudem gibt es zwischen Männern und Frauen Unterschiede in Gehirnstruktur und -funktion, welche Angst- und Panikstörungen bei Frauen begünstigen. Als würde das nicht genügen, ist das limbische System, das für Emotionen und Stressreaktionen verantwortlich ist, bei Frauen im Allgemeinen aktiver als bei Männern. Außerdem haben Frauen eine höhere Konnektivität zwischen dem limbischen System und anderen Hirnregionen, was zu einer erhöhten Aufmerksamkeit für negative Reize und einer stärkeren emotionalen Reaktivität führen kann. Gibt es auch Panikstörungen bei Männern? Ja, doch weitaus seltener. Frauen entwickeln zwei- bis dreimal häufiger Panikstörungen als Männer. Und hier kommt auch wieder der Zyklus ins Spiel, denn Frauen spüren eine Verschlechterung ihrer Symptome während der lutealen Phase ihres Zyklus, d. h. der zweiten Hälfte ihres Zyklus. Das scheint an einem niedrigeren Progesteronspiegel zu liegen. Ebenso können Frauen auch in der Menopause vermehrt unter Panikstörungen wie Angstgefühlen und Schweißausbrüchen leiden.[46] Es wird angenommen, dass dies auf die Fluktuationen in den weiblichen Hormonen zurückzuführen ist. Ob du nun weiblich oder männlich bist, folgende Übungen eignen sich, um Angst- und Panikstörungen vorzubeugen oder akut zu lindern.

Panikattacken vorbeugen

Natürlich kann man nicht immer verhindern, dass Panikattacken auftreten. Oft geschehen sie ohne eindeutigen Auslöser. Es kann helfen, potenzielle Auslöser zu identifizieren und zu prüfen, inwieweit sich diese vermeiden lassen.

Ebenso empfehle ich eine tägliche präventive Atempraxis wie beispielsweise eine zehn- bis 15-minütige entspannende Bauch- oder Kohärenzatmung. Sandra erzielte gute Erfolge mit einer Kombination aus präventiver Atempraxis und konkreten Atemübungen, die sie bei einer herannahenden Attacke nutzen konnte. Möglicherweise ist es auch ratsam, sich begleitend professionelle Hilfe zu suchen.

Akute Panikattacken lindern

Es gibt verschiedene Atemübungen gegen Panikattacken. Die folgende Atmung kann dir helfen, eine akute Panikattacke abzumildern. Es ist wichtig, zu beachten, dass Atemübungen zwar hilfreich sein können, aber bei schwerwiegenden Symptomen ärztliche Hilfe in Anspruch genommen werden sollte.

Anwendung: bei den ersten Anzeichen
Dauer: drei Minuten
Position: stehend, sitzend oder liegend

Anleitung

1. Sobald du die ersten Anzeichen spürst, hältst du inne. Falls es dir möglich ist, kannst du dich hinsetzen, hinlegen oder auch stehen bleiben. Du kannst deine Augen schließen, wenn du möchtest.
2. Atme durch die Nase sanft und langsam ein.
3. Atme durch deine leicht geöffneten Lippen sanft und langsam wieder aus. Du kannst dir dabei vorstellen, wie du eine Kerze auspustest.
4. Wiederhol dies einige Male: Versuche dabei, die Ausatmung länger als die Einatmung zu gestalten. Dies wirkt beruhigend.
5. Vielleicht kannst du bis zu einer Zählung von zwei oder sogar vier einatmen und dann langsam durch den leicht geöffneten Mund (auch Lippenbremse genannt) bis zu einer Zählung von sechs oder acht wieder ausatmen.
6. Stell dir vor, dass du bei jedem Ausatmen Anspannung loslässt. Oder sag dir innerlich: Alles ist okay. Alles ist okay.
7. Wiederhole diesen Vorgang, bis du ruhiger wirst – oft sind dafür zehn bis 15 Atemzüge notwendig.

Bei Panikattacken empfehle ich außerdem, eine Atemkassette zu verwenden, beispielsweise die Atemkassette von Hyperfree. Dieses kreditkartengroße Gerät kostet wenige Euro. Es empfiehlt sich, diese Kassette immer bei sich zu tragen. Die Atemkassette hilft dabei, die Hyperventilation, die bei einer Panikattacke entsteht, zu reduzieren, und wird in den Niederlanden als Mittel der ersten Wahl in Erste-Hilfe-Kursen empfohlen.

Entzündungen im Körper reduzieren und Immunsystem stärken

Kann die Atmung deine Abwehr stärken? Kannst du deine Immunabwehr verbessern oder resilienter werden, wenn du dich auf bestimmte Atemmethoden oder Atemtraining einlässt?

Frauen haben eine vierfach höhere Wahrscheinlichkeit, Autoimmunerkrankungen zu bekommen als Männer.[47] Warum das so ist, ist in der Wissenschaft noch strittig. Zumindest beginnen Forscher nun, die Ursachen einzugrenzen: Diskutiert werden die unterschiedlichen Auswirkungen von Geschlechtshormonen, die X-Chromosomen von Frauen sowie die Zusammensetzung von Mikroben, welche sich je nach Geschlecht unterschiedlich entwickeln.

Umso wichtiger ist es, Tools zu haben, die einen selbst darin unterstützen, mit diesen Erkrankungen umzugehen, denn oft gibt es laut der westlichen Medizin wenig Heilungschancen.

Nachweise darüber, dass Breathwork einen positiven Effekt auf das Immunsystem hat, sind noch in den Anfängen, aber erste Untersuchungen sind vielversprechend.[48] Klinische Studien werden insbesondere durch die Arbeit von Wim Hof, dem Iceman, vorangetrieben. Seine Zusammenarbeit mit Universitäten in den Niederlanden bewog mich nicht nur dazu, seine Methode selbst anzuwenden, sondern sie auch zu erlernen und in abgewandelter Form im Rahmen der Tiger & Turtle-Methode zu unterrichten. Ich nutzte die Methode anfänglich, um die Symptome meiner entzündlichen Neurodermitis zu reduzieren, und sah schnell Erfolge.

Besonders hervorzuheben ist seine Arbeit mit einem Team von Forschern am Radboud University Medical Center in Nijmegen, Niederlande. Die Studie untersuchte die Auswirkungen seiner Methode auf das Immunsystem und fand heraus, dass sie das Immunsystem stärken und Entzündungen reduzieren kann.[49] Zuvor hatte Wim lediglich beweisen können, dass seine Methode einen Einfluss auf sein eigenes Immunsystem hatte. Doch bekanntlich hat man damit noch keinen wissenschaftlichen Beweis vorliegen – dafür braucht es immer eine Kontrollgruppe. Genau dies konnte Wim mit folgendem Experiment zeigen: In der Studie wurden zwölf gesunde Männer trainiert, die Wim-Hof-Methode anzuwenden, die Atemübungen, Meditation und Exposition gegenüber Kälte kombiniert. Ziel war es, die Wirkungen der Methode auf das autonome Nervensystem und die angeborene Immunantwort zu bewerten. Nach einem viertägigen Training wurde den Probanden eine Endotoxin-Injektion verabreicht, um die Reaktion des Immunsystems auf eine Infektion zu testen. Normalerweise verursacht dieser Stoff grippeähnliche Symptome. Die Teilnehmer waren in zwei Gruppen aufgeteilt: Eine Gruppe praktizierte die Wim-Hof-Methode, die andere nicht. Beide Gruppen erhielten die Injektion, und die Ergebnisse zeigten, dass die Gruppe, die die Wim-Hof-Methode anwandte, eine geringere Reaktion auf die Infektion aufwies, einschließlich einer geringeren Entzündungsreaktion und einer geringeren Freisetzung von Stresshormonen. Die Teilnehmer, die in der Wim-Hof-Methode trainiert waren, konnten ihr sympathisches Nervensystem bewusst aktivieren und Entzündungen reduzieren und das Immunsystem stärken.

Die große Frage, die sich nun stellt, ist: Welche Atemübungen genau helfen uns, das Immunsystem zu stärken und Entzündungen zu reduzieren?

Um Entzündungen im Körper zu reduzieren, sind zum einen Atmungen interessant, die den Körper in den Ruhemodus bringen, wozu insbesondere die Zwerchfellatmung und alle Atemübungen gehören, die die Atmung verlangsamen und das parasympathische Nervensystem aktivieren (beispielsweise Wechselatmung oder lange Ausatmungen mit Summen).

Zum anderen sind es Methoden wie die Wim-Hof-Atmung und ebenso die Tiger & Turtle-Atmung (eine etwas sanftere Variation der Wim-Hof-Atmung, die zusätzlich den heilenden Effekt von Musik und Visualisierungen nutzt), die aktivierende Atemübungen beinhalten, die das sympathische Nervensystem aktivieren.

Doch wie kann nun die Aktivierung des Sympathikus heilsam sein? Hier lohnt es sich, genauer hinzuschauen, denn in vielen Fällen hat die chronische Aktivierung des Sympathikus einen negativen Effekt. Es ist der Dauerstress, der uns krank macht. Doch wenn es lediglich um eine kurzfristige Aktivierung des Sympathikus geht und dieser temporäre Stressstimulus ebenso bewusst und mit einem entspannten Gemüt durchgeführt wird, dann hat die Aktivierung den gegenteiligen Effekt. Ähnlich wie Eisbaden, Saunagänge oder Sport, die ebenfalls mit zeitlich begrenztem Stress einhergehen, können uns diese durch Atmung verursachten Aktivierungen helfen, resilienter gegen Stress zu werden und damit unser Immunsystem zu trainieren.

Eigentlich machen wir nichts anderes, als unserem Nervensystem mit all diesen Techniken zu zeigen, dass wir sicher sind und eben keine echte Bedrohung besteht. Dies kann uns dann im Alltag helfen, weniger Stress zu empfinden. Denn vereinfacht ausgedrückt kennt dein Körper nur zwei Zustände: Bin ich sicher (parasympathische Aktivierung) oder nicht (sympathische Aktivierung)? Die einfache Entscheidung fällt dein Nervensystem, basierend auf den Millionen von Reizen, denen es tagtäglich ausgesetzt ist. Es verarbeitet diese Reize und entscheidet, wie der Körper darauf reagieren soll.

Festzuhalten bleibt also: Nutzt du diese Techniken wie aktivierende Breathwork, Saunagänge oder Eisbaden kurzfristig und hast gleichzeitig einen ruhigen Geist und erlaubst deinem Nervensystem, auch nach dem kurzfristigen Stressor wieder zur Ruhe zurückzukommen, dann gehen diese Techniken mit vielen Vorteilen einher. Wichtig ist allerdings, dass du dir die Rückkehr zur Ruhe erlaubst, das bedeutet zum Beispiel, dass du nach einer aktivierenden Atmung eine beruhigende Endentspannung durchführst oder nach Sport und Sauna Zeit für Entspannung und Ruhe hast.

Die Wim-Hof-Methode und die Tiger & Turtle-Atmung machen sich genau diesen Effekt zunutze. Die Wim-Hof-Methode beinhaltet Eisbaden, was zusätzlich einen entzündungssenkenden Effekt hat. Um eine abgewandelte Variante der Wim-Hof-Methode anzuwenden, nutze die Tiger & Turtle-Übung auf Seite 84. Diese wirkt ebenfalls entzündungsreduzierend und ist etwas weniger intensiv als die Wim-Hof-Methode. Insbesondere bei meinen Klientinnen ist sie sehr beliebt.

Die Wim-Hof-Atmung

Sicherheitshinweise: Die Wim-Hof-Atmung sollte niemals im Wasser oder während des Autofahrens durchgeführt werden. Hör bei dieser Art von Breathwork auf deinen Körper und dessen Signale. Beginne die Atmungen nicht zu schnell, denn es besteht die Gefahr, dass dir schwindelig wird, bis hin zu Ohnmacht. Bei Zweifeln empfehle ich immer, zuerst einen Arzt zu konsultieren. Ebenso sollten die Methoden nicht von Schwangeren, Menschen mit Epilepsie, unkontrollierten Blutdruckwerten, Sichelzellenanämie und Herzproblemen praktiziert werden. Weitere Kontraindikationen findest du auf der Website von Wim Hof https://www.wimhofmethod.com/. Diese Methode kann mit Kältetherapie kombiniert werden, siehe dazu Teil 4 dieses Buches.

Die Wim-Hof-Atmung besteht aus den drei folgenden Phasen:
Phase 1: Hyperventilation
Setze oder lege dich in eine bequeme Position und schließe die Augen. Atme tief und schnell durch Mund oder Nase ein und

durch den Mund wieder aus. Achte darauf, dass du den Bauch beim Einatmen nach vorne drückst, dann den Brustkorb und beim Ausatmen wieder nach hinten ziehst. Wiederhole dies ca. 30 Mal.

Phase 2: Luftanhalten
Beim letzten Atemzug atmest du vollständig aus und hältst dann den Atem an, solange es sich für dich gut anfühlt.

Phase 3: Sobald du das starke Bedürfnis spürst, wieder einzuatmen, holst du Luft und hältst den Atem für zehn bis 15 Sekunden auf der Höhe der Einatmung.

Dann entspann dich und atme aus. Spüre nach und wiederhole diese Schritte für zwei bis drei Runden. Gib dir nach deiner letzten Runde einige Minuten der Meditation und tauche in Entspannung und Ruhe ab, während du sanft und gleichmäßig atmest, ohne deinen Atem weiter zu verändern.

Allergiesymptome reduzieren

Kann die richtige Atmung dir dabei helfen, Erleichterung bei Allergiesymptomen zu erfahren oder beispielsweise Neurodermitisschübe zu reduzieren?

Als Kind litt ich unter starken Schüben von Neurodermitis. Doch erst rund 30 Jahre später fand ich Linderung durch Breathwork. Bevor ich das erste Mal mit Breathwork in Berührung kam, kamen zur Neurodermitis diverse Lebensmittel-, Tierhaar- und Pollenallergien hinzu. Der chronische Stress durch mein Hautleiden ging auch mit einem großen emotionalen Leiden einher.

Wie du bereits aus dem vorigen Kapitel weißt, kann chronischer Stress zu Entzündungen im Körper führen und das Immunsystem schwächen. Dies wiederum erhöht das Risiko für allergische Reaktionen. Wenn dein Körper chronischem Stress ausgesetzt ist, ist es, als würde dir dein Nervensystem vermehrt sagen: „Oh, Milch, Nüsse usw. erscheinen mir unsicher. Diese stellen eine Gefahr für dich dar." Wir reagieren darauf mit Abwehr beziehungsweise mit einer allergischen Reaktion.

Wie wir bereits wissen, setzt der Körper unter Stress Hormone wie Cortisol und Adrenalin frei. Diese Hormone können jedoch auch Entzündungen im Körper fördern, indem sie die Freisetzung von Entzündungsmediatoren wie Histamin und Prostaglandinen stimulieren. Wenn es beispielsweise durch chronischen Stress zu einer übermäßigen Freisetzung von Entzündungsmediatoren kommt, kann dies die Schleimhäute reizen und Allergiesymptome wie Niesen, Juckreiz und Schwellungen verstärken.

Diverse Studien haben gezeigt, dass stressbedingte Entzündungen das Risiko für allergische Erkrankungen wie Asthma, allergische Rhinitis und Ekzeme erhöhen können.[50] [51] Umgekehrt können Allergien auch Stress im Körper hervorrufen, indem sie das Immunsystem stimulieren und Entzündungen auslösen, die den Körper belasten und zu körperlichem und emotionalem Stress führen können. Wenn Allergiesymptome chronisch werden, erhöht dies wiederum deinen Stress – ein Teufelskreis.

Erfreulicherweise gibt es inzwischen Möglichkeiten, diesen Teufelskreis zu durchbrechen. Zum Beispiel können verschiedene Methoden der bewussten Atmung dazu beitragen, Allergiesymptome zu reduzieren. Einige dieser Atemmethoden hast du bereits im Kapitel über die Grundlagen der Atmung kennengelernt. Daher hier lediglich nochmals in Kürze:

- Nasenatmung: filtert Allergene und Schadstoffe in der Luft und verlangsamt die Atmung.
- Entspannende Atemübungen: mit langsamer Atmung wie beispielsweise der Kohärenzatmung, siehe dazu S. 42.
- Zwerchfellatmung: kann die Effizienz der Atmung verbessern und die Lungenkapazität erhöhen, was insbesondere für Menschen mit Asthma vorteilhaft sein kann.

- Atemkontrolle: Durch das bewusste Verlängern der Ausatmung und das Einhalten von Pausen zwischen den Atemzügen können die Atemfrequenz reguliert und die Atemwege entspannt werden. Hier empfehle ich die Kapitel *Atempausen mit Stretches* oder *Atempausen – Atemhunger* sowie *Leistungsfähigkeit und Stressresilienz.* Sie trainieren alle eine Reduktion des Atems.
- Ebenso verweise ich insbesondere auf die Arbeit von Patrick McKeown: https://oxygenadvantage.com/.

Ich empfehle ebenso die Beratung durch einen qualifizierten Atemtherapeuten, um die geeignetsten Atemtechniken für die spezifischen Bedürfnisse bei Allergien und Asthma zu ermitteln.

(Chronische) Schmerzen lindern

Atmen, um Schmerzen und Unwohlsein loszuwerden? Das klingt fast zu schön, um wahr zu sein. Vor gut zehn Jahren hätte ich es selbst nicht geglaubt. Doch wie das Leben so spielt, wurden mir Gelegenheiten geboten, dies am eigenen Leib auszutesten, bei der Geburt meines ersten als auch meines zweiten Kindes. Und nach allem, was ich von Freundinnen und Bekannten über verschiedene Hilfsmittel gehört hatte, dachte ich mir: Schmerzen wegatmen? Das werde ich bei der Geburt direkt ausprobieren.

Für die erste Geburt nutzte ich als Vorbereitung Atemübungen, die in verschiedene Visualisierungen eingebettet waren sowie in eine Sprache, die jegliche Art von Assoziation mit negativen Ausdrücken wie z. B. „Wehen“ ersetzte durch Begriffe wie „Geburtswellen“. Meine persönliche Erfahrung war jedoch, dass das Einzige, was mir während der Geburt half, der Fokus auf die Atmung war. Die Atmung war die einzige Konstante, die mich durch den langen Tunnel der Geburt begleitete und auf die ich zurückfallen konnte – kurzfristig und voller Inbrunst, wenn mich aus voller Wucht wieder eine Geburtswelle erfasste. In den Momenten während der Geburt, die sich anfühlten, als hätte ich meinen eigenen Körper an eine andere Macht, eine natürliche Kraft, größer als ich selbst, übergeben, konnte ich nur noch über die Atmung die Verbindung zu mir wiederherstellen.

In den Minuten, die sich wie Stunden anfühlten, war mein Atem das Einzige, was es mir erlaubte, ein Verstreichen der Zeit wahrzunehmen: Nur noch einmal in die lange Ausatmung gehen und noch einmal und irgendwann war es geschafft. Meine Tochter wurde geboren.

Nach dem 18-stündigen Geburtsmarathon wusste ich, dass ich erneut die Magie des Atems erfahren hatte: Ich hatte am anstrengendsten Punkt meines Lebens Ruhe und Kraft durch meinen eigenen Atem erfahren, ohne ihn explizit um Hilfe gefragt zu haben. Und viel mehr noch: Er hatte mir dabei geholfen, meinen Körper in eine Art Tunnel zu transformieren und mich mit schmerzlindernden Hormonen zu unterstützen. Dies war hilfreich, denn ich hatte mich bewusst für eine komplett natürliche Geburt ohne Schmerzmittel und PDA entschieden. Darüber hinaus hatte er mir – durch seinen fortwährenden Rhythmus – inneres Selbstvertrauen und intuitives Wissen geschenkt, was mich mit meinem Kind verband. Und ich wusste, dass ich es schaffen konnte. Bei der zweiten Geburt fühlte ich mich bereits viel sicherer bei der Anwendung von Breathwork, und ich kann sagen, dass ich durch die Anwendung von Atemtechniken zu keiner Zeit ein Gefühl von Hoffnungslosigkeit und Erschöpfung hatte. Vielmehr fühlte ich mich selten so kraftvoll und sicher in meinem Körper, und mein Sohn war in der Tat in weniger als sechs Stunden geboren.

Nun, warum ist unser Atem so kraftvoll und warum kann der Atem offenbar Schmerzen reduzieren oder sogar stillen? Die Geburt ist sicherlich ein extremes Beispiel – daran möchte ich allerdings die Kraft der Atmung zeigen: Wenn ich es schaffe, bei der Geburt starke

Schmerzen durch die richtige Atmung zu reduzieren, lässt sich der Atem auch für andere Formen von Schmerzen anwenden.

Ein anderes, zugegebenermaßen sehr extremes Beispiel, wie man durch bewusste Atemübungen Schmerz regelrecht unterbinden kann, gab die serbische Performancekünstlerin Marina Abramović im Jahr 1974. Die Künstlerin wurde bekannt, weil sie ihren eigenen Körper als Medium oder Kunstobjekt in ihren Werken gebrauchte. Sie nutzte Atemübungen, um Schmerz und Angst während ihrer extremen Performances zu unterdrücken. So setzte sie sich beispielsweise während der sechsstündigen Kunstperformance namens *Rhythm 0* in Neapel passiv an einen Tisch und ließ das Publikum frei mit ihr interagieren – dazu standen dem Publikum verschiedene Gegenstände zur Verfügung. Diese reichten von harmlosen Dingen wie einer Feder bis hin zu gefährlichen Gegenständen wie einem Messer und einer Pistole. Die anfänglich vorsichtige Interaktion steigerte sich zunehmend, indem jemand sie verletzte und ein anderer ihr sogar die geladene Pistole an den Kopf hielt. Obwohl solche extremen Performances fragwürdig sind, stellt sich die Frage, wie Abramović trotz der Drastik und des Leids keinerlei Reaktion zeigte und unbeirrt auf das Publikum blickte. Was ihr dabei half, war die Arbeit mit dem Atem. Dieser unterstützte sie dabei, den Fokus auf den gegenwärtigen Moment zu richten und ihre Energie oder Schmerz zu kanalisieren – auch Visualisierungen spielten eine Rolle.

Aufgrund des direkten Einflusses unserer Atemmuster auf unser autonomes Nervensystem hat der Atem eine direkte Wirkung auf dein Schmerzempfinden. Daher kannst du Atemmagie sowohl für akute als auch chronische Schmerzreduktion einsetzen.[52] Bei chronischen Schmerzen reichen oftmals wenige Minuten täglicher Atempraxis aus, um diesen schmerzstillenden Effekt zu spüren. Wie kannst du nun selbst deine Atmung bei akuten Schmerzen einsetzen? Dafür empfehle ich die folgende Übung.

Ruheatmung gegen Schmerzen

Diese Atemübung bringt dich in den Ruhemodus und hilft dir, Anspannung und Schmerzen loszulassen.

Anwendung: bei Schmerzen oder Unruhe
Dauer: ca. zehn Minuten
Position: liegend oder sitzend

Anleitung

1. Such dir einen bequemen Platz zum Entspannen. Schließe deine Augen und konzentriere dich auf deine Atmung. Atme langsam und tief durch deine Nase ein und aus.
2. Stell dir vor, dass du dich an einem wunderschönen Ort befindest. Es kann ein Ort sein, an dem du schon mal warst, es kann ein imaginärer Ort sein, beispielsweise ein von Vogelgezwitscher erfüllter Wald oder eine wunderschöne Meeresbucht.
3. Während sich die entspannende Vorstellung dieses Orts vor deinem inneren Auge ausweitet, atmest du langsam durch die Nase ein und noch langsamer durch den leicht geöffneten Mund aus. Stell dir vor, dass du dich an diesem Ort befindest. Spür die Sonne auf deiner Haut, den Wind in deinen Haaren oder den Duft der Bäume im Wald. Nimm diesen Ort mit all deinen Sinnen wahr.
4. Beginne nun die Visualisierung mit der Atmung zu verbinden. Wenn es dir möglich ist, atme bis vier Zählzüge durch die Nase ein und bis sechs oder acht durch den leicht geöffneten Mund wieder aus. Optional kannst du dir auch mit jedem Atemzug eine Welle vorstellen, die am Strand ankommt und sich mit deiner Ausatmung ganz langsam wieder zurückzieht. Ist diese Zählung zu langsam, beginne zwei Zählzüge einzuatmen und vier auszuatmen. Verlängere die Zählung von Ein- und Ausatmung, sobald die Zweier-Ein- und Vierer-Ausatmung entspannt möglich ist. Wenn du Schmerz spürst, stell dir vor, dass

er mit jeder Ausatmung geringer wird (als würde er von einer Welle weggetragen). Stell dir vor, dass die schmerzenden Körperstellen von einer warmen, wohltuenden Energie umgeben sind, die sie lindert.

5. Atme langsam und tief ein und aus und lasse dich von der Wärme der Energie umhüllen. Spüre, wie die Schmerzen nachlassen und du dich mit jedem Atemzug ein bisschen besser fühlst.
6. Nimm dir so viel Zeit, wie du brauchst, um die Bilder vor deinem inneren Auge zu erleben und die heilende Wirkung der langsamen Atmung zu erfahren.
7. Wenn du wieder so weit bist, öffne langsam deine Augen.

Klienten haben mir berichtet, dass sie oft nach ca. zehn Minuten eine deutliche Entspannung und Schmerzlinderung erleben. Du kannst diese Atemübung jederzeit wiederholen, wenn Schmerzen einsetzen. Sei geduldig mit dir und gönne dir die notwendige Zeit, um diese Übung entspannt durchzuführen. Hier geht es nicht darum, Schmerz komplett auszuschalten, sondern die Anspannung des Körpers zu lösen und durch die Schmerzwahrnehmung zu reduzieren.

Welche Atmung bei chronischen Schmerzen?

Doch Breathwork kann nicht nur dabei helfen, Körper und Geist bei akuten Schmerzen zu beruhigen, sie kann auch bei chronischen oder stressbedingten Schmerzen Linderung spenden.

Bei chronischen, also langanhaltenden Schmerzen, die trotz medizinischer Behandlung länger als sechs Monate andauern, kommt es oft zu Muskelverspannungen. Diese Verspannungen haben wiederum zur Folge, dass sich die chronischen Schmerzen verstärken. Zusätzlich führt chronischer Schmerz zu einer Beeinträchtigung des normalen Lebens und kann von Müdigkeit, Schlafstörungen, Angstzuständen und Depressionen begleitet werden.

Studien belegen, dass Frauen vermehrt unter chronischen Schmerzen leiden; dies gilt insbesondere für Migräne, Unterleibsschmerzen, Muskelschmerzen sowie Beckenbodenschmerzen.[53 54]

Zwerchfellatmung – die Grundlagen

Es gibt verschiedene Ansätze, Schmerzen durch Atmung zu lindern, doch Studien belegen, dass insbesondere die tiefe Zwerchfellatmung in Kombination mit verlangsamter Atmung gute Erfolge verzeichnen kann.

Solltest du unter chronischen Schmerzen leiden, ist es besonders empfehlenswert, dies mit einer grundlegenden Atemanalyse (siehe dazu die Tests in Teil 1) zu kombinieren, um sicherzustellen, dass deine alltäglichen Atemmuster deine Symptome nicht fördern. Die Anleitung zur Zwerchfellatmung findest du im Kapitel *Zeige Bauch.*

Darüber hinaus empfehle ich, die langsame Zwerchfellatmung mit Visualisierungen zu kombinieren. Der schmerzstillende Effekt von Visualisierungen in Kombination mit Breathwork ist nachgewiesen. Ziel ist hierbei nicht, deine Schmerzen komplett abzuschalten, sondern dich eher in einen Entspannungszustand zu versetzen, indem du die Schmerzen zwar wahrnimmst, ihnen aber anstatt mit Widerstand mit ruhiger, entspannter Atmung begegnest. Denn wenn du dich aufgrund von Schmerzen anspannst und den Atem anzuhalten beginnst, erhöht dies unwillkürlich deine Anspannung und damit auch oft den wahrgenommenen Schmerz.

Heilungsatmung

Die folgende Übung ist sehr gut geeignet, das parasympathische Nervensystem zu aktivieren, um Heilung und Regeneration zu ermöglichen. Wenn der Körper in einen parasympathischen Zustand versetzt wird, verringert sich das Stresslevel, der Herzschlag verlangsamt sich, die Atmung wird tiefer, und die Durchblutung des Verdauungstrakts und der inneren Organe wird erhöht. In diesem Zustand können verschiedene heilende Prozesse im Körper stattfinden, da der Körper seine Ressourcen vermehrt für Reparatur- und Regenerationsvorgänge nutzen kann. Zellreparatur, Gewebeheilung und Immunfunktionen können effizienter ablaufen, wenn der Körper in einem parasympathischen Zustand ist. Außerdem kann dieser Zustand dazu beitragen, dass der Körper besser mit Stress umgeht und sich von Belastungen erholt, was wiederum die Heilung unterstützt. Du kannst beide Übungen ausprobieren und schauen, mit welcher du besser entspannen kannst oder eine Linderung deiner Schmerzen erfährst.

Anwendung: jederzeit bei Schmerzen oder dem Wunsch nach körperlicher oder auch seelischer Heilung
Dauer: ca. zwölf Minuten, kann auch vor dem Einschlafen durchgeführt werden
Position: liegend oder in einer Position, die für dich komfortabel ist.
Optional kannst du auch diese Heilungsatmung angeleitet durchführen:

Anleitung

1. Finde eine Position, die für dich komfortabel ist.
2. Atme langsam und ruhig durch die Nase ein und aus. Wenn es dir möglich ist, atme vier Zählzeiten ein und sechs bis acht Zählzeiten aus. Ist dies zu lange, atme die für dich mögliche Zählzeit ein und wieder aus.

3. Optional: Visualisiere mit der Ein- und Ausatmung deine Lieblingsfarbe oder ein sanftes Licht, das durch deinen Körper fließt und dir dort, wo du es brauchst, Heilung spendet. Achte darauf, dass du deinen Atem nicht anhältst, sondern sanft und entspannt atmest.
4. Wiederhole diesen Vorgang für zehn bis zwölf Minuten. Spüre, wie du mit jeder Ein- und Ausatmung entspannter wirst und mehr Heilung erfährst.
5. Wenn du bereit bist, öffne langsam deine Augen. Nimm dir einen Moment Zeit, um dich zu entspannen und zu sammeln. Du kannst diese Atemübung jederzeit wiederholen, wenn du Schmerzen hast.

Leistungsfähigkeit und Stressresilienz

Resilienz ist die Fähigkeit, schwierige oder herausfordernde Situationen zu bewältigen und sich davon zu erholen. Sie hat einen starken Einfluss auf die körperliche Gesundheit. Resiliente Menschen sind weniger anfällig für Stress und dessen negativen Auswirkungen auf den Körper. Sie haben ein stärkeres Immunsystem und erkranken weniger häufig. Daher ist der Aufbau von Stressresilienz eine lohnende Präventivmaßnahme.

Resilienz-Atmung

Die folgende Übung basiert auf der Box-Atmung (siehe dazu Kapitel *Fokus und Konzentration*) und fördert die Resilienz sowie die körperliche Leistungsfähigkeit unter anderem im Sport. Je nachdem, wie hoch dein CO_2-Toleranzwert ist (messen kannst du ihn über den Test im Kapitel *CO_2-Toleranztest*), kannst du die Länge des Atemanhaltens in der Box-Atmung entsprechend anpassen.

Dauer: zwei bis drei Minuten

Position: sitzend, stehend, liegend

Kontraindikation: Wenn du schwanger bist oder Bluthochdruck hast, empfehle ich lediglich das Üben der Atemgrundlagen (siehe Teil 1, S. 27).

Führe die Übung entsprechend nach deinem CO_2-Toleranzwert durch:

Ein CO_2-Toleranzwert unter 20 Sekunden: drei Zähleinheiten einatmen, drei halten, drei aus, drei halten. Diese Sequenz für zwei bis drei Minuten wiederholen.

Ein CO_2-Toleranzwert zwischen 20 bis 50 Sekunden: fünf bis sechs Zähleinheiten einatmen, fünf bis sechs halten, fünf bis sechs aus, fünf bis sechs halten. Diese Sequenz für zwei bis drei Minuten wiederholen.

Ein CO_2-Toleranzwert über 50 Sekunden: acht bis zehn Zähleinheiten einatmen, acht bis zehn halten, acht bis zehn aus, acht bis zehn halten und diese Sequenz für zwei bis drei Minuten wiederholen.

Ebenso bieten sich folgende Breathwork-Übungen an:

Mittellanges Atemanhalten

Diese Übung hilft dem Körper, sich auf stärkeres Atemhalten vorzubereiten und den CO_2-Spiegel sanft zu erhöhen. Sie erhöht die Sauerstoffaufnahme und den Blutfluss durch die Anhäufung von nasalem Stickstoffmonoxid in den Nasenhöhlen während des Atemanhaltens. Wenn du dich schläfrig fühlst, wirst du dich hinterher wacher fühlen, weil diese Übung ein positiver Stressstimulus ist. Führe diese Übung nicht bei Schwangerschaft und Herzproblemen durch.

Dauer: fünf Minuten

Position: stehend, sitzend, liegend

Anleitung

1. Achte darauf, dass du leicht, langsam und nasal atmest, mit einer aufgerichteten Wirbelsäule und einem entspannten Körper.
2. Atme ein, atme aus und halte den Atem für zehn bis 15 Sekunden.
3. Atme sechsmal kurz ein, als würdest du sechs kleine Teelöffel Luft einsaugen. Wiederhole die Schritte 2 und 3 einige Male, sodass du auf ca. drei bis fünf Minuten kommst. Wenn du spürst, dass du etwas länger brauchst, um dich zu erholen, pausiere nach Schritt 3 mit 20 bis 30 Sekunden normaler Nasenatmung.

Langes Atemhalten

Hiermit stimulierst du die Durchblutung, erhöhst die CO_2-Toleranz und sorgst gleichzeitig für einen Energieschub und hormetischen, das bedeutet positiven Stress. Du erhöhst deine aerobe und anaerobe Kapazität und trainierst damit deine sportliche Leistungsfähigkeit für Ausdauer und ebenso bei kurzen intensiven Belastungen. Die langfristigen Vorteile dieser Übung sind ein verzögertes Einsetzen von Milchsäure (Muskelkater) und reduzierte Kurzatmigkeit.

Hinweis: Diese Übung hat eine hypoxisch-hyperkapnische Wirkung auf den Körper (niedriger Sauerstoff/hohes CO_2), was deine sportliche Leistung trainiert. Beginn diese Übung immer entspannt und bei voller Gesundheit, sodass sie den Körper nicht zu stark stresst. Führe diese Übung nicht bei Schwangerschaft und Herzproblemen durch. Ebenso sollte diese Übung nie im Wasser durchgeführt werden.

Dauer: fünf Minuten
Position: stehend

Anleitung

1. Einatmen, ausatmen, den Atem halten und mit dem Gehen beginnen. Du kannst das Gehen zu einem Joggen oder zu einem Sprint steigern, bis du einen starken Wunsch zu atmen verspürst, oder du kannst einfach mit der bisherigen Geschwindigkeit weitergehen, bis du einen starken Wunsch zu atmen verspürst. Dabei kann es sein, dass du Zwerchfellkontraktionen verspürst – entspanne dich dabei.
2. Sobald du wieder mit dem Atmen beginnst, nimm sechs kleine Atemzüge Luft (wie sechs Teelöffel) zur Erholung und atme dann zwölf bis 18 Züge normal. Wiederhole dies fünfmal vor oder nach dem Training zwei- bis dreimal pro Woche.

Gesund altern und lange jung bleiben

Mein Vater pflegte zu sagen: „Stress dich nicht so, sonst leidet deine Schönheit." Wie habe ich diesen Satz gehasst, um wenige Jahre später festzustellen, dass er damit leider recht hatte. Sicherlich hatten teure Schönheitsprodukte und entspannende Gesichtsbehandlungen einen gewissen Effekt, doch hatte ich viel Stress und fühlte mich schlecht, so konnte man es mir ansehen. Die meisten Komplimente für mein Aussehen bekam ich nie nach der Anwendung von Masken und Hautcremes, sondern nach meinen Yoga- und Atemretreats. Nichts kann es mit dem Glow nach einer intensiven Yoga- oder Breathwork-Session aufnehmen. Auch Klientinnen und Klienten spiegelten das wider. So sagte eine Teilnehmerin nach einer Breathwork-Session, die ich auf Zoom gab: „Komisch, irgendwie sehen wir nun alle entspannter und zehn Jahre jünger aus."

Doch geht es dir nicht auch so? Immer wenn du dich richtig entspannt und gut fühlst, sieht man es dir an. Schönheit scheint also tatsächlich von innen zu kommen, und vielleicht kannst du dir das ein oder andere teure Kosmetikprodukt sparen, wenn du ein paar Minuten in die Schönheitspflege investierst, die von innen kommt.

Mit dieser Annahme stehe ich nicht alleine da, die Wissenschaft teilt die Ansicht, dass Breathwork vorteilhaft für die Schönheit ist.[55] Als ich vor einigen Wochen einen Podcast der international bekannten Gesichtsyoga-Expertin Danielle Collins hörte, war ich verdutzt, als sie mitteilte, dass sie den größten Anti-Aging-Effekt in der richtigen Atmung sieht. Wenn sie nur einen Tipp geben sollte, dann sei es der, richtig zu atmen.

Der Atem ist ein wunderbarer Begleiter bei deinen Schönheitsritualen: präventiv oder auch wenn es darum geht, interne Entzündungen wie Rosacea und gerötete Haut zu mildern oder die Folgen von Stress, der wiederum Falten, Akne oder Ekzeme begünstigt, zu reduzieren. Nicht ohne Grund sagt man, die Haut sei der Spiegel der Seele – daher kann ein bisschen Seelenmassage für die innere und äußere Schönheit eine Wohltat sein. Diverse Studien bestätigen mittlerweile, dass Menschen, die Entspannungstechniken anwenden, jünger aussehen als diejenigen, die es nicht tun.

Da viele von uns aber sehr flach und schnell atmen, geraten wir in einen Teufelskreis, denn der Körper fühlt sich gestresst und setzt eine Flut des Stresshormons Cortisol frei. Dies führt wiederum dazu, dass weniger Kollagen produziert wird. Wie wir bereits wissen, kann Stress auch vermehrt zu Entzündungen und Zelloxidation führen. Dies stört auf Dauer wiederum das Gleichgewicht der Haut und kann damit Akne, Ekzeme, Rosacea und Psoriasis begünstigen.

Inzwischen wissen wir auch, dass Stress die Länge der Telomere verringert. Telomere sind mit Schutzkappen unserer Chromosomen vergleichbar und spielen im Alterungsprozess eine zentrale Rolle. Kombinierst du nun deine Atemübungen mit der Liebevollen Güte-Meditation (siehe Kapitel *Dankbarkeit und Positivität*, S. 96), so hat eine regelmäßige Anwendung dieser Meditation möglicherweise sogar einen messbaren biologischen Effekt. Das fand zumindest eine

Gruppe von Wissenschaftlern um Elizabeth Hoge an der Georgetown Universität heraus: Frauen, die Erfahrung mit Liebevoller Güte-Meditation haben, haben im Vergleich zu Kontrollgruppen relativ längere Telomere.[56] Das heißt also, dass dir dein chronologisches Alter in Zukunft egal sein dürfte, denn eigentlich geht es um dein biologisches Alter. Denn wenn du chronologisch genauso alt bist wie deine Freundin, biologisch jedoch jünger, hast du ein geringeres Risiko, altersbedingte Krankheiten wie Alzheimer oder Krebs zu entwickeln, und eine längere Lebenserwartung.

Wie kannst du also nun die Magie des Atems für deine Schönheit nutzen? Die Erkenntnisse aus Studien und basierend auf Expertenmeinungen zeigen, dass du mit regelmäßiger Breathwork genau auf dem richtigen Weg bist, innerlich und äußerlich jung zu bleiben. Ein Teil der Lösung ist denkbar einfach: Lange Ausatmungen und Atmung ins Zwerchfell versorgen deinen ganzen Körper mit Sauerstoff. Giftstoffe werden durch die Atmung ausgeschieden. Bewusste Atmung in den Bauch verbessert ebenso die Durchblutung und reduziert Stresssymptome im Körper – zum Wohle deiner Haut. Im Folgenden findest du eine Übersicht über weitere Übungen, die ebenso gut geeignet sind:

Atmen für die Schönheit

- Zwerchfellatmung – siehe dazu Teil 1 – Kapitel *Zeige Bauch*, S. 43
- Detox-Atmung, siehe dazu Kapitel *Neue Energie und Detoxen,* S. 131
- Liebevolle Güte-Atemmeditation, siehe dazu Seite 96
- Tiger & Turtle-Atmung, siehe dazu Seite 84
- Nasenatmung: Sie verbessert die Gesichtsästhetik, wie z. B. das Anheben der Augenbrauen und Wangenknochen, die Schärfung des Kiefers und die Verbesserung der Zahn- und Kieferstruktur.[57]

Abnehmen – Hungergefühl reduzieren

Laut dem Buch *Beauty From the Inside Out* von Libby Weaver hilft tiefes Zwerchfellatmen sogar beim Abnehmen, denn unser Körper kann Fett besser verbrennen, wenn wir uns sicher und entspannt fühlen.[58] Unser Gehirn kann dies unserem Körper nicht immer mitteilen, aber unsere Atmung kann es. Atmen wir flach, signalisieren wir dem Körper, dass Gefahr besteht, und Hormonspiegel sowie Blutzucker und Blutdruck bleiben erhöht. Forschungsergebnisse legen nahe, dass langfristig erhöhte Cortisolspiegel mit abdominaler Fettleibigkeit – also Bauchfett – in Verbindung stehen. Langanhaltender Stress führt zu einem erhöhten Blutzuckerspiegel, was zu einem Anstieg der Cortisolspiegel führt und das Bauchfett erhöht.[59] [60] Es lohnt sich also für die schlanke Linie, Zeit in Breathwork oder ähnliche Entspannungstechniken zu investieren. Eine in 2018 an der Youngsan University in Korea durchgeführte Studie zeigte, dass regelmäßige Zwerchfellatmung, die über zwölf Wochen täglich durchgeführt wurde, nicht nur die kardiopulmonale Funktion verbesserte (d. h. die Fähigkeit des Herzens und der Lunge, den Körper mit Sauerstoff zu versorgen und Abfallprodukte abzuführen), sondern auch den täglichen Energieverbrauch, die sogenannte RMR (Resting Metabolic Rate). Die RMR ist der Grundumsatz, also die Energiemenge, die der Körper im Ruhezustand benötigt, um seine lebenswichtigen Funktionen aufrechtzuerhalten.[61]

Eine weitere Übung, die die Fettverbrennung aktiviert und ebenso neue Energie bringt, ist die Feueratmung – siehe dazu das Kapitel *Neue Energie und Detoxen*.

Stopp den Heißhunger

Doch was ist, wenn das Abnehmen aufgrund des starken Appetits oder Hungergefühls nicht klappt? Von einigen Freundinnen höre ich: „Ich würde ja so gern auch einmal fasten, aber ich habe dann immer so starken Hunger, dass ich nach einem Tag abbrechen muss." Geht es dir ähnlich?

Dann hilft dir vielleicht die aus dem Qigong abgeleitete Atemübung. Anhand einer Studie, die 2017 in Kiew durchgeführt wurde, konnte gezeigt werden, dass es mit dieser Atemübung, die in ca. einer Minute durchgeführt werden kann, möglich ist, das Hungergefühl für mehrere Stunden zu reduzieren.[62] Ein weiterer netter Nebeneffekt dieser Übung bei längerem Fasten ist, dass schlechter Atem, Magenschmerzen und Sodbrennen reduziert werden. Auch Magenschmerzen und eine schlechtere Verträglichkeit von Lebensmitteln in den ersten Tagen nach dem Fasten wurden reduziert.

Hinweis: Zu beachten ist, dass man die Übung auf leeren Magen machen muss und wenn man ein Hungergefühl verspürt. Sonst hat sie keinen Effekt. Ebenso sollte sie lediglich für den Zweck, das Hungergefühl zu reduzieren, durchgeführt werden und danach solltest du wieder zu deiner funktionalen Atmung (siehe Teil 1 dieses Buchs) zurückkehren. Bei Essstörungen sollte diese Übung nicht durchgeführt werden. Ebenso solltest du mit deinem Hausarzt abklären, ob Fastenkuren für dich geeignet sind – dies gilt insbesondere für Frauen, denn Fasten kann auch negative Effekte auf den Hormonhaushalt haben.

Anwendung: bei Heißhungerattacken
Dauer: ein bis zwei Minuten
Position: stehend. Bei Übergewicht kann es hilfreich sein, die Übung so durchzuführen, dass man sich nach vorne beugt und die Arme zum Beispiel auf einem Stuhl oder Tisch abstützt. Rücken und Arme sollten dabei gestreckt bleiben. Auf diese Art fällt es leichter, bei der Einatmung den Bauch einzuziehen.

Anleitung:

1. Stell dich mit hüftbreit auseinandergestellten Beinen hin. Lege nun deine Hände an die Seiten deines Körpers oder deine Handflächen auf deinen Bauch.

2. Atme tief ein, zieh dabei deine Schultern hoch und gleichzeitig deinen Bauch ein.
3. Halte den Atem jetzt für drei bis vier Sekunden an, während du deinen Bauch mit maximaler Anspannung der Bauchmuskeln einziehst.
4. Atme aus, lasse dabei deine Schultern in die Ausgangsposition zurückkehren und entspanne deine Brust- und Bauchmuskeln.
5. Wiederhole diese Übung bis zu zehnmal. Danach sollte sich dein Hungergefühl fühlbar verringert haben.

Breathwork für Kinder

Gehörst du auch zu den Eltern, die sich häufig fragen, ob Breathwork möglicherweise auch für die eigenen Kinder hilfreich sein könnte – beispielsweise zur Beruhigung vor dem Zubettgehen oder für die emotionale Regulation während eines hektischen Tags? Oft denke ich daran, dass Khalil Gibran uns rät, unseren Kindern, wenn sie größer werden, Flügel zu schenken, denn das Wissen über die Magie des Atems empfinde ich als Flügel, die wir unseren Kindern ins Leben mitgeben können. Es ist ein so einfaches und kraftvolles Werkzeug, und viele meiner Klientinnen und Klienten hätten sich gewünscht, diese einfachen Tools schon als Kind gehabt zu haben. In New York City sind sogar seit Herbst 2023 öffentliche Schulen dazu verpflichtet, jeden Tag zwei bis fünf Minuten Atemübungen anzubieten.[63] Ziel ist es, den Schülerinnen und Schülern zu helfen, Stress abzubauen und ihr emotionales Wohlbefinden zu verbessern. Dieser Trend beginnt auch langsam in Europa. Als Mutter zweier Kinder und Atemcoach durfte ich bereits erste Schulen und Kindergärten dabei unterstützen, die Magie des Atems Lehrerinnen, Pädagogen und Schülern näherzubringen. Kinder sind von Natur aus neugierig und bereit, neue

Dinge auszuprobieren. Ihre Flexibilität und Fähigkeit, schnell zwischen verschiedenen emotionalen Zuständen zu wechseln, sind bemerkenswert. Durch die Integration von Atemtechniken können sie lernen, ihre Emotionen besser zu verstehen und zu regulieren. Babys und kleine Kinder haben oft Unterstützung bei der Selbstregulation nötig und um sich sicher zu fühlen. Dies nennt man Co-Regulation. Dies bedeutet, dass sie lernen, ihre eigenen Emotionen, Energie und Verhalten zu regulieren, indem sie die Unterstützung und Anleitung eines einfühlsamen Erwachsenen nutzen. Breathwork bietet ein kraftvolles Werkzeug für die Co-Regulation, da es Kindern hilft, ihre Emotionen bewusst wahrzunehmen, Stress abzubauen und sich zu beruhigen. Wenn wir also selbst in einem Zustand von Ruhe und Gelassenheit sind, wirkt sich das auch positiv auf unsere Kinder aus. Eine Person mit einer ruhigen Herzfrequenz, einem entspannten Gesichtsausdruck sowie tiefer Bauchatmung und Offenheit für Berührung und Nähe suggeriert ihnen ein sicheres Umfeld.

Auch an Schulen und für ältere Kinder bieten sich Atemübungen für die emotionale Regulation an.

Im Folgenden stelle ich dir die beliebtesten Atemübungen für Kinder vor, die ich in den letzten Jahren mit meinen Klientinnen und Klienten geteilt habe. Schulen und Bildungseinrichtungen mit größeren Gruppen empfehle ich, erst mit einfachen und kurzen Übungen zu starten. In der heimischen Umgebung kannst du ausprobieren, was für dein Kind am besten funktioniert.

Entspannung für Eltern und Kind

Diese Atemübung ist sowohl für Eltern und Kind eine wundervolle Möglichkeit, zur Ruhe zu kommen und einen bewussten Moment miteinander zu genießen. Diese Übung kann bereits für Babys angewandt werden, unter anderem auch als Vorbereitung fürs Schlafengehen oder zur Beruhigung während eines hektischen Tages oder vor und während des Stillens.

Anwendung: jederzeit
Dauer: nach Bedarf
Altersklasse: ab Geburt
Position: liegend oder sitzend

Anleitung

1. Finde eine komfortable Position für dich und dein Kind.
2. Beginne langsam und sanft durch die Nase ein- und auszuatmen. Du kannst auch durch den Mund ausatmen. Optional: Bring den Atem dorthin, wo du oder dein Kind etwas zusätzliche Aufmerksamkeit gebrauchen könnt, wie z. B. in den Bauch, ins Herz oder einen bestimmten Körperteil, in dem dein Kind Unwohlsein spürt.
3. Beobachte, wie dein Kind auf die Atemübungen reagiert.
4. Atme so lange in diesem ruhigen und entspannten Rhythmus weiter, wie es sich für dich und dein Kind gut anfühlt.

30 Sekunden Entspannung

Diese Übung hilft Kindern, ohne Vorübung und innerhalb von wenigen Sekunden zur Ruhe zu kommen. Sie kann auch gut in Gruppen in Kindergärten, Vorschulen oder Schulen durchgeführt werden. Ich habe ebenso kleine Klientinnen und Klienten, die diese Übung nutzen, um sich kurzfristig konzentrieren zu können oder Anspannung loszulassen.

Anwendung: jederzeit
Dauer: 30 Sekunden bis zwei Minuten
Altersklasse: ab drei Jahren
Position: stehend, sitzend oder liegend

Diese Beschreibung ist als Anleitung für dein Kind oder eine Gruppe von Kindern gedacht:

1. Gemeinsam spielen wir jetzt eine Schlange, die ganz laut zischen kann.
2. Atme tief ein und fülle deinen ganzen Körper – dabei steigt dein Bauch nach oben.
3. Halte einen kurzen Moment inne und atme langsam und gleichmäßig aus, erzeuge dabei ein zischendes Geräusch wie eine Schlange, so lange wie möglich.
4. Wiederhole dies drei- bis fünfmal und spüre, wie du bei jedem Mal entspannter und ruhiger wirst.

Insel der Ruhe und Sicherheit

Diese kinderfreundliche Version der im Englischen als Bubble of Peace bekannten Atemmeditation kann in nur wenigen Minuten durchgeführt werden. Sie fördert Ruhe, Gelassenheit und positive Energie. Ebenso hilft sie Kindern dabei, sich bewusst von den Emotionen und Stimmungen von anderen abzugrenzen, und bietet auf diese Art und Weise eine Rückzugsmöglichkeit in Momenten von äußerem Stress.

Anwendung: bei Unruhe oder vor dem Schlafengehen
Dauer: fünf Minuten
Altersklasse: ab vier Jahren
Position: liegend oder sitzend

Diese Beschreibung ist als Anleitung für dein Kind oder eine Gruppe von Kindern gedacht:

1. Leg oder setz dich bequem hin und schließ die Augen. Mach es dir ganz gemütlich.
2. Atme nun vollständig ein. Fülle deinen Bauch und atme dann mit einem lauten Seufzer wieder aus.
3. Wiederhole dies ruhig ein paar Mal, bis du dich ganz entspannt fühlst und das Seufzen richtig gut klappt. Nun stell dir vor, dass mit der nächsten Ausatmung um dich herum ein

großer Zauberballon entsteht. Dieser sieht aus wie eine große schöne Kugel, die deinen ganzen Körper umgibt. Sie hat die Kraft, dich vor allem zu schützen.

4. Vielleicht hat dieser Zauberballon eine besondere Farbe – vielleicht ist es deine Lieblingsfarbe.
5. Atme noch ein paar Mal sanft und durch den leicht geöffneten Mund aus. Mit jeder Ausatmung wird dieser Ballon noch etwas größer und schützt dich vor allem. Spüre, wie du mit jedem Atemzug ruhiger und entspannter wirst.

Gute-Nacht-Ritual

Die folgende Atemmeditation ist geeignet, um eine Verbindung zwischen Eltern und Kind zu schaffen und das Kind mit einer Zu-Bett-geh-Routine zu unterstützen. Oft sind die Tage mit Kindern sehr hektisch und die Eltern so beschäftigt, dass kaum Momente der Ruhe entstehen können. Diese Atemreise hilft, den Tag Revue passieren zu lassen und das Kind bei der Reflexion und Verarbeitung seiner Tageserlebnisse zu unterstützen. Ebenso hilft es dem Kind dabei, sich vor dem Schlafengehen zu entspannen. Insbesondere die Frage, was das Kind möglicherweise als schwierig empfunden hat, lädt dazu ein, schwierige Situationen miteinander zu besprechen und auf diese Weise dem Kind dabei zu helfen, Situationen, die es im Laufe des Tages vielleicht als belastend empfunden hat, leichter zu verarbeiten.

Anwendung: vor dem Schlafengehen
Dauer: fünf Minuten
Altersklasse: ab vier Jahren
Position: liegend

Diese Beschreibung ist als Anleitung zum Vorlesen für dein Kind oder eine Gruppe von Kindern gedacht:

1. Leg dich bequem hin und schließ die Augen. Mach es dir ganz gemütlich.
2. Atme nun dreimal tief ein und aus. Einmal und nochmal und noch ein drittes Mal. Dabei wird dein Körper ganz entspannt und locker. Optional: Du kannst dir vorstellen, dass sich vor dir eine Feder befindet, die du mit der Ausatmung weit wegpustet.
3. Ich habe eine Frage an dich: Was sind drei schöne Dinge, die dir heute passiert sind? Gegebenenfalls: Was war heute für dich herausfordernd oder schwierig? Was hast du daraus gelernt?
4. Lass dein Kind darüber nachdenken und gib ihm Zeit. Für jüngere Kinder unter sechs Jahren reicht oftmals die erste Frage mit dem Fokus auf die schönen Dinge.
5. Bitte dein Kind noch einmal tief ein- und auszuatmen und wünsch ihm dann eine gute Nacht.

Anspannung loslassen

Die Löwenatmung ist sowohl für Kinder als auch Erwachsene geeignet und hilft ihnen, Spannung abzubauen, indem sie laut wie ein Löwe die Anspannung ausatmen, man könnte fast sagen herausbrüllen. Das kann bei Kindern zum Beispiel nach einem Wutanfall hilfreich sein, aber ebenso gut bei Streitereien zwischen Kindern oder Spannungen zwischen Kind und Eltern. Größeren Kindern und Erwachsenen kann die Löwenatmung helfen, die körperliche Anspannung in den Schultern und im Nacken zu lösen. Darüber hinaus kann sie die Durchblutung verbessern sowie das Energieniveau und die Konzentration (z. B. bei den Hausaufgaben) steigern. Ich nutze diese Übung häufig in meinen Yogastunden, während der Posen Fisch oder herabschauender Hund.

Anwendung: jederzeit
Dauer: zwei Minuten

Altersklasse: ab drei Jahren
Position: sitzend oder stehend

Diese Beschreibung ist als Anleitung für dein Kind oder eine Gruppe von Kindern gedacht:

6. Setze oder stell dich bequem hin.
7. Atme durch die Nase ein.
8. Mach deinen Mund nun ganz weit auf, streck die Zunge heraus und atme durch den Mund aus – mit einem Ton oder Geräusch, das sich anhört wie das Gebrüll eines Löwen. Hinweis: Falls das Kind nicht brüllen will, kann es auch nur laut hörbar ausatmen und dabei alles, was es stört, loslassen. In der Praxis stelle ich fest, dass insbesondere jüngere Kinder sehr offen für diese spielerische Übung sind. Bei älteren Kindern oder Erwachsenen ergänze ich häufig, dass diese Atmung vielleicht anfangs etwas seltsam erscheinen mag, aber sie sehr entspannend sein kann, wenn man sich darauf einlässt.
9. Wiederhole dies ein paar Mal, bis du dich richtig gut fühlst.

Einschlaf-Atemreise

Diese Atemreise kannst du deinem Kind vor dem Schlafengehen vorlesen, um es dabei zu unterstützen, zur Ruhe zu kommen und in einen erholsamen Schlaf zu fallen. Wenn du selbst langsam und ruhig atmest und sprichst, hilft es deinem Kind, über die Co-Regulation ruhig und entspannt zu werden. Diese Atemreise kannst du auch nach der Tagesreflexion für Kinder vorlesen oder abspielen.

Anwendung: vor dem Schlafengehen
Dauer: acht Minuten
Altersklasse: ab drei bis vier Jahren
Position: liegend
Scanne diesen QR-Code für die geführte Version:

Hinweise:

- Lies langsam und mit ruhiger Stimme.
- Lass kurze Pausen, insbesondere bei den Atemanleitungen, sodass dein Kind genug Zeit für die Atemübungen hat.
- Beobachte dein Kind während der Atemreise und wiederhole bei Bedarf die Atemanleitungen, bis dein Kind sie entspannt durchführen kann.
- Ebenso kannst du das Tier (hier: Einhorn) durch ein Tier deiner Wahl (zum Beispiel das Lieblingstier deines Kindes) ersetzen.

Folgenden Text kannst du deinem Kind vorlesen:

Guten Abend!

Hast du dich schon in dein Bett gekuschelt und es dir gemütlich gemacht? Dann schließ die Augen! Ja, genau – so ist es gut. Kuschel dich schön ein. Denn gemeinsam wollen wir auf eine Reise gehen.

Eine Reise in eine andere Welt. Aufregend und wunderschön. Bist du bereit dafür?

Dann lass uns aufbrechen. Bei dieser Reise wird uns dein Atem begleiten.

Atme nun langsam ein und dann ganz langsam wieder aus.

Wenn du einatmest, hebt sich dein Bauch. Atme aus – dein Bauch und deine Brust werden ganz flach.

Gleich sind wir da.

Atme einnnnnn und ausssss. Ein letztes Mal: Atme ein und aus.

Bleib nun bei diesem Atem. Sanft ein und sanft wieder aus. Ganz ruhig und entspannt.

Und dann merkst du vielleicht, dass du bereits angekommen bist: Mit geschlossenen Augen siehst du nun eine grüne weite Wiese vor dir – saftig frisch riecht sie. Du siehst viele bunte Sommerblumen, die darauf wachsen. In allen Farben, die du dir vorstellen kannst. Rosa. Blau. Rot. Lila. Gelb. Du siehst Bäume und hörst das Zwitschern von Vögeln. Sie fliegen von Ast zu Ast und der Wind trägt sie ganz leicht durch die Lüfte.

Der Blumenduft steigt dir in die Nase und macht dich noch ruhiger und entspannter. So glücklich und entspannt. Ein kleiner Hase springt an dir vorbei in das Gebüsch. Die sattgrünen Gräser wiegen sich im Wind langsam hin und her.

Doch dann hörst du noch etwas anderes. Eine Stimme im Hintergrund. Sie ruft deinen Namen.

Du drehst dich um und dann siehst du es. Hinter dir steht ein kleines buntes Tier. Sein Fell glänzt im Sonnenlicht und die Mähne funkelt in den schönsten Farben, die du dir nur vorstellen kannst. Auf der Stirn hat das Tier ein Horn in funkelndem Gold.

Du schaust genauer hin und merkst, dass es das Tier ist, das spricht. Dass es das schönste Einhorn ist, das du je gesehen hast, was da neben dir steht.

Das Tier kommt nun auf dich zu. Es stupst dich sanft mit seiner Nase an. „Hey, mach dich mal ganz leicht und dann steig auf meinen Rücken. Ich will dir etwas zeigen."

„Aber wie?", fragst du. „Wie mache ich mich ganz leicht? Gerne würde ich mit dir mit auf Reisen gehen."

„Genau so, wie du eben begonnen hast. Mit deinem Atem. Dein Atem kann dich an die wunderbarsten Orte bringen. Er macht dich ganz leicht. Lass es uns noch einmal probieren! Atme nochmal ein … fülle deinen Bauch mit Luft … wie einen Ballon … und dann … ganz langsam und ruhig … atmest du nun aus … Alles aus … 1.2.3.4.5.6."

Und schon fühlst du dich so leicht, dass du dich auf den Rücken des Einhorns schwingen kannst, und los geht es.

„Ich bin übrigens Bodhi", stellt sich das Einhorn nun vor. Du schlingst die Arme um den Hals des Tieres und fühlst dich leichter als jemals zuvor.

Gemeinsam steigt ihr auf, hoch in die Lüfte. Weiter und weiter … leichter und leichter. Du atmest entspannt ein. Wirst leichter und atmest entspannt aus und wirst noch leichter.

Die Wiese unter dir verschwindet langsam, und die Wolken kommen näher. „Wir werden einige Zeit unterwegs sein. Schlaf nun ein bisschen. Ich wecke dich, wenn wir angekommen sind."

Zufrieden kuschelst du dich noch enger an den Hals von Bodhi … spürst das weiche Fell an deinem Gesicht. Dein Atem fließt langsam ein ... Und aus … und ihr steigt höher und höher hinauf. Leicht und schwerelos.

Gute Nacht! Träum schön weiter, kleiner Schatz, von deiner wunderbaren Reise.

Gefällt dir diese Geschichte? Unter www.united-letters.de erzähle ich weitere inspirierende Kindergeschichten in personalisierter Buchform.

Stress und Burnout im Job vermeiden

Spätestens seitdem wir mehr im Homeoffice arbeiten, wissen wir, dass Beruf und Privatleben immer stärker zusammenwachsen. Dies bringt sicherlich einige Vorteile mit sich, wie die Vermeidung von Fahrtzeiten zum Arbeitsplatz. Doch insgesamt werden Arbeitsverdichtung und Stresslevel von Beschäftigten noch weiter zunehmen. Dabei können viele, insbesondere seit Corona, Beruf- und Privatleben kaum noch trennen – ob Angestellter oder Unternehmerin. Bist du privat gestresst, wird dies auch einen Effekt auf dein Stresslevel im Job haben und umgekehrt – dies gilt ebenso für deine Leistungsfähigkeit.

Als ich kürzlich bei einem deutschen DAX-Konzern einen Vortrag zur Magie des Atems hielt und wir einige Übungen durchführten, kam hinterher die Human-Resources-Verantwortliche zu mir und teilte mir mit, dass sie sich noch nie so entspannt gefühlt habe. Sie zeigte mir auch die Messungen ihres Oura-Rings, die für die Dauer unserer 15-minütigen Breathwork-Einheit zeigten, dass sie ihren Körper in einen messbaren Zustand vollständiger Erholung und Ruhe versetzt hatte. Natürlich freute ich mich über diesen Erfolg, gleichzeitig war ich aber auch verwundert, dass offensichtlich selbst auf der Ebene des Personalmanagements dieser großen Firma keine Methoden bekannt oder angewendet wurden, um den Mitarbeitern und Teams nach stressigen Phasen Möglichkeiten oder Tools aufzuzeigen, um wieder in einen Zustand der Erholung und Entspannung zu kommen. Denn das Wissen, wie man sich erfolgreich regenerieren kann, bedeutet sowohl für das Management als auch für die Mitarbeiter, dass sie langfristig zufriedener, resilienter und damit auch gesünder und leistungsfähiger sind.

Doch langsam kommt dem Thema der psychischen Gesundheit der Belegschaft die ihm nötige Aufmerksamkeit zu: Schätzungen der WHO gehen davon aus, dass weltweit zwölf Milliarden Arbeitstage pro Jahr durch Depressionen und Angststörungen verloren gehen, was Produktivitätsverluste in Höhe von einer Billion US-Dollar pro Jahr verursacht. Dieser Trend bestätigt sich auch in Deutschland. Eine aktuelle Studie der Techniker Krankenkasse (TK) aus dem Jahr 2023 zeigt, dass psychische Belastungen am Arbeitsplatz in den letzten Jahren deutlich zugenommen haben.[64] Bereits jetzt haben sie für 38,5 Prozent der Unternehmen eine eher große bzw. große Bedeutung. Schätzungen gehen davon aus, dass sie in drei Jahren für rund 70 Prozent der Unternehmen relevant sein werden. Die Auswertungen der Arbeitsunfähigkeitsbescheinigungen der bei der TK versicherten Erwerbspersonen zeigen, dass psychische Erkrankungen zu den Top-

3-Gründen für eine Krankschreibung gehören. Im Jahr 2022 lag der Anteil psychischer Erkrankungen am Gesamtkrankenstand bei rund 17,5 Prozent. Damit lagen sie noch vor den Krankheiten des Muskel-Skelett-Systems (13,7 Prozent) und nur wenig hinter den Erkrankungen des Atmungssystems (25,3 Prozent). Auch die durchschnittlichen Krankheitstage je Erwerbsperson aufgrund psychischer Belastungen sind in den letzten zehn Jahren kontinuierlich gestiegen. Im Jahr 2012 waren es noch durchschnittlich 2,46 Tage, im Jahr 2022 waren es bereits 3,33 Fehltage. Das entspricht einem Anstieg von gut 35 Prozent. Und daran ist nicht nur Corona schuld.

Zurückzuführen ist dies auch auf die komplexeren Anforderungen der digitalen Arbeitswelt, die durch Zukunftsangst, Pandemie und den Krieg in Europa noch verstärkt werden. Die Beschäftigten fühlen sich zunehmend ausgelaugt und überfordert.

Eine Umfrage des Wirtschaftsprüfungsunternehmens Deloitte zeigt beispielsweise, dass vier von zehn Beschäftigten der Generation Z (geboren zwischen Januar 1995 und Dezember 2004) unter Burnout-Symptomen durch die hohe Arbeitsbelastung leiden.[65] Insgesamt ist der Anteil von Frauen höher als bei Männern.

Burnout wird oft mit Erschöpfung gleichgesetzt, aber es ist mehr als das. Die Psychologin Christina Maslach, die seit Jahrzehnten über Burnout forscht, definiert es als eine psychologische Reaktion auf chronischen Stress und Überlastung am Arbeitsplatz.[66] Sie hat drei Hauptsymptome identifiziert: Erschöpfung, Zynismus und den Eindruck, nichts erreicht zu haben. Stressfaktoren am Arbeitsplatz wie steigende Anforderungen oder mangelnde Anerkennung können sich zu einer Burnout-Krise entwickeln, wenn sie sich summieren und mit Zynismus und einem geringeren Vertrauen in die eigenen Fähigkeiten einhergehen. Die WHO hat Burnout im Jahr 2019 als ein „arbeitsplatzbezogenes Syndrom“ anerkannt. Das bedeutet, dass Burnout am Arbeitsplatz entsteht und sich dort auch manifestiert. Unternehmen sind also eingeladen, Burnout proaktiv anzugehen und Warnzeichen bei ihren Mitarbeitern frühzeitig zu erkennen.

Da Breathwork so extrem effektiv wirkt und keine Vorerfahrung erforderlich ist, um Ergebnisse zu erzielen, empfiehlt es sich als Methode zur Stressreduktion und einer Verbesserung des Arbeitsklimas bei gleichzeitig zu erwartendem Rückgang des Krankenstandes. Über die letzten Jahre habe ich bereits viele innovative Start-ups sowie Konzerne im Rahmen von Vorträgen und Breathwork-Kursen bei dieser Aufgabe beraten und merke, dass die Nachfrage immer größer wird. Stress am Arbeitsplatz entsteht insbesondere durch die intensive Nutzung von Technologien (auch Technostress genannt), E-Mail-Apnoe spielt dabei eine entscheidende Rolle. E-Mail-Apnoe ist eine Form von Technostress, die durch die ständige Nutzung von E-Mails verursacht wird. Die Atmung wird unbewusst unregelmäßig oder sogar unterbrochen, während man E-Mails liest oder schreibt. Dies kann neben Stress zu einer Reihe von körperlichen und psychischen Problemen führen, darunter Kopfschmerzen, Müdigkeit und Konzentrationsschwierigkeiten. Eine Übung, die ich über die Jahre für den Gebrauch am Arbeitsplatz sehr häufig empfohlen habe, ist die folgende:

Stressbremse fürs Büro

Dauer: ca. eine Minute

Position: sitzend

1. Atme langsam durch die Nase ein.
2. Halte den Atem für zwei bis drei Sekunden.
3. Lass den Atem mit einem Seufzer los. Wenn du nicht seufzen magst, kannst du ihn auch durch eine lange Ausatmung durch den Mund loslassen.
4. Halte deinen Atem am Ende der Ausatmung, bis der erste Atemhunger entsteht.
5. Dann komme zu deiner normalen Nasenatmung zurück und wiederhole die Stressbremse bei Bedarf noch zwei- bis dreimal.

Im Folgenden möchte ich ein präventives Orientierungssystem vorstellen, das chronisch gestresste und Burnout-gefährdete Menschen nutzen können, um ihr Energielevel besser zu verstehen und zu managen.

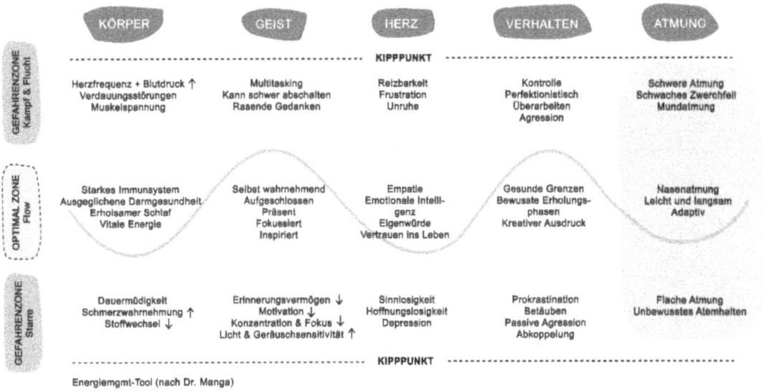

Quelle: Energie-Zonen-Modell von Dr. Ela Manga

Dieses Tool ist von Ela Manga, einer Ärztin und Autorin des Buches *Breathe – Strategising Energy in the Age of Burnout,* entwickelt.[67] Es dient als Unterstützung, um ein ganzheitliches Bewusstsein dafür zu entwickeln, inwieweit unterschiedliche körperliche, emotionale und verhaltensspezifische Symptome miteinander zusammenhängen, und kann uns darüber Aufschluss geben, wie es um unsere Energielevel steht. Hierbei hat der Atem als Indikator sowie als Hilfsmittel, um wieder zurück in die Optimalzone zu kommen, eine große Bedeutung. In der optimalen Zone, die ich auch als Tiger & Turtle-Zone oder Flow-Zone beschreibe, können wir uns selbst und unser Energielevel gut wahrnehmen. In dieser Zone spüren wir, was wir brauchen, und können gut zwischen verschiedenen Energielevels wechseln. Wir sind in der Lage, durch kurze Erholungspausen unsere Energiespeicher wieder aufzufüllen. Doch viele gestresste oder von Burnout gefährdete Menschen befinden sich mehr in der Gefahrenzone als in der Tiger & Turtle-Zone (Optimalzone) – in diesem Fall fällt die eingezeichnete Welle der Energie regelmäßig in die Gefahrenzone oder bleibt dort. Die Gefahrenzone ist die Zone, wo wir süchtig nach Adrenalin werden und einem chronischen Dauerstress verfallen – mit unterschiedlichen Hilferufen unseres Körpers wie beispielsweise Nackenverspannungen, Rückenschmerzen, Übergewicht oder Schlafstörungen. Manch einer schafft es, ein ganzes Berufsleben lang in diesem Zustand zu bleiben, manch einem zeigt sein Körper schneller die Grenzen auf, sodass er seine Situation verändert, und verhindert damit ein mögliches Burnout oder eine komplette Erschöpfung.

Viel zu langsam werden sich Führungskräfte in Unternehmen ihrer Verantwortung für die Folgen von Dauerstress (und Arbeitsverdichtung) auf die psychische Gesundheit ihrer Mitarbeiter bewusst, hier besteht dringend Handlungsbedarf. Da in Unternehmen kollektive Emotionen entstehen, ist es wichtig, sich darüber bewusst zu sein, so dass Unternehmen diese – wenn nötig – positiv beeinflussen können. Dabei versteht man unter kollektiven Emotionen die Emotionen einer Gruppe von Menschen, die oft stärker sind und länger anhalten als die Emotionen eines einzelnen Individuums. Zu diesem Phänomen forscht auch Amit Goldenberg an der Harvard Business School. Wie können Führungskräfte also verhindern, dass negative Emotionen die Kontrolle über ein Team übernehmen? Wie können Unternehmen ihre Mitarbeiter darin unterstützen, in der Optimalzone zu bleiben und damit auch ihre Kollegen indirekt positiv zu beeinflussen?

Es gibt unterschiedlichste Ansätze, wie man Mitarbeiter unterstützen kann, um Burnout vorzubeugen. In Zusammenarbeit mit Unternehmen und Konzernen empfehle ich die Integration von Erholungsritualen in den Arbeitsalltag. Sie müssen nicht lang sein, aber sollten effektiv sein, um Mitarbeiter zurück in die Optimalzone zu führen. Die Magie der Atmung eignet sich hervorragend für solche Erholungsphasen, weil Breathwork unkompliziert, nachhaltig und zeitlich variabel einsetzbar einen ausgleichenden Effekt auf Körper, Geist, Herz und Verhalten der Mitarbeiter hat.

Folgende Möglichkeiten können Unternehmen einsetzen, um durch Breathwork die emotionale Gesundheit ihrer Mitarbeiter zu fördern:

1. Angebote zur Stressprävention: Unternehmen können Breathwork-Kurse oder -Workshops anbieten, um ihre Mitarbeiter dabei zu unterstützen, Stress zu reduzieren und ihre psychische Gesundheit zu verbessern. Dabei empfehle ich, jeweils den wissenschaftlichen Effekt von Breathwork immer erst zu erläutern und dann mit kurzen, aber effektiven Übungen zu beginnen (beispielsweise das physiologische Seufzen), um die Mitarbeiter direkt die Effekte spüren zu lassen. Unternehmen können entweder ihre eigenen Human-Resource-Mitarbeiter ausbilden lassen, um diese Inhalte weiterzugeben, oder externe Experten involvieren.
2. In die Unternehmenskultur integrieren: Breathwork kann in die Unternehmenskultur integriert werden, indem beispielsweise Pausen für Breathwork-Übungen angeboten werden oder Breathwork-Techniken in die Mitarbeiterschulungen aufgenommen werden. So kann man zum Beispiel jeweils das wöchentlich stattfindende Teammeeting mit einem fünfminütigen Entspannungsritual beginnen. Gerade wenn Führungskräfte in diesen Techniken geschult werden, können sie nicht nur selbst von diesen Techniken profitieren, sondern auch ihre Mitarbeiter damit besser unterstützen.
3. Als Teil von Employee Assistance Programs (EAPs): EAPs bieten Mitarbeitern individuelle Unterstützung bei psychischen und emotionalen Problemen. Breathwork kann als Teil eines EAPs angeboten werden, um Mitarbeiter dabei zu helfen, Burnout zu verhindern oder zu behandeln. Dafür sind möglicherweise auch Einzelcoachings zu empfehlen, um Mitarbeiter individuell unterstützen zu können.

Meine ersten Ausbildungen zur Yogalehrerin absolvierte ich während meiner ersten Berufsjahre in der Start-up-Szene im Silicon Valley. Bereits dort wurde mir bewusst, wie kompetitiv die dortige Arbeitswelt war. Sicherlich ist das Silicon Valley als Geburtsort vieler innovativer und einflussreicher Firmen bekannt – doch oft zahlen die Gründer und Mitarbeiter einen großen Preis dafür. Nach Untersuchungen von Startup Snapshot leiden 37 Prozent der Gründer unter Angstzuständen und 36 Prozent unter Burnout. Doch Gründer verbergen den Stress, und dieser holt sie letztendlich ein. 81 Prozent der Gründer sagen, dass sie ihren Stress, ihre Ängste und Herausforderungen nicht offen teilen, aus Sorge, dass ihre Verletzlichkeit ihre Reputation beeinträchtigen könnte.[68] So begann ich bereits vor zwölf Jahren, Yogakurse und Breathwork insbesondere in Start-ups anzubieten. Bis zum heutigen Tag ist dies so geblieben und auch jetzt noch sind die meisten meiner betrieblichen Kunden Tech-Unternehmen, die schnelle und effiziente Entspannungstechniken für ihre Mitarbeiter suchen.

Kollektive Kohärenz – oder wie du indirekt deine Mitmenschen beeinflusst

Inzwischen hast du viel darüber gelernt, wie du den Atem nutzen kannst, um deinen emotionalen und körperlichen Zustand zu verändern. Doch du kannst deinen Atem auch als Werkzeug nutzen, um deine Beziehungen zu anderen zu verbessern.

Für den Gebrauch der Atemmagie im Umgang mit deinen Mitmenschen kannst du dir den Atem wie eine Art Röntgenbrille vorstellen. Stell dir vor, du könntest eine Person ansehen und direkt durch sie hindurchsehen, um zu wissen, in welchem Zustand sie sich gerade befindet. Würde das nicht manches Gespräch vereinfachen? Vielleicht benutzt du diese Röntgenbrille sogar bereits, um andere Menschen zu analysieren. Wenn nicht, lass mich dir mehr erzählen.

Wir haben bereits behandelt, wie sich ein bestimmter Zustand des autonomen Nervensystems auf deinen emotionalen und körperlichen Zustand auswirkt. Gleiches gilt natürlich auch für andere Personen. Jeder, mit dem du innerhalb von 24 Stunden interagierst, wird sich zu bestimmten Tageszeiten durch Zyklen verschiedener körperlicher und emotionaler Zustände bewegen und sich sicher und unsicher, glücklich oder unglücklich, angespannt oder entspannt fühlen.

Ein Beispiel: Nehmen wir an, du möchtest nach einem langen Arbeitstag einfach mit deinem Partner oder deiner Partnerin auf der Couch kuscheln – du fühlst dich selbst rundum wohl und entspannt und sehnst dich danach, über die Dinge zu sprechen, die während des Tages passiert sind. Du fragst deinen Partner, wie sein Tag war, und er redet schnell. Er wirkt leicht abgelenkt, und du hast das Gefühl, keine richtige Verbindung zu ihm herstellen zu können. Er atmet hoch in die Brust, was du an der Bewegung seiner Schultern erkennst. Dies alles sind Indizien, dass er sich wahrscheinlich im Stress bzw. Kampf- oder Fluchtmodus befindet. Er ist also noch nicht in dem Zustand, in dem er bereit für Entspannung und zwischenmenschlichen Austausch ist. Was er erstmal braucht, ist die Möglichkeit, in den Ruhemodus zu kommen. Wie das gelingt, ist für jeden unterschiedlich. Aber ich habe bei meinen Klientinnen und Klienten festgestellt, dass oft eine dreiminütige beruhigende Atemübung schon Wunder wirken kann. Diese lässt sich auch sehr gut mit Bewegung oder Tönen kombinieren. Denn, wie zuvor verdeutlicht, kann man Stress loslassen durch Atmung, Bewegung und Klänge.

Ich habe über die Jahre auch für meine eigene Beziehung festgestellt, dass es hilft, den Partner zu lesen – insbesondere, wenn man Konflikte lösen möchte. Ist der Partner etwa in einem Flucht- oder Freeze-Modus, ist es kaum sinnvoll, ihn auf das Thema des Konflikts anzusprechen, da keine kooperative Reaktion zu erwarten ist. Die Erfolgsquote bei der Lösung eines bestimmten Problems wird viel höher sein, wenn du erst das Gespräch beginnst, wenn er oder sie sich in einem entspannten und sozialen Zustand parasympathischer Aktivierung befindet.

Oft fällt es Erwachsenen schwerer als Kindern, zwischen verschiedenen Gemütszuständen zu wechseln oder die eigenen Emotionen zu spüren. Wir neigen eher dazu, uns Beschäftigungen zu suchen, beispielsweise Fernsehen oder den Genuss von Alkohol. Das fühlt sich im ersten Moment gut an, ist aber eigentlich nur eine kurzfristige Ablenkung und keine echte emotionale Regulation. Die Emotionen, die wir fühlen und nicht mehr fühlen wollen, werden eher überdeckt. Bei meinen Klientinnen und Klienten sehe ich, dass dies auf lange Sicht eher zu Frustration und angestauten, unverarbeiteten Emotionen führt. Da es in unserer Welt für Erwachsene eher ein Tabu ist, zu schreien und zu weinen, neigen wir dazu, an Emotionen festzuhalten und länger in bestimmten Zuständen zu verweilen.

Es kann ein wenig Übung erfordern, den Zustand eines Partners, Familienmitglieds oder Freundes zu analysieren, und selbst wenn es dir gelingt, kann es noch frustrierender sein, wenn es für den Partner lange dauert, in einen Zustand zu kommen, der zum Beispiel Vertrautheit, Offenheit oder Intimität zulässt.

Ich habe eine Klientin, die mir nie in die Augen sieht, wenn wir uns treffen. Sie erzählt mir viel über all die großartigen Dinge, die sie getan hat. Andere könnten das als Prahlerei betrachten. Sie atmet hoch oben in ihrer Brust und spricht schnell. Sie vermeidet Augenkontakt. Ich bemerke dies, und ich weiß, dass sie sich im Kampfmodus befindet. Sie fühlt sich nicht sicher. Also versuche ich, ihr ein sicheres Gefühl zu vermitteln. Ich unterstütze sie dabei, mit einer beruhigenden Atmung in die Entspannung zu kommen, oder fordere sie auf, erst einmal alle Anspannung mit einem fröhlichen Song aus ihrem Körper schütteln. Auf diese Weise hat ihr autonomes Nervensystem die Möglichkeit, sich wieder in einem Gefühl von Sicherheit einzupendeln.

Kollektive Kohärenz

Das unabhängige Institut HeartMath hat herausgefunden, dass Menschen, die gemeinsam in einem bestimmten Rhythmus atmen, ein Phänomen namens „kollektive Kohärenz“ erzeugen.[69] Durch die Herzkohärenz, also die Synchronisation des Herzschlags mit dem Atem, kommt es zu einer optimalen Leistung unseres Systems mit einer Synchronisation zwischen Herzrhythmus, Atmung und Blutdruckvariation. Dadurch fühlen wir uns energiegeladener, denken klarer und haben eine verbesserte Hormon- und Immunfunktion. In diesem Zustand sind die Herzrhythmen und Gehirnwellen der Gruppenmitglieder synchronisiert, was zu einem Gefühl der Entspannung und Verbindung führt. Kollektive Kohärenz kann durch gemeinsame Aktivitäten wie Singen oder Tanzen erreicht werden – genauso kann es in anderen sozialen Verbindungen wie z. B. in Meditationsgruppen oder Sportteams auftreten. Was heißt das nun für uns: Die Menschen, mit denen du Zeit verbringst, haben sowohl physisch als auch mental eine Wirkung auf dich. Umgekehrt kann deine bloße Anwesenheit jemand anderem helfen, sich besser oder schlechter zu fühlen. Wenn du also das nächste Mal merkst, dass dein Partner im Stressmodus ist, bleibe bewusst bei dir und deiner bewussten Atmung. So kann sein Stress nicht auf dich übergehen und im besten Falle auch seine Anspannung regulieren.

Nähe und Vertrautheit mit dem Partner

Manchmal fühlt es sich an, als sei der Mensch oder Partner, mit dem wir viel Zeit verbringen, weit von uns entfernt. Unser Alltag fließt so schnell dahin, dass wir nicht die Zeit finden, uns wirklich zu verbinden. Möglicherweise stehen auch ein Streit oder eine Meinungsverschiedenheit im Weg, und es fällt uns schwer, einen Schritt auf den anderen zuzugehen.

Die folgende Übung erfordert nur wenige Minuten Zeit, kann aber Nähe und Verbundenheit herstellen, um danach offen über ein Thema zu sprechen und in der Folge mehr Nähe zu fühlen oder aufgestaute Emotionen aufzulösen. Ich habe diese Übung während meiner Yogalehrerausbildung kennengelernt und etwas vereinfacht. Ebenso kann sie es unterstützen, dass ein Gefühl von Liebe zurück in die Beziehung kommt, das im Alltag oft zu kurz kommt.

Dauer: fünf bis zehn Minuten
Position: sitzend

Wenn du diese Übung zum ersten Mal mit deinem Partner durchführst, kann es erst etwas ungewohnt sein. Daher könnt ihr auch erst mit ein paar Minuten beginnen. Ich empfehle Paaren oft, diese Übung im Rahmen einer Date Night dem Partner vorzustellen, vielleicht vor einem gemeinsamen Candlelight-Dinner oder einem gemütlichen Abend auf der Couch. Externe Ablenkungen wie Fernseher oder Handy sind natürlich tabu.

Hier sind fünf einfache Schritte, um die Übung durchzuführen:

1. Setzt euch einander gegenüber und nehmt eine bequeme Sitzposition ein. Achtet darauf, dass ihr euch nah genug seid, um euch in die Augen schauen zu können. Optional könnt ihr eure linke Hand auf das Herz des Partners legen oder euch an den Händen fassen.
2. Schließt eure Augen für ein paar Atemzüge und atmet ein paar Mal tief ein und aus und versucht, euch auf eure Atmung zu konzentrieren. Versucht eure Gedanken zu beruhigen und im Moment zu bleiben.
3. Öffnet eure Augen wieder, schaut euch nun in die Augen und vermeidet es, wegzuschauen oder zu blinzeln. Konzentriert euch darauf, in die Augen eures Partners zu schauen und zu

beobachten, was sich darin widerspiegelt. (Es kann helfen, nur in ein Auge zu sehen, anstatt zu versuchen, in beide Augen gleichzeitig zu schauen.)

4. Atmet beide tief ein und aus.
5. Verweilt in dieser Position, solange es sich gut anfühlt. Macht euch zuvor bewusst, dass diese Übung intensiv ist und als sehr herausfordernd empfunden werden kann. Kommuniziert im Vorfeld, dass ihr diese Übung vorzeitig beenden könnt, wenn es nötig erscheint. Verurteilt euch nicht, und sprecht im Nachgang darüber, warum die Übung möglicherweise herausfordernd war oder was der Auslöser des Unangenehmen war.

Kreiere deine eigene Atemmagie

Du weißt mittlerweile, dass der Atem einen direkten Einfluss auf körperliche und geistige Prozesse nehmen kann – innerhalb von Sekunden. Du hast nun auch einen Überblick über verschiedene Atemübungen erhalten, um deine Gesundheit, dein Energielevel und deine Emotionen zu verändern. Sicherlich hast du die Magie deiner Atmung bereits durch einige Übungen getestet.

Doch ich möchte mit dir noch einen Schritt weitergehen. Das ist mir unglaublich wichtig, denn ich denke, dass du Breathwork nur dann dauerhaft erfolgreich anwenden kannst, wenn du dein eigener Guru wirst.

Was meine ich damit? Häufig kommen neue Klientinnen und Klienten zu mir und sind daran interessiert, eine bestimmte Breathwork-Methode zu lernen. Ich glaube allerdings, dass dies zu kurz gegriffen ist. Natürlich gibt es viele wunderbare Übungen dort draußen – manche bekannter als andere. Doch letztlich geht es um zwei Dinge:

1. Breathwork-Übungen zu finden, die zu dir und deinen vielfältigen Bedürfnissen, die sich täglich und sogar stündlich ändern können, passen.
2. Die aktivierenden und entspannenden Effekte von Breathwork so zu verstehen, dass du die für dich richtige Breathwork-Übung in der passenden Situation anwenden kannst.

Lass uns mit Punkt 1 beginnen. Atemübungen zu finden, die zu dir passen, gelingt dir am besten durch das Austesten verschiedener Übungen (siehe dazu Teil 4) sowie durch die Anwendung der ELV-Methode (siehe dazu Seite 75 ff.). Ich finde es unglaublich wichtig zu betonen, dass es keine Einheitsmethode für Breathwork gibt. Ich gehe sogar so weit zu sagen, dass ich vorsichtig mit Anbietern wäre, die dir dazu raten, lediglich eine ganz bestimmte Methode durchzuführen. Jeder Körper ist anders, jeder Geist ist anders. Wir haben alle unterschiedliche Erfahrungen gemacht und unterschiedliche emotionale Welten erlebt. Was für den einen gut funktioniert, ist nicht das Richtige für den anderen. Was zur einen Zeit passt, kann in einem anderen Moment überhaupt nicht funktionieren. Nur du selbst wirst wissen, welche Art von Atemübung, Bewegung, Musik zu deinen Bedürfnissen und zu deinem Lebensstil passt. Aus diesem Grund lege ich viel Wert darauf, dass du zum einen verschiedene Übungen ausprobierst und zum anderen deiner inneren Stimme vertraust, wenn es darum geht, einen Ansatz für dich zu finden. So bedarf es zum Beispiel bei der Anwendung der Tiger & Turtle-Atmung an manchen Tagen keiner Bewegung vor der Übung, weil du gegebenenfalls schon morgens eine Stunde laufen warst. Oder du bevorzugst zwar die Tiger & Turtle-Methode, kannst aber mit den bildhaften Vorstellungen nicht so viel anfangen, weshalb du sie weglässt. Auch bei Musik sind die Anforderungen und Geschmäcker unterschiedlich. Teste daher verschiedene Übungen und Methoden aus – vertrau dabei deinem inneren Gefühl.

Lass uns nun zum zweiten Punkt kommen. Welche Atemmethoden regulieren dein Nervensystem? Welche stimulieren es und welche können es entspannen? Und welche Übung solltest du – angepasst an deine Bedürfnisse – wählen? Um die aktivierenden und entspannenden Effekte von Breathwork zu verstehen, werde ich verdeutlichen, welche Atmung mit welcher Nervensystemaktivierung verbunden ist. Auf diese Weise hast du ab sofort immer zwei Optionen. Du kannst meine vorgeschlagenen Atemübungen durchführen oder du stellst dir deine eigenen magischen Atemrezepte zusammen.

Merke: Je schneller und energetischer du durch den Mund atmest, desto mehr aktivierst du den Aktivitätsmodus. Mit jeder Einatmung beschleunigt sich dein Herzschlag.

Je langsamer und sanfter du durch die Nase atmest, desto mehr aktivierst du den Ruhemodus. Mit jeder Ausatmung sinkt dein Herzschlag.

Die folgende Abbildung verdeutlicht dies. Dabei habe ich jeweils die zwei Extreme dargestellt – dazwischen liegen verschiedene Ausprägungen von aktivierenden sowie entspannenden Atemübungen, u. a. auch die Kombination von beiden, die entsprechend ausgleichend wirkt wie beispielsweise die Tiger & Turtle-Atmung.

Die Magie deiner Atmung nutzen

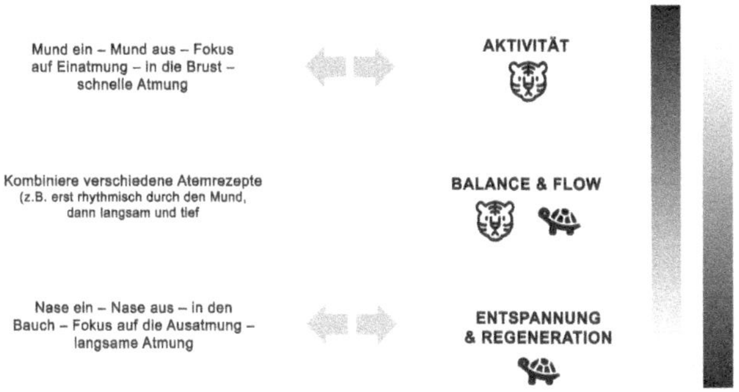

Mund ein – Mund aus – Fokus auf Einatmung – in die Brust – schnelle Atmung
AKTIVITÄT
Kombiniere verschiedene Atemrezepte (z.B. erst rhythmisch durch den Mund, dann langsam und tief
BALANCE & FLOW
Nase ein – Nase aus – in den Bauch – Fokus auf die Ausatmung – langsame Atmung
ENTSPANNUNG & REGENERATION

Breathwork und Technik – wie man Magie messen kann

Neben den aufgezeigten Methoden bin ich aber auch ein Fan von Technik, die die Effekte von Breathwork direkt messbar macht. So wirst du zu deinem eigenen Guru, der jederzeit die magischen Kräfte seines eigenen Körpers abrufen kann. Eine Auswahl technischer Hilfsmittel siehst du hier:

Pulsoximeter

Ein Pulsoximeter misst die Sauerstoffsättigung des Blutes (SpO_2) zusammen mit der Herzfrequenz. Dieses Gerät wird normalerweise von Menschen mit Atembeschwerden verwendet, damit sie ihren Sauerstoffgehalt den ganzen Tag über regelmäßig überwachen können. Extreme Werte chronischer Hypoxie (Sauerstoffmangel) können ernsthafte Probleme im Körper verursachen. Der Pulsoximeter dient auch dazu, beim Training mit Atemanhalten (wie beispielsweise Tiger & Turtle-Breathwork oder Wim Hof) die Sauerstoffsättigung im Blut zu messen oder über die Zeit zu messen, wie unser Puls auf aktivierende Atemtechniken reagiert und wir möglicherweise – auch unter positivem Atemstress – länger ruhig und gelassen bleiben können. Ich empfehle die Nutzung eines Pulsoximeters auch für diejenigen, die mit Breathwork beginnen und den Effekt von Breathwork nachverfolgen möchten – beispielsweise wie der Puls bei einer langen Ausatmung direkt sinkt oder bei der Einatmung steigt. Den direkten Effekt von Breathwork auf Sauerstoffsättigung und Puls zu sehen, hilft zu verstehen, welche Magie der Atem in sich trägt.

Wahrscheinlich wird es dich überraschen, dass wir immer etwa gleich viel Sauerstoff in unserem Blutkreislauf haben: Die meisten Menschen haben unter normalen Bedingungen einen SpO_2-Messwert von 97 bis 99 Prozent.

Ist man sich dessen bewusst, wie hoch der SpO_2-Wert eigentlich ist, stellt man schnell fest, wie leicht es ist, zu viel zu atmen und das

Blut in Zeiten von Stress zu alkalisch zu machen. Dies passiert, wenn man zu viel Sauerstoff einatmet und zu viel Kohlendioxid abgibt.

Im Folgenden eine Übersicht welche Sauerstoffsättigungen normal sind. Dies gilt für Erwachsene. Für Kinder und ältere Menschen können die Werte abweichen.

Sauerstoffsättigung in %	**Einordnung**	**Interpretation**
> 98%	erhöht	sehr gut
94% - 98%	normal	gut
90% - 93%	unter normal	zu beobachten
86% - 89%	erniedrigt	beginnend kritisch
83% - 85%	erniedrigt	kritisch
< 82%	erniedrigt	äußerst kritisch

Quelle: https://vidagesund.de/sauerstoffsaettigung-spo2

HRV-App

Ein Brustgurt für die Herzfrequenzvariabilität (HRV) und eine App helfen dir, deine Herzfrequenzvariabilität zu überwachen. Die Herzfrequenzvariabilität gibt an, wie anpassungsfähig und widerstandsfähig dein Körper gegenüber Stress ist, und kann über verschiedene Fitnesstracker wie beispielsweise Uhren oder Ringe (Whoop-Band, Oura-Ring) gemessen werden.

Generell schlägt das Herz in Ruhe langsamer und bei steigender Belastung schneller. Auch wenn es auf den ersten Blick so wirken mag: Ein normales, gesundes Herz schlägt nicht gleichmäßig wie ein Metronom. Die Zahl der Schläge pro Minute wird als Herzfrequenz (oft auch nur als Puls) bezeichnet. Ein Ruhepuls von 60 Schlägen pro Minute bedeutet also nicht, dass der Abstand zwischen den einzelnen Herzschlägen jeweils genau eine Sekunde (also 1000 Millisekunden) beträgt. Variationen von über 100 Millisekunden sind im entspannten Zustand ganz normal. Das Herz reagiert also sofort auf die kleinsten Veränderungen.

Möchtest du es einmal sehen? Dann schau dir ein EKG an: Die großen Zacken sind nie exakt gleich weit voneinander entfernt – und genau diese Abweichung ist die sogenannte Herzfrequenzvariabilität. Je stärker diese Abstände um einen individuellen Grundwert schwanken, desto besser kann sich dein Herz an körperliche (etwa durch Sport entstandene) und psychische (zum Beispiel durch Stress verursachte) Belastungen anpassen. Du kannst ebenso ein Gefühl von deiner HRV bekommen, wenn du deinen Puls nimmst und ein paar tiefe Atemzüge machst: Wenn du ausatmest, werden die Intervalle zwischen den Schlägen länger, der Puls verlangsamt sich. Wenn du einatmest, werden die Intervalle kürzer, und der Puls wird schneller. Die HRV wird nämlich durch dessen sympathische und parasympathische Zweige reguliert. Wenn wir uns also im Kampf- oder Fluchtmodus befinden, der uns aktiv und leistungsfähig macht, werden dadurch aber ebenso Stresshormone im Körper freigesetzt, die die Herzfrequenz erhöhen und die HRV sinken lassen. Ist die Anstrengung vorbei und der Körper geht wieder in den Erholungsmodus oder den parasympathischen Modus, verringert sich die Herzfrequenz und die HRV erhöht sich.

Das Gute ist: Du kannst die HRV zu deinem Vorteil beeinflussen – z. B. durch die Atmung, aber auch durch deinen Lebensstil, Sport und bewusste Erholungspausen. Ebenso wird die HRV auch durch das Alter, deinen Zyklus, durch Stress sowie die Menge an Flüssigkeit, die du trinkst, und deine Ernährung beeinflusst. Denn selbst wenn genetische Faktoren etwa 30 Prozent des allgemeinen HRV-Levels ausmachen, kannst du deine individuelle HRV immer noch verbessern.

Zusammenfassend lässt sich sagen, dass eine hohe HRV ein gesundes Herz signalisiert und ebenso mit höherer mentaler Gesundheit und geringerer Anfälligkeit für Krankheiten in Verbindung gebracht wird. Laut Alan Watkins, einem britischen Arzt und Neurowissenschaftler, der intensiv mit der HRV zur Verbesserung von

Leistung und Produktivität arbeitet, gibt es mittlerweile genug Belege für die Aussagekraft der HRV. Studien gehen sogar mittlerweile davon aus, dass die HRV direkt mit der Gehirnfunktion verbunden ist und somit auch etwas über eine effektive Entscheidungsfindung aussagt.[70] Generell gilt: je höher, desto besser – nichtsdestotrotz sollte man das Level der eigenen HRV nicht mit dem eines anderen vergleichen, denn jede HRV ist sehr individuell, es geht insgesamt also mehr darum, dass sie tendenziell steigt, als dass man den Grundwert mit dem Grundwert anderer vergleicht.

Oura-Ring

Zur Analyse der Effektivität von Breathwork empfehle ich das Tracking Tool des Fitness-Trackers Oura-Ring. Neben dem Tracking von Schlaf und Sport erlaubt der Ring auch das Messen der Effektivität von Atemmeditation, indem er Körpertemperatur, Herzfrequenz sowie die Herzfrequenzvariabilität misst.

Gehirnwellenstirnband

Mittlerweile gibt es Stirnbänder (z. B. von Muse), die die Gehirnwellenaktivitäten während der Atemmeditation messen können. Atmung ist ein wichtiger Faktor für die Regulation der Gehirnwellenaktivität. Eine tiefe, langsame Atmung führt zu einer erhöhten Aktivität von Alpha- und Theta-Wellen. Im Rahmen der Tiger & Turtle-Methode greifen wir auf Atemtechniken zurück, die es erlauben, deine Gehirnwellenaktivität so zu verändern, dass sogar Gamma-Frequenzen zu erreichen sind, ohne jahrelang meditieren zu müssen. Dies liegt auch daran, dass wir die Atemtechniken mit speziell ausgewählter Musik kombinieren.

Im Folgenden einen Überblick über die verschiedenen Gehirnwellen:

Alpha-Gehirnwellen (8–12 Hz)
Alpha-Gehirnwellen werden oft zu Beginn von Meditation gemessen oder mit Tagträumen in Verbindung gebracht. Alpha ist der Ruhezustand des Gehirns und hilft uns bei geistiger Klarheit, Ruhe und Lernen. Sie senken den Blutdruck, die Herzfrequenz und die Ausschüttung von Stresshormonen.

Beta-Gehirnwellen (13–25 Hz)
Beta-Gehirnwellen sind mit unserem normalen Wachzustand des Bewusstseins verbunden. In diesem Zustand sind wir, wenn wir Probleme lösen, Entscheidungen treffen oder einfach nur unsere Aufmerksamkeit auf etwas richten. Beta-Wellen verbessern die Konzentration und fördern das logische Denken.

Theta-Gehirnwellen (4–7 Hz)
Theta-Wellen werden oft mit dem „dritten Auge" in Verbindung gebracht, da sie uns gemäß spirituellen Lehren helfen, unsere Weisheit zu erschließen. Diese dominieren, wenn wir Aufgaben erledigen, die automatisch sind, wie Autofahren oder Zähneputzen. Sie werden auch bei Tagträumen gemessen. Theta-Wellen sorgen für ein positives Gemüt und fördern die Kreativität. Sie helfen bei Problemlösung und Fokus.

Delta-Gehirnwellen (0,5–3 Hz)
Delta-Gehirnwellen sind sehr langsam und treten auf, wenn wir uns in einem traumlosen und tiefen Schlaf befinden. Deltawellen fördern auch die Produktion von zwei Anti-Aging-Hormonen, DHEA und Melatonin. Daher findet in der Delta-Frequenz tiefe Heilung und Wiederherstellung statt. Gutes Schlafen ist daher so wichtig für unsere Heilung. Ebenso helfen sie, tiefes Mitgefühl und Empathie für andere zu fühlen.

Gamma-Gehirnwellen (25–70 Hz)
Gammawellen verringern Angst und Furcht und steigern positive Emotionen. Ebenso werden sie oft bei sehr intensivem Fokus gemessen. Gammawellen werden mit universeller Liebe, Mitgefühl und Altruismus in Verbindung gebracht. Dies könnte der Grund sein, warum langjährige Mönche eine stärkere Gamma-Gehirnwellenfrequenz zeigen.

Teil 3
Der Atem und die Weiblichkeit

Auf den ersten Blick scheint es keine signifikanten Unterschiede zwischen weiblicher und männlicher Atmung zu geben – wir nutzen alle die gleichen Atemwege und Atemmuskeln, um Sauerstoff aufzunehmen und Kohlenstoffdioxid abzugeben.

Und doch könnte ich nicht aufgeregter sein, wenn es darum geht, dieses Kapitel zu schreiben, denn je tiefer ich in den letzten Jahren in die Themen rund um Atmung und körperliches und seelisches Wohlbefinden eingestiegen bin, umso mehr habe ich gemerkt, dass Männer und Frauen dabei häufig über einen Kamm geschert werden. Das Buch *Unsichtbare Frauen. Wie eine von Daten beherrschte Welt die Hälfte der Bevölkerung ignoriert* von Caroline Criado-Perez war in diesem Zusammenhang ein Augenöffner, denn die Autorin untersuchte die Auswirkungen von geschlechtsspezifischen Datenlücken auf das Leben von Frauen. Criado-Perez argumentiert, dass die Welt von Männern für Männer gemacht ist. Sie zeigt, welche Probleme dies für Frauen in verschiedenen Bereichen verursacht, unter anderem in der Medizin. Frauen sind häufiger von bestimmten Krankheiten betroffen, für die es keine spezifischen Behandlungen gibt, da die Forschung jahrzehntelang ihre Ergebnisse aus Studien bezog, die hauptsächlich männliche Probanden untersuchte.[71] Dadurch sind Frauen in der medizinischen Forschung und in wissenschaftlichen Studien unterrepräsentiert. Dabei ist bekannt, dass Krankheiten bei Frauen anders verlaufen als bei Männern. Die Unterschiede zwischen Männern und Frauen sind insbesondere bei Herz-Kreislauf-Erkrankungen deutlich ausgeprägt. Herzinfarkte bei Frauen werden oft nicht so schnell erkannt wie bei Männern, da die Symptome anders sein können.

Auch die Welt von Breathwork ist stark männlich geprägt. Ich hatte beispielsweise wunderbare Breathwork-Ausbilder, die weltweit bekannt sind – allesamt männlich. Obwohl ich viel von ihnen lernen konnte, fühlte ich mich nur bis zu einem gewissen Punkt abgeholt und verstanden. Ebenso stellte ich in der Arbeit mit männlichen und weiblichen Klienten große Unterschiede fest – oft hatten Männer und Frauen komplett unterschiedliche Erfahrungen und Vorlieben.

Im Allgemeinen haben Männer eine größere Lungenkapazität, einen größeren Brustkorb und ein größeres Lungenvolumen als Frauen, deren Zwerchfell zudem ca. neun Prozent kürzer ist als das der Männer. Dies bedingt, dass Männer im Schnitt zwölf- bis 14-mal pro Minute atmen, während Frauen tendenziell zwei bis drei Atemzüge mehr pro Minute nehmen. Das Lungenvolumen beträgt bei Männern etwa 6,5 bis 7 Liter, bei Frauen etwa 4,5 bis 5 Liter, wobei insbesondere das häufigere Atmen bei Frauen Auswirkungen hat. Ein weiterer wesentlicher Unterschied in der weiblichen und männlichen Atmung liegt in den hormonellen Unterschieden.[72] Deswegen schauen wir uns im Folgenden genauer an, welche Wechselwirkung es zwischen Atmung und weiblichen Hormonen gibt und wie du Breathwork zur Optimierung deines hormonellen Zyklus nutzen kannst. Doch bereits schon der weibliche Lifestyle unterscheidet sich stark von dem der Männer.

Der weibliche Lifestyle

Es gab Zeiten, da fühlte sich mein Leben an wie ein Stakkato des Einatmens: pausenlos beschäftigt und tausend Sachen im Kopf. Als fürsorgliche Mutter musste ich an all die Dinge denken, die meine Kinder für die Schule brauchten: von Sportsachen bis zu umfangreichen, gesunden Snacks, die wir als Eltern in den Niederlanden den Kindern statt Mittagessen mitgeben. Kaum waren die Kinder aus dem Haus, war mein Vormittag ausgefüllt mit Zoom-Meetings, der Vorbereitung von Kundensessions und einem kurzen Gang zum Fitness- oder Yogastudio. Parallel wollte die Babysitterin wissen, wo sie am Nachmittag die Kinder abholen musste, und ich durfte über das anstehende Abendessen nachdenken und Last-Minute dafür einkaufen. Nicht zu vergessen waren all die anderen kleinen To-dos, die immer wieder meine Aufmerksamkeit einforderten wie endlose WhatsApp-Mitteilungen, E-Mails oder Anrufe. Das ständige Multitasking stresst uns – wenngleich wir als Frauen grundsätzlich besser damit umgehen können als Männer. Gab ich nur zwei der vielen To-dos an meinen Mann weiter, ließ er mich verstehen, dass es ihn stresste, sich auch noch darum kümmern zu müssen.

Das Multitasking führte für mich und viele meiner Kundinnen – egal ob mit oder ohne Kinder – zu einem konstanten Gefühl, dass man sich keine Pause erlauben kann, kein Ausatmen und Abschalten. Frauen sind zwar besser dafür ausgestattet, Dinge parallel zu machen, empfinden aber – vielleicht deswegen? – auch mehr Stress als die männlichen Gegenspieler. Darüber hinaus investieren Frauen tendenziell mehr Zeit in unbezahlte Hausarbeit, Pflege älterer Familienangehöriger und Kinderbetreuung – alles neben einer beruflichen Tätigkeit. Frauen leisten weltweit rund 75 Prozent aller unbezahlten Arbeit.[73] Dies führt zu einer höheren emotionalen Arbeitsbelastung im Vergleich zu Männern. Doch selbst wenn es zu viel wird, wird von Frauen erwartet, dass sie trotzdem weiterhin fürsorglich und freundlich reagieren. Häufig stellen insbesondere unbezahlte Tätigkeiten wie die Kindererziehung und die Betreuung von Familienangehörigen emotionale Arbeit dar. Natürlich lieben wir unsere Kinder und Eltern. Trotzdem kostet uns die Regulation von Emotionen zusätzliche Energie. Diese sogenannte „emotionale Arbeit“ bedeutet, seine eigenen Emotionen in einem Job, einer Beziehung oder einer Rolle zu managen und zu steuern. Da von uns Frauen regulierte Emotionen erwartet werden, kann das viel Anstrengung kosten. Es geht darum, sich um die Gefühle anderer zu kümmern und ihnen Unterstützung zu bieten. Wenn wir als Frauen dieses geforderte Ideal nicht erreichen, fühlen wir uns oft schuldig und noch gestresster.

Wie Breathwork den weiblichen Zyklus unterstützen kann

Und als wäre das noch nicht genug, kommen die Besonderheiten unserer wunderbaren Biologie hinzu. Dies ist ein wichtiger Faktor, der vielen Frauen selbst gar nicht bewusst ist. Dennoch hat er einen maßgeblichen Effekt auf die Atmung und damit auch auf das körperliche und geistige Befinden von uns Frauen: unser Menstruationszyklus.[74]

Denn während Männer lediglich dem zirkadianen Zyklus ausgesetzt sind, unterliegen Frauen sowohl dem zirkadianen Zyklus als auch dem infradianen Rhythmus. Der zirkadiane Rhythmus umfasst biologische Prozesse im Körper, die ungefähr 24 Stunden dauern wie beispielsweise der Schlaf-Wach-Rhythmus. Dieser Rhythmus wird durch die zirkadiane Uhr im Gehirn gesteuert, die auf den Licht-Dunkel-Zyklus reagiert. Der infradiane Rhythmus wiederum bezieht sich auf biologische Prozesse im Körper, die länger als 24 Stunden dauern. Und genau dieser Rhythmus bringt uns zum weiblichen Menstruationszyklus. Dieser ca. 28-tägige Rhythmus wird durch Hormone wie unter anderem Östrogen und Progesteron gesteuert.

Glückwunsch, liebe Frauen! Wir unterliegen beiden Veränderungsprozessen. Zusätzlich kann der infradiane Rhythmus des Menstruationszyklus auch den zirkadianen Rhythmus beeinflussen und damit weitere Auswirkungen auf den Schlaf und andere physiologische Prozesse haben. Nun – das kann nun alles positiv oder negativ sein!

Doch in welchem Zusammenhang stehen weibliche Zyklen und Atmung? Dafür ist es sinnvoll, den weiblichen Zyklus etwas genauer unter die Lupe zu nehmen und zu schauen, wie wir unsere Hormone zu unserem Vorteil nutzen können.

Mir gefällt die Idee, unseren Zyklus mit den unterschiedlichen Jahreszeiten zu vergleichen, und ich fand diese Inspiration bei Maisie Hill, Autorin des Buches *Period Power*.[75]

Was dich im Winter erwartet (Menstruation)

Nach Maisie Hill steht der Winter im Jahreszeitenzyklus für die Menstruationsperiode. Sie beginnt am ersten Tag der Menstruationsblutung und dauert etwa drei bis sieben Tage. In dieser Phase wird die Gebärmutterschleimhaut abgestoßen, und es kommt zur Menstruationsblutung. Durch die Abnahme von Östrogen und Progesteron kannst du dich sehr erschöpft fühlen, wenngleich viele Frauen hier eine Linderung ihrer PMS-Symptome (prämenstruelles Syndrom) wie Blähungen oder Brustspannen erfahren. Weil im Winter auch schmerzlindernde Hormone wie Oxytocin und Endorphine ausgeschüttet werden, ist es nicht ungewöhnlich, möglicherweise auch ein Glücksgefühl zu erleben.

Wie du deinen Winter für dich nutzen kannst:
Da viele Frauen sich in dieser Phase verletzlicher fühlen und das Bedürfnis nach Ruhe und Rückzug größer ist, eignet sich diese Zeit besonders dazu, ausgedehnte Breathwork-Einheiten zu genießen, die den Fokus auf ruhige, langsame Atmungen richten. Kombiniere diese ruhigen, entspannenden Atemübungen mit restorativer Bewegung wie beispielsweise ausgedehnten Spaziergängen, Yin-Yoga oder sanftem Schwimmen.

Was die Produktivität angeht, so fühlst du dich gegebenenfalls im Winter etwas kreativer, weil es dir unter Umständen leichterfällt, deine Intuition und Ideen abzurufen, und der Fokus stärker nach innen gerichtet ist. Daher ist diese Zeit wunderbar, um zu reflektieren und neue Visionen zu kreieren. Einzelne Studien legen ebenso nahe, dass die Kommunikation zwischen den Gehirnhälften während der Menstruationsphase erhöht ist.[76] Dies kann zu einer verbesserten

Kreativität, Intuition, emotionalen Intelligenz, Problemlösungsfähigkeit und Selbstwahrnehmung führen. Nutze diese magische Superkraft also, um deine Ideen und Visionen auszuarbeiten. Da dein Winter ebenso eine gute Zeit ist, dich etwas aus dem sozialen Leben zurückzuziehen, hast du für kreative Phasen und winterliche Ruhephasen nun möglicherweise auch etwas mehr Zeit. Lege deine To-do-Listen beiseite und genieße einfach mal nur dein Dasein.

Lifestyle und Breathwork im Winter – Genieße den Schildkröten-Modus

Im Folgenden gebe ich dir Tipps mit an die Hand, wie du das Beste aus deinem Winter machen kannst und welche Art von Atemübungen und sportlichen Aktivitäten sich hier am besten eignet.

Kurze Atempausen – Atemhunger

Achte darauf, dass deine Wirbelsäule lang und dein Körper offen ist. Denn wenn du angespannt bist, schränkst du sofort deine Atmung ein.

Anwendung: jederzeit und überall
Dauer: zwei Minuten
Position: stehend oder sitzend

Anleitung

1. Steh aufrecht mit den Beinen hüftbreit auseinander und den Armen an den Seiten. Alternativ setze dich bequem hin.
2. Achte darauf, dass deine Wirbelsäule lang und dein Körper offen ist.
3. Nimm einen sanften Atemzug durch die Nase ein.
4. Atme sanft durch die Nase wieder aus und halte den Atem für fünf Sekunden an oder mindestens so lange, bis ein Atemhunger entsteht (also das Gefühl, dass du wieder einatmen möchtest). Entspann dich, während du den Atem anhältst.
5. Atme mindestens zehn Sekunden lang normal.

6. Wiederhole die Schritte 3 bis 5 für einige Minuten oder bis du dich entspannt fühlst.

Funktionale Atmung

Versuche im Alltag den Fokus auf die Grundlagen deiner Atmung zu lenken. Dies kannst du immer und jederzeit machen – sie lassen sich super mit deiner Alltagsroutine kombinieren. Du kannst zum Beispiel ein paar lange Atemzüge durch die Nase nehmen, während du Tee kochst oder aufräumst. Genauso kannst du einen kurzen Spaziergang unternehmen und dabei auf die Grundlagen deiner Atmung achten. Vielleicht machst du es dir sogar zur Routine, auf deinem morgendlichen Weg zur U-Bahn ein paar Minuten die Grundlagen funktionaler Atmung zu trainieren. Alle Tipps zur funktionalen Atmung findest du in Teil 1 dieses Buchs.

Wellenatmung

Sicherlich erinnerst du dich auch noch an die Akkordeon-Atmung, bei der du tief in den Bauch atmest und spürst, wie sich deine Rippenbögen wie bei einem Akkordeon weiten und deine Lungen sich ganz mit Luft füllen. Wiederhole diese Atemübung (siehe dazu Teil 1, Kapitel *Zeige Bauch* oder die Sammlung aller Übungen am Ende des Buchs).

Lange Ausatmungen in Kombination mit Tönen und Visualisierungen

Auch lange Ausatmungen eignen sich, um Spannung loszulassen und den Ruhepuls zu senken. Diese kannst du gerne mit Summen oder Tönen kombinieren, um deinen Vagusnerv zusätzlich für mehr Entspannung zu aktivieren. Eben weil die Kommunikation zwischen deinen beiden Gehirnhälften während der Menstruationsphase erhöht ist, ist es gut möglich, dass es dir nun besonders leichtfällt, Visualisierungen und Affirmationen in deine Breathwork-Praxis zu integrieren.

Lange Ausatmungen in Kombination mit Power-Posen

Falls du einen Boost für dein Selbstbewusstsein benötigst, kannst du jederzeit in die Übungen auch eine sogenannte Power-Pose einbauen. Power-Posen sind Körperhaltungen, die Stärke, Macht und Selbstvertrauen ausdrücken und dir mehr Selbstsicherheit geben können. Forschungen belegen, dass das Einnehmen einer Power-Pose zu einer Zunahme des Testosteronspiegels und einer Abnahme des Cortisolspiegels führen kann.

Es gibt viele verschiedene Power-Posen – die beiden folgenden sind meine Favoriten:

- die Siegerin: die Arme über dem Kopf in V-Form ausstrecken
- die Königin: die Hände in die Hüften stemmen und den Kopf leicht anheben, Brust erhoben

Sport im Winter

Insbesondere in den ersten Tagen des Winters dürfen die Sporteinheiten kürzer sein, denn du wirst feststellen, dass du einen höheren Ruhepuls hast und ebenso die Muskeln länger brauchen, sich von deinen Fitness-Workouts zu erholen. In dieser Phase geht es nicht darum, neue Kraft aufzubauen, sondern lediglich dein aktuelles Gesundheits- und Fitnesslevel zu halten und zur Ruhe zu kommen.

Was für die ersten Tage deiner Menstruation gilt, gilt nicht unbedingt für die letzten Tage deines Winters: Aus Analysen von Stacey Sims geht hervor, dass viele Frauen während der letzten Tage der Menstruation resilienter gegenüber Stress werden.[77] Daher kann diese Zeit auch gut für Workouts mit höherer Intensität genutzt werden, weil die Regenerationszeit wieder kürzer wird. Trotzdem ist es wichtig, auf deinen eigenen Körper zu hören. Wenn du weiterhin spürst, dass du Ruhe und Rückzug brauchst, nimm dir genug Zeit dafür. Dies kann insbesondere dann der Fall sein, wenn du sehr starke Monatsblutungen hast (was für ein Viertel aller Frauen gilt). Falls du dir allerdings intensivere Workouts zutraust, tu dies, aber denke daran, dass du ausreichende Erholungsphasen einlegst!

Wenn du dich in den letzten Tagen deines Winters gut fühlst, probiere eine neue Yogapose aus, trainiere mit etwas schwereren Gewichten oder mache das intensive Intervall-Training, das du dir schon seit einiger Zeit vorgenommen hast.

Was dich im Frühling erwartet (Follikelphase)

Die Follikelphase beginnt nach der Menstruationsphase und dauert normalerweise etwa sieben bis 14 Tage. In dieser Phase wachsen Follikel in den Eierstöcken heran, die jeweils eine Eizelle enthalten. Östrogen und das luteinisierende Hormon (LH) steigen während dieser Phase an und stimulieren das Wachstum des dominanten Follikels, der schließlich in der Mitte des Zyklus platzt. Der Frühling beginnt mit der Präovulationsphase, Östrogen dominiert nun. Östrogen wird manchmal scherzhaft auch als Beyoncé-Hormon bezeichnet, da es der Frau wieder mehr Energie, Motivation und Interesse an der Außenwelt beschert. Frauen fühlen sich dann wieder positiver, belastbarer, neugieriger und kreativer – daher ist dies ein perfekter Zeitraum, um neue Ziele anzustreben.

Lifestyle und Breathwork für den Frühling – lass den Tiger erwachen

Der Frühling beschert jede Menge positive Energie und Selbstvertrauen, die es zu nutzen gilt, um neue Pläne in die Tat umzusetzen. Es mag sich so anfühlen, als hättest du grenzenlose Energie – dennoch solltest du es nicht übertreiben und regelmäßige Atempausen einlegen.

Für viele meiner Kundinnen ist der Frühling die Phase, in der sie viel Energie haben, um intensive Workouts und neue Projekte anzugehen. Die Visionen, die im Herbst und Winter entstanden sind, kannst du jetzt mit vollem Tatendrang umsetzen. Gemeinsam mit dem Sommer ist dies auch die Phase, in der viele Frauen es genießen, mit anderen etwas zu unternehmen und sich zu zeigen. Diese Zeit eignet sich also für wichtige Termine, ob beruflich oder privat, sowie das Zusammenkommen mit Freunden und Familie.

In dieser Phase kannst du auch deine Atmung herausfordern und trainieren – zum Beispiel mit Breathwork-Einheiten, die deine CO_2-Toleranz trainieren (wie beispielsweise die Tiger & Turtle-Atmung).

Ich nutze den Frühling, um mein Zwerchfell zu trainieren, indem ich zum Beispiel einen Atemgürtel trage. Dieser wird um die Taille gelegt und kreiert etwas Widerstand, um auf diese Weise das Zwerchfell zu trainieren. Da manche Kundinnen in dieser Zeit von zu viel Energie sprechen, bieten sich ebenso intensive HIIT- und Krafttrainingseinheiten an, um die überbordende Energie zu kanalisieren. Auch bieten sich vor dem Schlafengehen ein paar Minuten Kohärenz-Atmung (S. 42) zum Runterkommen an.

Diese Zeit ist ebenso geeignet, um lange Atempausen zu trainieren, um damit deine Stressresilienz und Performance zu erhöhen. Siehe dazu die Übungen in Kapitel *Leistungsfähigkeit und Stressresilienz.*

Was dich im Sommer erwartet (Ovulationsphase) – den Tiger herausfordern

Die Ovulationsphase bezeichnet den Zeitpunkt, an dem der reife Follikel platzt und die reife Eizelle freisetzt. Dies ist auch die kürzeste Phase. Das „Beyoncé-Hormon" (Östrogen) erreicht seinen Höhepunkt und der Körper steuert auf den Eisprung zu. Hier werden auch Testosteron und ein luteinisierendes Hormon für eine erhöhte sexuelle Energie und Libido ausgeschüttet.

Lifestyle und Breathwork für den Sommer

Dies ist die Zeit, um Spaß und Abenteuer zu haben – auf allen Leveln. Möglicherweise merkst du die gesteigerte Energie in deiner Produktivität bei der Arbeit und fühlst unbändige Energie. Die Zeit lässt sich auch gut nutzen, um schwierige Gespräche mit Mitmenschen zu führen, die bisher vermieden wurden. Da der Sommer zum Ausprobieren einlädt, ist es vielleicht genau die richtige

Phase, um auch mal deinen Partner in Breathwork einzuweihen und beispielsweise einen romantischen Abend zu zweit mit einer verbindenden Atemsession zu beginnen (siehe dazu *Nähe und Vertrautheit mit dem Partner)*. In dieser Zeit kannst du weiterhin intensive Workouts machen – auch deine Schmerztoleranz ist im Sommer höher.

Für manche ist diese Phase allerdings auch mit Angst und Unruhe verbunden. Dann bietet es sich an, diese negativen Energien durch Sport zu kompensieren. Östrogen stimuliert das Muskelwachstum, und möglicherweise ist dies für dich eine Einladung, um High Intensity Workouts wie z. B. HIIT (hochintensives Intervalltraining) und Krafttraining durchzuführen, um diesen Beyoncé-Nebeneffekt für dich zu nutzen. Auch ist diese Phase geeignet, um deine Ausdauer zu trainieren. Lass also den Tiger in dir wach werden. Dafür eignen sich Atemübungen, die dich fordern, wie z. B. längeres Atemhalten. Siehe dazu die Übungen in Kapitel *Leistungsfähigkeit und Stressresilienz.*

Was dich im Herbst erwartet (Lutealphase) – die Schildkröte begrüßen

Die Lutealphase beginnt nach dem Eisprung, wenn der reife Follikel platzt und die Eizelle freigesetzt wird (ungefähr Tag 15 bis 28 ausgehend von einem Zyklus, der 28 Tage dauert). Die Lutealphase dauert normalerweise etwa 14 Tage und endet mit der Menstruationsblutung. Wenn keine Schwangerschaft eintritt, führt ein Absinken der Hormone Progesteron und Östrogen dazu, dass die Gebärmutterschleimhaut abgestoßen wird und es zur Menstruationsblutung kommt.

Was dich im Herbst erwartet

Studien zeigen, dass sich die weibliche Atmung in der späten Follikel- bis Lutealphase aufgrund des Progesteronanstiegs beschleunigt. Wenn du schneller atmest, atmest du auch mehr Kohlendioxid aus, was zu einer reduzierten Kohlenstoffkonzentration im Blut führt. Niedrige Kohlendioxidwerte können zu Müdigkeit, Reizbarkeit und Angst führen. Und wie du mittlerweile bereits weißt, versetzt die erhöhte Atemfrequenz dein Nervensystem in den Alarmzustand mit verschiedenen Folgen:

- die Herzfrequenz erhöht sich
- der Stress steigt
- die Herzfrequenzvariabilität sinkt

Dies kann dann auch mit verstärkten Asthmasymptomen, einem erhöhten Schmerzempfinden, Müdigkeit und Stimmungsschwankungen einhergehen. Ebenso kann es zu PMS-Symptomen wie Stimmungsschwankungen, empfindlichen Brüsten und Depressionen führen. PMS wird durch Ungleichgewichte von Östrogen und Progesteron verursacht. Du wirst möglicherweise auch merken, dass du insgesamt einen höheren Ruhepuls hast (lässt sich auch an Fitnesstrackern wie dem Oura-Ring ablesen) und dich Trainingseinheiten mehr Kraft kosten. Maisie Hill beschreibt diese Phase auch als „Autobahn zur Hölle". Progesteron dominiert. Die unbändige Energie nimmt ab, Kritik nimmt man auf einmal nicht mehr auf die leichte Schulter und ein Bedürfnis für mehr Rückzug entsteht. Einige Frauen können sich nun aber auch gut durchsetzen und sich stärker von ihrer Intuition und Konzentration leiten lassen.

Lifestyle und Breathwork für den Herbst – von der Schildkröte lernen

Lass dich in dieser Zeit von der Energie der Schildkröte und der Natur inspirieren. Im Herbst findet der Wechsel von der nach außen ausgerichteten Sommerenergie zum zurückgezogenen Herbst statt. Dadurch steht diese Zeit oft für mehr Klarheit von Gedanken und Gefühlen. Sind wir uns dessen bewusst, können wir es als Stärke nutzen. Da die Energie insgesamt eher abnimmt, bist du eingeladen, sie zielgerichteter einzusetzen. Wie? Stell dir die Frage, zu welcher Tageszeit du grundsätzlich die meiste Energie und höchste Motivation hast. Vielleicht bist du in dieser Zykluszeit auch offen dafür, Hilfe von anderen anzunehmen und dich der Kraft der Verletzlichkeit hinzugeben. Indem ich mich selbst authentisch zeige, ermutige ich indirekt auch andere, verletzlich zu sein, und oft empfinde ich, dass daraus zwischenmenschliche Beziehungen sogar tiefer werden. Es sollte in unserer Welt kein Tabu mehr sein, dass Frauen einem natürlichen Zyklus folgen. Schließlich tabuisieren wir genauso wenig, dass es in der letzten Jahreshälfte eher dunkel und kalt ist und die Tage kürzer sind. Ganz im Gegenteil: Wir zelebrieren den Winter mit all seinen Festen und lieben die Gemütlichkeit.

Um im Herbst deine Energie einzuteilen, fokussiere dich auf ruhigere Ausdauertrainings und versuche dabei, den Fokus auf die Nasenatmung und rhythmische Atmung mit einem Fokus auf eine längere Ausatmung zu legen. Diese Phase eignet sich ebenso, um den Fokus eher auf Fitnesstrainings mit geringer Intensität oder leichtem Ausdauertraining zu legen. Denn im Herbst verbrennt der Körper in der Lutealphase mehr Fett, da der Östrogen- und Progesteronspiegel die Herstellung von Zucker aus Eiweiß und Fett unterdrückt (siehe ebenso die Hinweise und Übungen im Winter-Teil).

Langsame, leichte und nasale Atmung

Anstatt intensive Breathwork-Übungen mit langem Atemhalten zu trainieren, bist du nun eingeladen, mit kürzeren Atempausen zu arbeiten und ausgleichende Atmungen anzuwenden. Kommst du also mal wieder zum Ende deines Zyklus und merkst, dass deine Atmung flacher wird, die Laune gedrückter und die Gedanken flüchtiger, dann lege besonderen Fokus auf deine funktionale Atmung (siehe dazu Übungen im Winter).

Atempausen und Stretches

Interessanterweise sind die Symptome von PMS und chronischer Hyperventilation sehr ähnlich. Dazu gehören unter anderem Müdigkeit und depressive Verstimmungen, Studien zufolge ausgelöst durch eine erhöhte Sensitivität gegenüber dem eigenen CO_2-Level. Aus diesem Grund können Atemübungen, die einen Fokus auf langsame, leichte und nasale Atmung sowie bewusstes Atemhalten richten, die Symptome der PMS verringern (siehe dazu auch die genannten Übungen im Sommer, um dein CO_2-Level zu trainieren – mit dem Unterschied, dass du im Winter weniger intensiv an die Übungen herangehst).

Angst und Stress führen zu einer Verengung des Körpers, was die Durchblutung und die Sauerstoffversorgung verringert. Doch leichte körperliche Bewegung kann den Körper wieder in den Ruhemodus versetzen und damit die Durchblutung erhöhen. Kombiniert man dies mit kleinen Atempausen, kannst du innerhalb von wenigen Minuten in einen Zustand von Ruhe und Flow kommen. Diese Übung ist inspiriert von meinem Training bei Oxygen Advantage.

Anwendung: jederzeit bei Anspannung und Stress
Dauer: fünf Minuten
Position: sitzend
Kontraindikation: nicht bei Schwangerschaft und Herzproblemen

Anleitung

1. Achte darauf, dass deine Wirbelsäule aufgerichtet ist. Finde einen entspannten Sitz.
2. Atme durch die Nase ein und öffne deine Arme zu einem Kaktus. Dein Brustraum und Herz öffnen sich und optional kannst du den Kopf leicht nach hinten lehnen.
3. Sobald du mit der Ausatmung beginnst, bringst du die Arme langsam vor dem Herz zusammen und rundest die Wirbelsäu-

le. Das Kinn bringst du zur Brust. Hinweis: Diese 2 Schritte ähneln einer sitzenden Katze-Kuh-Pose aus dem Yoga.

4. Am Ende der Ausatmung hältst du den Atem für fünf oder zehn Sekunden an. Entspann dich dabei.
5. Wiederhole eine Bewegung mit normaler Atmung und eine mit Atempause. Setz diese für fünf Runden fort. Damit führst du die Bewegung also zehnmal aus.

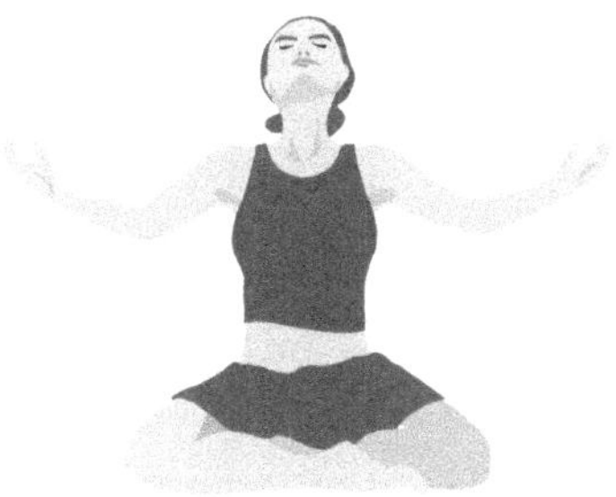

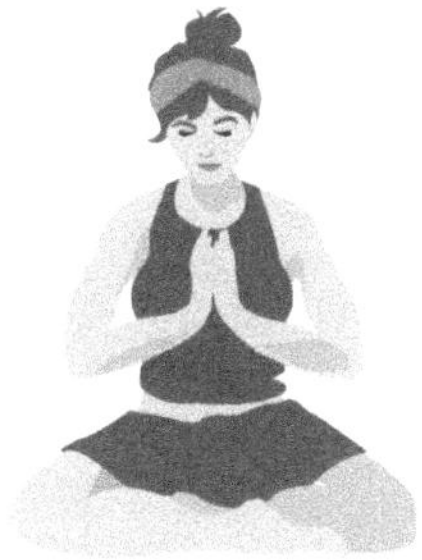

Atemmeditationen

Im Herbst bieten sich längere Atemmeditationen für Klarheit und Intuition an. Ich empfehle meinen Kundinnen, ihren Herbst für die Reflexion zu nutzen und sich mehr nach innen zu kehren. In dieser Zeit lassen sich z. B. größere Entscheidungen im Rahmen einer tieferen Atemeinheit treffen (z. B. Tiger & Turtle-Atmung – für längere Sessions siehe www.tiger-turtle.com/shop).

Zusammenfassend kann man sagen, dass Herbst und Winter verstärkt die Schildkröten-Phasen sowie Frühling und Sommer die Tiger-Phasen sind.

Dies verdeutlicht die folgende Abbildung:

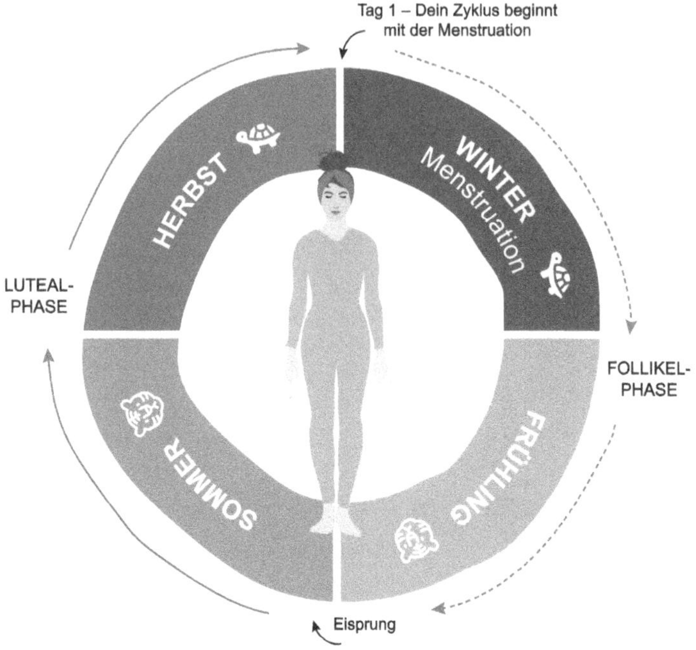

Quelle: basierend auf der Jahreszeiten-Idee von Maisie Hill. Tiger und Schildkröten-Modell von Johanna Lehmann.

Schildkröten-Phasen

Der Winter und der Herbst sind verstärkt deine Schildkröten-Phasen. Dies bedeutet, dass du und dein autonomes Nervensystem zur Ruhe kommen dürfen. Hier geht es darum, deine Kräfte einzuteilen und dich von den Strapazen und Herausforderungen des Frühlings und Sommers zu erholen. Denke zurück an das Geheimnis der Schildkröte – ihr langes Leben hat sie ihrem bedächtigen, ruhigen Lebensstil zu verdanken. Sie atmet langsam, hat dadurch wenig oxidativen Stress und profitiert von Erholungsphasen. Genauso darfst du auch deinen persönlichen Herbst und Winter verstehen und bewusst mehr Zeit für dich und deine Erholung einplanen. Du gehst vom Äußeren mehr ins Innere, um danach mit neuer Kraft wieder in eine aufregende Tiger-Phase zu starten.

Tiger-Phasen

Frühling und Sommer sind die Phasen, in denen verstärkt die Energie des Tigers spürbar wird. Dies bedeutet, dass du eingeladen bist, über dich selbst hinauszuwachsen und Herausforderungen anzunehmen – ob dies nun ein neues Workout ist, ein größeres Projekt im Job oder ein intensiveres CO_2-Toleranztraining. In deiner Tiger-Phase hast du unbändige Energie und darfst sie nutzen: Geh raus und verändere die Welt! Auch für Athletinnen könnte es interessant sein, ihren Zyklus bei der Planung von Trainings und Wettkämpfen einzubeziehen. Messungen von Langlaufathletinnen zeigten beispielsweise, dass die besten Langlaufzeiten während der Tage kurz nach der Ovulation (Sommer) sowie sofort nach der Menstruation (später Winter) erzielt wurden – dies entspricht also der Tiger-Phase.[78]

Eine abschließende Betrachtung

Für manche Frauen sind die zyklischen Veränderungen sehr belastend. Doch können wir diese Veränderungen auch positiv betrachten? Sind sie vielleicht nur auf den ersten Blick negativ? Wenn wir unseren Zyklus auf positive Weise annehmen, erlaubt uns dies, die geistigen und körperlichen Veränderungen eher als Einladung für ein verändertes Handeln zu verstehen als eine Last.

Ich kann ganz klar eine erhöhte Atemrate ab der zweiten Hälfte meines Zyklus sehen. Ärgerte mich dies als Atem-Coach zu Beginn noch, sehe ich es mittlerweile als Einladung, meinem aktiven Geist in der zweiten Zyklushälfte ganz bewusst mehr Ruhephasen und Entspannungspausen zu gönnen. Mittlerweile habe ich sogar ab dem 21. Zyklustag eine Erinnerung in meinem Handykalender, mir täglich Raum für kurze Entspannungsrituale wie Yoga oder Atemarbeit zu schaffen. Genauso habe ich meinem Partner eine Kalendererinnerung kredenzt – wer weiß, vielleicht führt die Erinnerung ja zu einer kleinen Aufmerksamkeit oder mehr Unterstützung im Haushalt. Ebenso berücksichtige ich nun auch meinen Zyklus im beruflichen Alltag – zumindest soweit mir dies möglich ist. Ich gebe zum Beispiel während der Lutealphase, in der mich gern einmal das prämenstruelle Symptom besucht, keine Retreats mehr und versuche nach Möglichkeit größere Events und Trainingseinheiten in die ersten zwei Wochen meines Zyklus zu schieben. In der zweiten Zyklushälfte fokussiere ich mich mehr auf zurückgezogene Themen, wie beispielsweise die strategische Ausrichtung von Tiger & Turtle, Website-Veränderungen, Schreiben und Produzieren neuer Atem-Einheiten sowie dem Schreiben an diesem Buch.

Insgesamt sind die Auswirkungen des Menstruationszyklus auf die weibliche Atmung bisher noch nicht besonders gut untersucht worden. Daher bin ich umso dankbarer für all die Studien, die mein Atem-Kollege Patrick McKeown zu diesem Thema in seinem Buch *The Breathing Cure* zusammengetragen hat.

Schwangerschaft und Geburtsvorbereitung

Je mehr ich mich mit den Unterschieden männlicher und weiblicher Atmung beschäftige, umso mehr wird mir klar, welche Superwesen wir Frauen doch sind (ohne die Superkräfte der nichtmenstruierenden Bevölkerung in den Hintergrund stellen zu wollen).

Gerade in der Schwangerschaft – in der Zeit ohne monatlichen Zyklus – leisten Frauen Schwerstarbeit, denn ihre Lungen arbeiten für zwei. Ihr Sauerstoffbedarf steigt um ca. 15 Prozent. Im zweiten Teil der Schwangerschaft nimmt das residuelle Lungenvolumen, also der Anteil der Luft, der nach maximaler Ausatmung noch in der Lunge verbleibt, um ca. 22 Prozent ab, und das Zwerchfell verschiebt sich um ca. fünf Zentimeter nach oben, um Platz für das wachsende Baby zu machen.

Ca. 70 Prozent aller schwangeren Frauen berichten von Kurzatmigkeit in ihrem Alltag. Auch Schlafstörungen wie die chronische Schlafapnoe nehmen zu, u. a. weil Schwangere vermehrt unter verstopfter Nase leiden, sich der Nackenumfang leicht erhöht und es häufiger zu Schwellungen des Gewebes des Rachens kommt. In den späteren Schwangerschaftsstadien ist auch weniger Raum für die Bewegung des Zwerchfells, wodurch sich das Lungenvolumen weiter verringert. Und als wäre das alles nicht schon genug, erfahren werdende und frischgebackene Mamas auch mehr Angst. Fast ein Fünftel aller Frauen hat während der Schwangerschaft klinisch signifikante Ängste, und zwei Drittel dieser Frauen leiden auch nach der Geburt noch daran.[79] Die Symptome beinhalten unter anderem Müdigkeit, fortwährendes Grübeln, Konzentrationsschwierigkeiten, muskuläre Anspannung und Schlafstörungen. Umso wichtiger ist es, aufgrund dieser Veränderungen einen verstärkten Fokus auf die Atmung zu lenken.

In der Schwangerschaft empfehle ich dir beruhigende und langsame Atmungen. Dies entspricht den Übungen im Kapitel *Die Kraft der langsamen Atmung* sowie *Zeige Bauch*. Darüber hinaus empfehle ich auch während der Schwangerschaft weiterhin, sanftes Atmen durch die Nase zu trainieren (siehe Kapitel *Superorgan Nase*). Jegliches Atemanhalten sowie Hyperventilieren (wie z. B. die Wim-Hof-Methode) solltest du in der Schwangerschaft unbedingt vermeiden!

Die Tiger & Turtle-Atmung kannst du abgewandelt durchführen, indem du bei ruhiger rhythmischer Atmung bleibst und das Atemanhalten auslässt. In Online- sowie Live-Breathwork-Einheiten berichteten mir Kundinnen, dass sie sich mit ihrem Baby während der Breathwork-Einheit sehr verbunden fühlten und ihr Baby sich im Bauch viel bewegte.

In der Tat erfahren viele Frauen erstmals in ihrer Schwangerschaft und während der Geburt die Magie des Atems. Innerhalb der Schwangerschaft helfen insbesondere Atemübungen, Stress zu reduzieren. Das reduziert auch das Risiko für eine postnatale Depression. Spürt die Mutter in der Schwangerschaft viel Stress, wird auch das Kind später mehr Stress erfahren – das ungeborene Kind erbt sozusagen den Stress von der Mutter.

Auch während der Geburt ist der Einsatz von Atemübungen mehr als empfehlenswert – dabei kommen für die verschiedenen Phasen unterschiedliche Übungen zur Anwendung. Die Magie des Atems sehe ich für die Geburt in vierfacher Art und Weise:

1. Atem als Kraftquelle

Jeder Atemzug versorgt Mutter und Kind mit Sauerstoff. Sauerstoff ist für die Energieproduktion und die Funktion des Nervensystems unerlässlich. Bei ausreichender Sauerstoffversorgung können sie die Wehen besser durchhalten. Dafür ist Nasenatmung (vor allem in der Anfangsphase der Geburt) am besten geeignet.

2. Atem als Entspannungstechnik

Die Konzentration auf die Atmung kann helfen, die Muskeln zu entspannen. Das ist wichtig, um die Wehen zuzulassen und den Geburtskanal zu erweitern. Dies kannst du auch gut mit Mantras kombinieren, wie beispielsweise mit der Einatmung das Wort „Baby" und der Ausatmung das Wort „Komm" zu dir selbst sagen. Gern kannst du auch mit einem Mantra arbeiten, das für dich besser passt. Auch bist du eingeladen zu versuchen, die Ausatmung jeweils länger zu machen als die Einatmung.

Denk daran: Die Entspannung liegt immer in der Ausatmung – je länger also die Ausatmung, desto mehr kannst du in die Entspannung und damit auch die Öffnung (z. B. Lockerlassen der Muskeln) gehen.

3. Atem als Kontrollmechanismus

Der richtige Atemrhythmus kann ein Gefühl von Kontrolle geben und Ängste lindern. Dies kann dir helfen, die Wehen besser zu bewältigen.

4. Töne als Geburtshilfe
Töne, insbesondere A-Laute, können helfen, den Muttermund zu öffnen und den Beckenboden zu entspannen. Dies kann die Geburt beschleunigen.

In der Eröffnungsphase der Geburt ist es hilfreich, tief durch die Nase einzuatmen und dann langsam durch den Mund auszuatmen – besonders während einer Wehe. Wenn du möchtest, probier dabei ruhig einmal die Töne „Ooooh" und „Aaaah" aus – gerade diese Laute sind durch die Vibration im Körper besonders entspannend.

In der Übergangsphase der Geburt liegt der Fokus auf einer ruhigen und tiefen Atmung, um keine Hyperventilation zu riskieren. Dein Atem gibt nicht nur dir, sondern auch deinem Baby die Kraft, die es braucht. Und wenn du in der Austreibungsphase bist, helfen gleichmäßige Atemzüge dabei, die Wehen zu unterstützen. Diese Atmung darfst du dir wie regelmäßige Wellen vorstellen. Nimm in dieser Phase die Spannung bewusst wahr und lass die Anspannung mit der Ausatmung los. Manchen Frauen hilft es, mit der Ausatmung ein lautes „Ja" auszusprechen, um die Öffnung zuzulassen und die Wehen zu verstärken. Höre auf deinen Körper und was für dich funktioniert. Halte unter der Geburt lediglich deinen Atem nicht an.

(Peri-)Menopause

Hitzewallungen reduzieren
Auch in der Perimenopause, das heißt der vorbereitenden Phase vor der eigentlichen Menopause, kannst du durch Atemübungen eine verbesserte Gesundheit und Stimmung gewinnen. Dies ist insbesondere ratsam, weil es in der Perimenopause neben eben körperlichen Veränderungen wie Hitzewallungen und Schlafstörungen auch zu ei-

ner Verschlechterung der Lungenfunktion kommen kann. Eine Langzeitstudie, die an fast 1500 Frauen über einen Zeitraum von knapp 20 Jahren durchgeführt wurde, konnte zeigen, dass die Lungenfunktion von Frauen in den Wechseljahren im Vergleich zu Frauen vor den Wechseljahren deutlich abnimmt.[80] Die Forscherinnen der Studie aus Norwegen erklären diesen Verlust durch zwei Faktoren:

- Osteoporose: In den Wechseljahren nimmt der Östrogenspiegel ab. Östrogen ist wichtig für den Aufbau und die Stabilität der Knochen. Bei einem niedrigen Östrogenspiegel steigt das Risiko für Osteoporose und kann die Höhe der Brustwirbel verringern, wodurch das Zwerchfell nicht mehr optimal ausgerichtet ist.
- Entzündungen: Ein niedriger Östrogenspiegel kann auch zu Entzündungen im Körper führen. Diese Entzündungen können sich auch auf die Lunge auswirken und die Lungenfunktion beeinträchtigen.[81]

Möglicherweise klingen diese zwei Faktoren nicht so dramatisch. Oder doch? In einer langen Schreib- und Researchnacht stoße ich auf eine Langzeitstudie, die mich eines Besseren belehrt: Die Lungenfunktion ist ein zentraler Indikator für die Lebensdauer – von Männern wie von Frauen.[82] Was mein Yogalehrer im Ashram im Himalaya behauptete, während wir diverse Katze- und Kuh-Yoga-Stretches machten, stimmte also: Wie fit deine Atmung ist, sagt etwas über deine Lebenserwartung aus.

Die gute Nachricht für dich: Diesem Prozess kannst du entgegenwirken – durch viel Bewegung, eine gesunde Ernährung und ebenso auch Breathwork (siehe dafür beispielsweise die Zwerchfellatmung (S. 47), Wellenatmung (S. 50) sowie die Übung Atempausen und Stretches (S. 202) sowie Kurze Atempausen – Atemhunger (S. 194). Im Folgenden stelle ich einige spezielle Anwendungsbereiche mit Breathwork-Empfehlungen vor, die ebenso wissenschaftlich untersucht wurden.

Basierend auf einer amerikanischen Studie zu Breathwork bei Hitzewallungen, die sich auf Frauen in der Perimenopause konzentrierte, konnte gezeigt werden, dass eine einfache Atemübung die Anzahl und Intensität von Hitzewallungen reduzieren kann.[83] Voraussetzung war, dass sie zweimal täglich für 15 Minuten praktiziert wurde. Wenn du die Atemübung liest, wird sie dir wahrscheinlich bekannt vorkommen: Im Wesentlichen entspricht sie der Kohärenzatmung, anders ist nur, dass du hier den Rhythmus selbst bestimmst.

Hitzewallungen reduzieren

Anwendung: jederzeit

Dauer: fünf bis zehn Minuten

Position: liegend oder sitzend

Anleitung

1. Finde einen bequemen Platz, an dem du dich entspannen kannst. Schließe deine Augen und konzentriere dich auf deine Atmung.
2. Atme langsam und gleichmäßig durch deine Nase ein und aus.
3. Wenn du dich dabei wohlfühlst, kannst du deine Atmung mit einem Rhythmus synchronisieren, der für dich entspannend ist. Beispielsweise kannst du vier Sekunden lang einatmen und vier Sekunden lang ausatmen. Konzentriere dich weiterhin auf deine Atmung und nimm deren Rhythmus wahr. Wenn du deine Konzentration verlierst, ist das in Ordnung. Komm einfach wieder zurück zu deinem Atemrhythmus.
4. Atme so lange in diesem Muster weiter, wie du dich wohlfühlst.

Hinweis: Diese Atemübung hilft ebenso dabei, Stress abzubauen und die Konzentration zu erhöhen.

Schwindel reduzieren

Hormonelle Schwankungen in der Menopause können auch Gefühle von Schwindel hervorrufen. Dabei kann insbesondere Stress die Symptome noch verstärken. Was in solchen Situationen helfen kann, ist beruhigendes Atmen mit einem Fokus auf lange Ausatmungen. Ich empfehle folgende Übung:

Schwindel reduzieren

Dauer: fünf bis zehn Minuten

Position: liegend oder sitzend

Anleitung

1. Setz oder leg dich an einem bequemen Ort hin und schließe deine Augen. Löse enge Kleidung und entspanne deinen Körper.
2. Leg eine Hand auf deine Brust und eine auf deinen Bauch. Atme durch die Nase ein und lass deinen Bauch sanft aufsteigen.
3. Atme durch die Nase aus und lasse deinen Bauch sanft absinken.
4. Zähle innerlich zwei Sekunden beim Einatmen und vier Sekunden beim Ausatmen. Wenn dir diese Zählung leichtfällt, kannst du auch drei bis vier Sekunden einatmen und dann sechs bis acht Sekunden ausatmen. Spüre, wie sich dein Bauch nach oben und unten bewegt.

Hinweis: Wenn es dir schwerfällt, so langsam zu atmen, und du das Gefühl hast, nicht genug Luft zu bekommen, atmest du möglicherweise zu viel! (Oft wird das Gegenteil angenommen.) Was nun helfen kann, ist das Sauerstoffniveau in deinem Körper neu einzustellen. Atme ein und aus und halte dann deinen Atem für fünf bis zehn Sekunden und fahre danach mit der Atemübung weiter fort (siehe dazu auch Kapitel *Sauerstoff und Bohr-Effekt*).

Schlafbedingte Atmungsstörungen

Während Schlafapnoe häufiger bei Männern vorkommt, zeigen Studien, dass bei Frauen die Wahrscheinlichkeit, unter Schlafapnoe zu leiden, um 200 Prozent ansteigt, sobald sie ihre Menopause erreichen.[84] Dies zeigt, dass weibliche Geschlechtshormone einen schützenden Effekt auf die Atemwege und den Atemprozess haben und uns bis zur Menopause vor Schlafapnoe verstärkt schützen. Danke dafür, liebe Hormone!

Ein anderer, die Schlafapnoe fördernder Faktor ist die Veränderung in der Art und Weise, wie Körperfett verteilt ist. Weil Frauen nach der Menopause tendenziell mehr Körperfett haben und sich dies auf den oberen Körper konzentriert, führt der erhöhte Körperfettanteil im Hals- und Bauchbereich vermehrt zu Schlafapnoe.[85] Man mag es kaum glauben, aber auch ein erhöhter Fettanteil im Bereich der Kehle kann dazu führen, dass die Luftzufuhr begrenzter ist und somit den Sauerstofffluss beschränkt. Zusätzliches Fett am Bauch führt leider dazu, dass sich das Zwerchfell weniger gut bewegen kann und dadurch das Lungenvolumen reduziert wird und die oberen Atemwege schneller während des Schlafs kollabieren können.

Darüber hinaus sind diejenigen Frauen, die untertags bereits durch den Mund atmen, im Schlaf noch gefährdeter. Durch die Schwerkraft in liegender Position können die Weichteile im Hals (beispielsweise Gaumensegel und Zäpfchen) und die Zunge die Atemwege verschließen. Nach einer Weile werden unsere Atemwege auf diese Position konditioniert; Schnarchen und Schlafapnoe können alleine dadurch schon zur neuen Normalität werden und eine Reihe gesundheitlicher Nachteile mit sich bringen.

Nun können wir die Menopause nicht verhindern, aber wir können die Symptome durch regelmäßige Atemarbeit zumindest reduzieren oder lindern. So zeigt z. B. eine Studie aus dem Jahr 2020, dass bereits Singen oder das Spielen von Blasinstrumenten eine präventive Wirkung gegen Schnarchen und Schlafapnoe haben können.[86] Der Damenchor hat also diverse gesundheitliche Effekte!

Weitere Übungen, die präventiv eingesetzt werden können:

- Nasenatmung so häufig wie möglich. Dies stärkt auch dein Zwerchfell. Fällt dir die Nasenatmung zu Beginn schwer, kannst du vermehrt summen (siehe für eine Übung das Kapitel *Balance und Ausgeglichenheit*). Dadurch erhöht sich Stickstoffmonoxid in der Nase um das 15-Fache und vereinfacht die Nasenatmung zusätzlich.
- Halte deine Nase frei.
- Falls deine Nase verstopft ist, probier diese Übung zur Entblockung der Nase (siehe Sammlung am Ende des Buches).
- Trainiere mit Atempausen (siehe z.B. Übung *Atempausen mit Stretches* oder *Kleine Atempausen – Atemhunger)*

TEIL 4
Deine tägliche Atemroutine

In den letzten Kapiteln hast du viele verschiedene Atemtechniken kennengelernt, deren Anwendung dein Leben bereichern kann. Du kannst damit deine Stimmung verändern oder dich in transzendente Zustände versetzen. Du kannst den Atem deines Gegenübers lesen und darüber Rückschlüsse auf seinen oder ihren inneren Zustand ziehen. Du kannst den Atem nutzen, um Schmerzen zu reduzieren und dein Aussehen zu ändern. Wie dir die Anwendung deiner Atemmagie im Alltag möglichst einfach gelingt und du Spaß an den Übungen entwickeln kannst, darum geht es in diesem Teil. Das Gute ist: Sobald du deine Routine gefunden hast und nur daran denkst, dass du gleich mit einer Breathwork-Einheit loslegst, wird dein Körper entspannen. Denn auch Breathwork hat einen Placeboeffekt, den du für dich nutzen kannst. Wenn du also mit positiven Erwartungen in deine Breathwork-Einheit gehst, dann kann alleine der Gedanke daran schon einen entspannenden Effekt auf deinen Körper haben. Auch ein fester Platz für deine Breathwork-Übungen kann diesen kraftvollen Placebo-Effekt bereits aktivieren.

Sieben Regeln für eine gelingende Atemmagie

Die folgenden Regeln können dir helfen, zum Guru deiner Atmung zu werden, und dich dabei unterstützen, mehr Lebensenergie und Gesundheit in deinem Alltag zu erleben:

1. Der richtige Zeitpunkt

Versuche die Übungen möglichst immer zu einem festen Zeitpunkt durchzuführen – das erleichtert das Aufbauen einer neuen Routine. Am besten eignen sich dafür die frühen Morgenstunden, beispielsweise direkt nach dem Aufstehen, bevor dich dein Alltag vereinnahmt.

2. Wenig Ablenkungen

Finde für deine Übungen einen ruhigen Platz, wo du ungestört bist. Bitte deine Familienangehörigen oder Mitbewohner, dich in dieser Zeit der Atemroutine nicht zu stören (was bei kleineren Kindern manchmal schwierig sein kann!). Es kann für die Übungen hilfreich sein, eine Kerze anzuzünden oder sich auf ein bestimmtes Objekt zu fokussieren, um den Fokus zum Atem zu bringen. Auch ätherische Öle können dich in der Atemroutine unterstützen. Ich persönlich sitze immer am selben Ort (ein Kissen auf dem Boden vor dem Dachfenster mit Ausblick in den Himmel) – so verbinde ich mit diesem Ort immer meine Breathwork-Routine und denke bereits daran, wenn ich nur dort vorbeigehe.

3. Leerer Magen

Am besten ist es, Breathwork und Meditation direkt morgens vor dem Frühstück durchzuführen. Wenn du Breathwork lieber tagsüber praktizierst, stell sicher, dass du mindestens zwei Stunden vorher keine schweren Mahlzeiten zu dir genommen hast.

4. Körperhaltung

Sei so entspannt wie möglich, denn ein entspannter Körper schafft einen entspannten Geist. Nimm gerne Hilfsmittel wie ein Sitz- oder Meditationskissen zur Hand, um möglichst bequem zu sitzen. Wenn du beispielsweise im Schneidersitz deine Atemroutine durchführst, stell sicher, dass Knie und Hüfte in etwa auf einer Höhe sind – dies kannst du z. B. erreichen, wenn du dich auf ein Kissen oder einen Yogablock setzt. Stell auch sicher, dass du einen geraden Rücken hast. Dadurch kann die Energie freier durch deinen Körper fließen, und auch deine Lymphdrüsen, die dafür verantwortlich sind, Giftstoffe aus deinem Körper zu entfernen, können effizienter arbeiten. Gerade für entspannende Atemübungen und Atemübungen vor dem Schlafengehen bietet sich das Hinlegen an. Das ist für viele am entspanntesten.

Wenn du bereits erfahrener bist, kannst du auch bewusst entscheiden, eine schwierigere Körperhaltung wie beispielsweise den halben oder ganzen Lotus einzunehmen. Insgesamt gilt: Deine Routine sollte sich mühelos anfühlen. Deine Muskeln sollten entspannt und nicht angespannt sein. Wenn du zu energisch atmest oder dich zu sehr anstrengst, um zu meditieren, verursachst du Spannungen in deinem Körper, die kontraproduktiv sind.

5. Dauer

Hier gilt: Qualität ist wichtiger als Quantität. Oft reichen wenige Minuten, um einen Effekt zu spüren. Im Allgemeinen sind die Atemtechniken so konzipiert, dass sie dir alle Vorteile in 15 Minuten oder weniger bieten.

Eine häufige Frage, die ich erhalte, ist: Wie lang müssen die täglichen Breathwork-Einheiten sein, um einen Effekt zu spüren? Das ist von Fall zu Fall unterschiedlich und sollte am besten in Zusammenarbeit mit einem erfahrenen Atemcoach geklärt werden. Wichtig ist die regelmäßige Atempraxis. Für mich selbst sind es täglich ca. zwölf Minuten Atempraxis in Kombination mit einer grundlegenden Anpassung meiner Atemmuster (siehe dazu Teil 1).

6. Geduld

Als Anfänger bist du vielleicht manchmal frustriert, weil du noch nicht in der Lage bist, den Effekt der Breathwork zu spüren. Probier daher verschiedene Übungen aus, bei welchen du die besten Effekte für dich spürst. Falls dir die subjektive Wahrnehmung schwerfällt, kannst du auch Wellnesstracker wie den Oura-Ring nutzen, um den messbaren Effekt von deiner Breathwork-Praxis auf deinen Körper nachzuvollziehen.

7. Kontinuität und Achtsamkeit
Kontinuität ist der Schlüssel, um die Vorteile der Atemarbeit zu nutzen. Es muss auch nicht immer eine formelle Atempraxis von 15 Minuten sein. Mindestens genauso wichtig ist es, dir jeden Tag bewusst zu werden, wie du atmest. Je häufiger dir dies bewusst auffällt, desto mehr wird es auch zu deiner Gewohnheit. Vielleicht schaltest du in Zukunft ja auch bewusst Störfaktoren wie beispielsweise den Fernseher beim Essen aus, um so noch achtsamer dein Essen zu genießen.

Dein Drei-Wochen-Programm

Nun wird es spannend. Denn all das, was du bisher gelernt hast, wollen wir jetzt in drei Schritten zu einer regelmäßigen Praxis führen. Dabei will ich dich dazu ermutigen, dein eigener Guru zu werden und nicht nur einer bestehenden Methode zu folgen. Dein Ziel sollte es sein, deinen Atem so gut zu verstehen, dass du je nach Gemütslage und Zustand selbst entscheiden kannst, welche Art von Atmung dir nun guttun wird. Das heißt, du kannst, je nach Situation oder Gemütslage, die für dich geeignete Atemübung aus den zuvor angeführten Übungen anwenden. Du wirst überrascht sein, wie viele Veränderungen du in deinem Leben durch Breathwork spüren wirst – auf vielen verschiedenen Ebenen. Doch um das zu ermöglichen, bedarf es einer Atemmagie-Routine. Diese ist in drei Schritten einfach umzusetzen, dargestellt in der folgenden Tabelle, egal ob du Anfänger oder schon etwas erfahrener bist:

Woche 1 Werde dir deiner Atmung bewusst	Tag 1: Ziele setzen Tag 2: Atem messen Tag 3: Atem messen Tag 4: Atem messen Tag 5: Atem messen Tag 6: Stressauslöser erkennen Tag 7: Pause
Woche 2 Finde heraus, was dir Spaß macht	Tag 1: Play Tag 2: Play Tag 3: Play Tag 4: Play Tag 5: Play Tag 6: Messen Tag 7: Pause
Woche 3 Verändere deinen Atem, transformiere dein Leben	Tag 1: Die tägliche minimale Dosis bestimmen Tag 2: Finde das passende Umfeld Tag 3: Reflektiere deine Werte Tag 4: Atemtransformation Tag 5: Kreiere deine neue Routine Tag 6: If you can't you must Tag 7: Pause

Im Folgenden biete ich dir für jeden Tag eine kleine Übung an, die dich auf dem Weg zu deiner erfolgreichen Atemroutine unterstützt. Am siebten Tag gibt es jeweils eine Pause.

Woche 1 – Werde dir deiner Atmung bewusst

Tag 1 – Ziele setzen

Eine neue Routine funktioniert nur, wenn ein Ziel dahintersteht. Darum ist eine der ersten Fragen, die du dir in Woche 1 stellen darfst: Was ist mein Ziel?

Im Folgenden findest du einige beispielhafte Ziele, die meine Klientinnen und Klienten in Gesprächen als Zielvorstellungen geäußert haben:

- Ich möchte vor Meetings entspannter sein, sodass ich negative Gedanken abschalten kann und meine Hände nicht mehr feucht werden.
- Ich möchte weniger Stress fühlen, sodass ich keine Panikattacken mehr bekomme.
- Ich möchte entspannter mit meinen Kindern umgehen, sodass sich meine Ruhe auf meine Kinder überträgt.
- Ich möchte schneller in einen Flow-Zustand kommen (zum Beispiel um dann konzentriert mein Buch zu schreiben und keine Schreibblockade mehr zu erfahren).
- Ich möchte meinen Schlaf verbessern und in weniger als 20 Minuten einschlafen.

Dies sind nur einige Beispiele. Um dein Ziel zu erreichen, ist es sinnvoll, mindestens 15 Minuten pro Tag für deine Atempraxis und die Visualisierung deines Ziels aufzuwenden. Damit wirst du gleichzeitig fokussierter und ruhiger und gewinnst neue Energie für die Umsetzung deines Ziels. Zur Verstärkung deiner Motivation ist es auch sinnvoll, deine Erfahrungen aufzuschreiben. Dies kannst du entweder im Bereich Notizen in diesem Buch tun, oder du verwendest ein eigenes Notiz- oder Tagebuch. Schreib darin dein Ziel oder deine Ziele auf.

Ein wichtiger Aspekt beim Zielesetzen ist, dass sie messbar sind. Um sie messbar zu machen, bietet es sich an, den SMARTR-Ansatz zu gebrauchen. Die Buchstaben stehen für:

- Spezifisch
- Messbar
- Akzeptiert
- Realistisch
- Terminiert
- Rückverfolgbar

Spezifisch:
Das Ziel sollte so klar und präzise wie möglich definiert sein, beispielsweise den Schlaf zu verbessern.

Messbar:
Das Ziel sollte so formuliert sein, dass der Fortschritt messbar ist, beispielsweise, dass du es schaffst, in weniger als zehn Minuten einzuschlafen.

Akzeptiert:
Das Ziel sollte von dir oder anderen Beteiligten akzeptiert und unterstützt werden. Wenn du zum Beispiel den Schlaf von dir und deinem Partner verbessern möchtest, indem dieser wenig schnarcht, sollte dies von euch beiden akzeptiert sein.

Realistisch:
Das Ziel sollte realistisch sein. Realistisch ist beispielsweise, dass du durch die Atemarbeit deine Einschlafzeit um 15 Minuten verkürzen kannst.

Terminiert:
Das Ziel sollte innerhalb eines bestimmten Zeitrahmens erreicht werden können, damit es ein klar definiertes Ende gibt, beispielsweise kannst du hier definieren, dass du nach drei Wochen eine Veränderung feststellen möchtest.

Rückverfolgbar:
Das Ziel sollte so formuliert sein, dass der Fortschritt verfolgt werden kann. Das kannst du z. B., indem du in deinem Notizbuch aufschreibst, wie viel schneller du abends in den Schlaf fallen kannst und was du an sonstigen Veränderungen wahrnimmst.

Mein/e Ziel/e – was will ich erreichen?

Spezifisch:

____

Messbar:

____

Akzeptiert:

____

Realistisch:

____

Terminiert:

____

Rückverfolgbar:

____

Woche 1 – Tag 2 bis 5

Atmung messbar machen

Führe jeden Tag einen Atemtest durch. Diese Tests findest du im Teil 1: *Dem eigenen Atem auf der Spur – Atem messen.* Die Ergebnisse kannst du im Folgenden notieren. Sie werden dir ebenso Aufschluss darüber geben, wie es in Woche 2 für dich weitergeht. Doch zuerst schließt du Woche 1 vollständig ab.

Tag 2: Test: Brust oder Bauch?
Tag 3: Test: Atemfrequenz?
Tag 4: Test: Mund oder Nase?
Tag 5: Test: Vitalkapazität und Länge der Ausatmung?

Meine Atmung:

Tag 2 – Test: Brust oder Bauch?

Tag 3 – Test: Atemfrequenz?

Tag 4 – Test: Mund oder Nase?

Tag 5 – Test: Vitalkapazität und Test: Länge der Ausatmung?

Woche 1 – Tag 6: Stressauslöser erkennen

Zuvor ging es darum, dein eigener Guru zu werden. Dies ist nur möglich, wenn du dich selbst besser verstehst. Lass uns deswegen eine kurze Übung machen. Such dir dafür einen ruhigen Ort und nimm dir ungefähr zehn Minuten Zeit:

Stressauslöser erkennen

1. Finde eine entspannte Position und schließe die Augen. Versuche dich zu entspannen, indem du drei- bis fünfmal einatmest und jeweils etwa doppelt so lang ausatmest.
2. Lass vor deinem inneren Auge einen typischen Tag von dir entstehen. Gehe diesen Tag gedanklich von Beginn bis zum Ende durch. Überleg dir dabei, was Ereignisse sind, die dich in einen Zustand versetzen, den du eher als unangenehm empfindest. Beispiele:
   a. Du wachst auf und schaust auf dein Handy, um deine E-Mails zu checken. Das macht dich nervös und unru-

hig. Aber eigentlich willst du nicht aufstehen und direkt nervös und unruhig sein.

   b. Du willst schlafen, liegst aber wach im Bett, und viele Gedanken kreisen durch deinen Kopf. Doch eigentlich möchtest du dich ruhig und entspannt fühlen und zur Ruhe kommen.

3. Schreibe diese Situationen auf. Ergänze ebenso, in welchen Zustand der jeweilige Auslöser (also beispielsweise E-Mails direkt nach dem Aufstehen checken) dich katapultiert. Beispiel: Unruhe oder Frust.
4. Überleg, welche Aktivitäten und Maßnahmen dir dazu verhelfen, wieder ins Gleichgewicht zu kommen, wie z. B. Spazierengehen, Sport treiben, mit einem Freund sprechen oder eine kurze Atemübung machen. Alternativ kannst du überlegen, ob sich der Auslöser komplett vermeiden lässt, das hieße zum Beispiel, dass du vor dem Frühstück gar nicht erst auf dein Handy schaust.

Ein Beispiel: Nach Feierabend kommst du nach Hause, aber es fällt dir schwer, abzuschalten. Mit deinem Kopf bist du immer noch bei der Arbeit, doch eigentlich möchtest du entspannte Zeit mit der Familie verbringen. Du fühlst dich vielleicht unruhig und nervös. Eine Maßnahme könnte nun sein, für ein paar Minuten in Bewegung zu kommen, gefolgt von einer kurzen, beruhigenden Atemübung. Wie wäre es, gemeinsam mit der Familie die Musik aufzudrehen und mit einem Gute-Laune-Song nach Lust und Laune zu tanzen und alle Anspannung aus dir und deiner Familie herauszuschütteln? Danach nimmst du dir vielleicht noch eine Minute Zeit für ein paar lange Ausatmungen. Ich bin mir sicher, dass dies deinen körperlichen und emotionalen Zustand in wenigen Minuten komplett verändern kann.

Meine Stress-Auslöser und möglichen Maßnahmen:

Woche 2 – Finde, was Spaß macht

Jetzt mal ehrlich: Warum sollte man Routinen kreieren, die keinen Spaß machen? Daher geht es in dieser Woche darum, jeden Tag eine Atemübung zu machen, nach der du dich besser fühlst und die Freude an Breathwork entstehen lässt. Dabei kannst du spielerisch verschiedene Techniken ausprobieren und schauen, welche Spaß machen und Erfolge zeigen. Es geht im ersten Schritt vor allem darum, Verschiedenes auszuprobieren – für ca. 15 Minuten am Tag. Hierfür findest du zahlreiche Übungen in Teil 2 und 3 sowie eine Übersicht aller Übungen am Ende dieses Buches.

Im Gespräch mit Johanna Nordblad, der finnischen Weltrekordhalterin im Eistauchen, sprechen wir darüber, dass für sie Spaß einer der wichtigsten Faktoren ihres Erfolgs ist. „Wenn ich meine Trainingstabellen zum Freitauchen erstelle, ist die wichtigste Frage, die ich mir stelle: Wie kann ich den Spaß maximieren, so dass ich möglichst lange trainieren kann?“ Dann lacht sie und sagt: „Ich bin nämlich eigentlich faul und mache nur das, was mir richtig Spaß macht – aber das mache ich dann richtig gut.“ Auch Michael Jordan, ehemaliger NBA-Spieler sagt: „Just play. Have fun. Enjoy the game.“ („Einfach spielen. Hab Spaß. Genieße das Spiel.“) Dass Spaß, Flow und Leidenschaft sich auszahlen und dich zu Höchstleistungen bringen können, zeigt sich nicht nur im Sport. Auch Stephen King, einer der erfolgreichsten Autoren der Gegenwart, sagt: „I did it for the buzz. I did it for the pure joy of the thing. And if you can do it for the joy, you can do it forever.“ („Ich habe es für den Nervenkitzel getan. Ich habe es für die pure Freude an der Sache getan. Und wenn du es für die Freude tun kannst, dann kannst du es für immer tun.“) Dass wir oft die Bedeutung von Spaß und Spiel unterschätzen, findet auch Richard Branson, britischer Unternehmer und Milliardär: „Spaß ist einer der wichtigsten – und unterschätztesten – Bestandteile eines jeden erfolgreichen Unternehmens. Wenn du keinen Spaß hast, dann ist es wahrscheinlich an der Zeit, aufzuhören und etwas anderes auszuprobieren." Wenn dies also kein Grund zum Spaß haben und Spielen ist.

Stell neben dem Spaß ebenso sicher, dass du jeden Tag für ein paar Minuten zu Beginn der Atemübung ganz bewusst den Fokus auf die drei Atemgrundlagen legst (siehe dafür Teil 1 oder speziell auch die Wellenatmung). Wenn du merkst, dass eine dieser Grundtechniken dir noch schwerfällt, solltest du diese in der zweiten Woche in den Fokus nehmen.

Beispiel: Du atmest bereits meistens durch die Nase, aber noch verstärkt in die Brust und eher schnell? Dann nimm dir jeden Tag fünf Minuten Zeit, ruhig in den Bauch zu atmen und die Atmung zu verlangsamen.

Beispiel: Du stellst fest, dass du weder in den Bauch atmest noch eine Atemrate von 19 Atemzügen pro Minute hast. Dann lege jeden Tag mindestens fünf Minuten den Fokus darauf, die Zwerchfellatmung und die Kohärenzatmung zu üben. Beide Atemmethoden lassen sich auch wunderbar miteinander kombinieren.

An Tag 6 kannst du dann nochmals die Grundlagen deiner Atmung überprüfen, indem du deine Atmung durch ein Video aufzeichnest und prüfst, ob du bereits schon mehr in den Bauch atmest, indem du deine Atemrate und/oder die Vitalkapazität misst. Hinweis: Gib dir für die Verbesserung deiner Werte etwas Zeit: Schließlich versuchst du gerade, eine Gewohnheit oder ein Verhalten, das du seit Jahren oder oft Jahrzehnten täglich mehrere tausendmal unterbewusst an den Tag legst, zu verändern. Dies kann Zeit kosten. Sei sanft zu dir und bleibe zuversichtlich.

Im Rahmen der Tiger & Turtle Online-Programme unterstütze ich dich auf diesem Weg. Weitere Infos findest du auf meiner Website www.tiger-turtle.com

Finde heraus, was dir Spaß macht und Effekte zeigt – das ist die beste Voraussetzung für eine erfolgreiche Routine!

Tag 1:
Übung:
Erfahrung – Wie habe ich mich vor und nach der Atemübung gefühlt?

Tag 2:
Übung:
Erfahrung – Wie habe ich mich vor und nach der Atemübung gefühlt?

Tag 3:
Übung:
Erfahrung – Wie habe ich mich vor und nach der Atemübung gefühlt?

Tag 4:
Übung:
Erfahrung – Wie habe ich mich vor und nach der Atemübung gefühlt?

Tag 5:
Übung:
Erfahrung – Wie habe ich mich vor und nach der Atemübung gefühlt?

Tag 6:
Messergebnisse:
Bauch oder Brust?

Mund oder Nase?
CO_2-Toleranz?
Vitalkapazität?

Woche 3 – Verändere deinen Atem, verändere dein Leben

Ich bin jedes Mal tief berührt, wenn mir Klientinnen berichten, wie Breathwork ihr Leben verändert hat. Oftmals sind die Erfahrungen so transformativ, dass sie die Effekte von Breathwork regelmäßig erleben möchten und daher die Energie aufwenden, eine Routine aus dieser Erfahrung zu schaffen. Wenn du das schaffst, wird dein Atem täglich dein Leben bewusst bereichern und dir helfen, deine Gesundheit und deine Stimmung zu verändern. Da eine Breathwork-Routine für langfristige Effekte extrem wichtig ist, fokussieren wir uns in Woche 3 auf die Aspekte, die das Kreieren einer neuen Routine für dich erleichtern.

Tag 1: Die tägliche minimale Dosis bestimmen
Oft werde ich gefragt, wie viele Minuten pro Tag man üben sollte. Die Antwort lautet: Probiere so viele verschiedene Atemübungen wie möglich aus und spüre, bei welchen der Spaßfaktor und die Effekte am höchsten sind. Finde deine minimale wirksame Dosis an Atemübungen. Finde Atemübungen, die dir sowohl Spaß machen als auch eine positive Veränderung in dein Leben bringen. Du solltest Nutzen daraus ziehen können – entweder direkt oder kurz nach deiner Breathwork-Übung: wie beispielsweise dich glücklicher zu fühlen, mehr Energie zu verspüren oder besser einschlafen zu können. Ist dem nicht so, wird es dir schwerfallen, eine neue Routine zu etablieren. Schließlich bleiben wir von Natur aus am liebsten bei dem, was wir kennen und mögen. Wir sind Gewohnheitstiere, denn die Umstellung von Verhaltensweisen kostet Kraft und Energie.

Wie hoch diese minimale Dosis ist, kann von Mensch zu Mensch unterschiedlich sein. Die minimale Dosis muss nicht viel

Zeit in Anspruch nehmen – dies hat mir neulich eine Kundin mit wiederkehrenden Angstzuständen berichtet: Sie praktiziert mehrmals am Tag ein paar physiologische Seufzer (siehe dazu Übung auf Seite 95), was im Grunde genommen ein zweiteiliges Einatmen und ein langes Ausatmen ist. Jeder physiologische Seufzer dauerte etwa 30 Sekunden, hatte aber eine enorme positive Auswirkung auf ihr Wohlbefinden während des Tages und führte dazu, dass sie nicht in Angstzustände verfiel. Ebenso führte sie insbesondere in ihren Zyklus-Phasen von Herbst und Winter, in denen ihre Ängste größer waren, präventiv morgens eine zehnminütige Breathwork-Einheit durch. Dadurch fühlte sie sich insgesamt weniger angespannt und sicherer in ihrer eigenen Haut.

Wenn du jemand bist, der beispielsweise versucht, eine entzündliche Erkrankung zu bekämpfen, benötigst du möglicherweise mehr Atemübungen, um Entzündungsmarker in deinem Körper zu reduzieren. So brauchte eine Kundin mit Ekzem und Asthma anfangs etwa 30 Minuten Atemübungen pro Tag, um die Auswirkungen der Atemübungen zu bemerken.

Teste aus, was bei dir funktioniert und einen direkten positiven Effekt hat und was nicht. Wenn du im Besitz eines Fitnesstrackers bist, kannst du die Wirkungen von Breathwork auch darüber messen. Der Ring zeigt dir dann an, welchen Effekt eine zehn- oder 15-minütige Atemübung z. B. auf deine Herzfrequenz oder deren Variabilität hat.

Für viele Klientinnen oder Klienten pendelt sich eine minimal effektive Dosis bei ca. 15 Minuten pro Tag ein. Sie spüren einen anhaltenden Effekt in ihrem Alltag, ohne allzu viel Zeit zu investieren.

Meine minimale Dosis ist:

Tag 2: Finde das passende Umfeld

Lass mich dich für diesen Teil zurück in die Vergangenheit zu unseren Stammesvorfahren reisen: Wurde Mann oder Frau früher von seinem oder ihrem Stamm abgelehnt, bedeutete dies, dass niemand mit einem eine Familie gründen oder Kinder aufziehen wollte. Wurden Mann oder Frau mit bestimmten physischen Merkmalen geboren, beispielsweise dunkler oder sehr heller Haut, wie bei Albinos, wurde man aus dem Stamm ausgeschlossen. Man war allein und auf sich gestellt – es sei denn, man war stark genug, um einen neuen Stamm zu gründen und eine neue Gemeinschaft zu bilden. Also versuchten Mann oder Frau, sein oder ihr Verhalten an die Traditionen und Verhaltensweisen des Stammes anzupassen, um den Werten zu entsprechen und nicht ausgegrenzt zu werden. Auch heute erfahren wir, wenn auch (meist) auf andere Weise, Ablehnung und Ausschluss.

Unser menschliches Bedürfnis, zu einer Gruppe zu gehören und sich zu verbinden, ist enorm und entscheidend. Sich geliebt und akzeptiert zu fühlen, ist ein zentrales Bedürfnis. Es ist tief in unsere Physiologie und in die Überlebensstrategien unseres Körpers verwurzelt. Daher kann es ein unglaublich schwieriges Unterfangen sein, die Gruppe, zu der man gehört, zu verlassen und einen neuen „Stamm" zu finden. Doch langfristig kann es zu mehr Sinnhaftigkeit im eigenen Leben führen und damit zu einem besseren Selbstwertgefühl und mehr positiver Energie. Deshalb ermutige ich dich dazu, deine Gruppe zu finden. Ich möchte dich einladen, für dich selbst neu zu definieren, was dir wirklich guttut – und das kann zu der Erkenntnis führen, dass die Gruppe von Menschen, mit denen du dich gerade umgibst, nicht auf allen Ebenen zu dir passt. Wenn du also deine Veränderung und den Übergang erleichtern möchtest: Geh raus und finde Menschen, die deine neuen Werte widerspiegeln. Finde beispielsweise Menschen, die sich auch für präventive Gesundheit interessieren, oder Menschen, die davon überzeugt sind, dass der Mensch dazu imstande ist, sich auch selbst heilen zu können. Welche neue Routine du auch immer umsetzen möchtest: Finde Menschen, die ein ähnliches Ziel haben. Macht gegebenenfalls sogar eine gemeinsame Atem-Challenge, um die neue Routine in euer Leben zu integrieren.

Übung 1:
Das passende Umfeld – welche Menschen sind schon dabei? Mit wem möchte ich mehr Kontakt?

Übung 2:
Nimm dir zwei Minuten Zeit und mach dir bewusst, welche Dinge du im Alltag unbewusst tust, um in deiner Gruppe, bei deinen Freunden oder deiner Familie Anerkennung zu finden und dazuzugehören. Kaufst du z. B. bestimmte Kleidung oder isst oder trinkst du bestimmte Lebensmittel, um „dazuzugehören"? Liste diese Dinge auf und schaue, welche deinen eigentlichen Interessen am besten dienen und welche nicht.

Tag 3: Reflektiere deine Werte
Zuvor haben wir darüber gesprochen, wie wichtig es ist, dein eigener Guru zu werden, indem du die positiven und negativen Auslöser findest, die deinen Zustand verändern. Da du dich ständig veränderst und immer weiterentwickelst, ist es auch wichtig, ab und zu wieder Klarheit über deine Werte und Visionen zu erlangen. Dies ist besonders bedeutend, wenn du dich in einem Übergangsprozess befindest, wie beispielsweise bei der Kündigung eines Jobs oder bei der Integration einer neuen Gewohnheit in dein Leben. Sich seiner Werte bewusst zu sein ist so wichtig, weil wir uns den Großteil des Tages im Autopiloten befinden. Wir lieben unsere Routinen. Daher ist es so entscheidend, unsere persönlichen Ziele ab und an zu überprüfen. Persönlich mache ich das etwa zweimal im Jahr. Um mich in die richtige Stimmung zu bringen, praktiziere ich in der Regel zunächst eine intensive Breathwork-Einheit (wie beispielsweise die „Vision new Year", siehe www.tiger-turtle.com/shop), um in meine Intuition und meine Vision einzutauchen.

Du kannst dir die unten aufgeführten Fragen stellen oder eigene Fragen überlegen, die wichtige Bereiche deines Lebens einbeziehen:

Hinweis: Diese Fragen mögen drastisch erscheinen, sind jedoch sehr hilfreich, um die wirkliche Essenz deiner Werte, Ziele und Wünsche zu begreifen.

- Was würdest du tun, wenn du noch sechs Monate zu leben hättest?
- Wenn du deinen eigenen Nachruf schreiben könntest, was würdest du schreiben?
- Wofür möchtest du in Erinnerung bleiben?
- Was sind deine wichtigsten fünf bis sieben Werte? Was ist dir wirklich wichtig in deinem Leben?

Folgende Werte und Begriffe können dir dabei als Orientierung dienen:
Abenteuer – Abwechslung – Achtsamkeit – Akzeptanz – Anerkennung – Anpassungsfähigkeit – Aussehen – Authentizität – Ästhetik – Balance – Begeisterung – Beliebtheit – Bewegung – Bewusstheit – Dankbarkeit – Disziplin – Ehrlichkeit – Einfallsreichtum – Einzigartigkeit – Engagement – Entspannung – Erfolg – Ernährung – Familie – Fantasie – Feinfühligkeit – Flexibilität – Freiheit – Freunde – Fülle – Furchtlosigkeit – Genauigkeit – Genialität – Genuss – Gerechtigkeit – Glaube – glückliche Beziehungen – Großzügigkeit –Harmonie – Heilung – Hilfsbereitschaft – Humor – innerer Friede – Integrität – Intelligenz – Intuition – Kompetenz – Kreativität – Lebendigkeit – Leichtigkeit – Leidenschaft – Leistungsfähigkeit – Lernbereitschaft – Liebe – Loyalität – Lust – Luxus – Minimalismus – Mitgefühl – Mut – Nachhaltigkeit – Nächstenliebe – Nähe – Naturliebe – Neidlosigkeit – Neugierde – Offenheit – Optimismus – Ordnungsliebe – Redegewandtheit – Reichtum – Reife – Reiselust – Respekt – Risikobereitschaft – Selbstbestimmung – Selbsterkenntnis – Selbstliebe – Selbstmitgefühl – Selbstständigkeit – Selbstwert – Sicherheit – Sinn – Solidarität – Spaß – Spiritu-

alität – Toleranz – Tradition – Transparenz – Treue –Unabhängigkeit – Verantwortung – Verbundenheit – Verlässlichkeit – Vertrauen – Weisheit – Wertschätzung – Wissen – Wohlstand – Zivilcourage – Zufriedenheit – Zugehörigkeit – Zuverlässigkeit.

Quelle: Die Liste ist aus dem Niederländischen übersetzt und stammt aus dem Buch von Caroline Glasbergen *New Female Leader.*

*

Aus eigener Erfahrung weiß ich, dass diese Selbstreflexionen unglaublich schwer sein können. Vor ein paar Monaten habe ich ein Retreat in Italien organisiert, bei dem wir eine intensive Breathwork-Stunde gemacht haben, und es gab viele Tränen. Eine Frau kam nach der Sitzung zu mir und erzählte mir, dass sie festgestellt hatte, dass es in ihrem Leben in den letzten Jahren im Grunde nichts gab, das sie glücklich machte. Sie hatte bemerkt, dass sie ein Leben führte, das nicht mehr ihres war. Offenbar öffneten sich in diesem durch die intensive Atmung veränderten Bewusstseinszustands ihre Augen für das, was sie wirklich wollte. Ihre Tränen waren nötig, um alten Schmerz und Überzeugungen, die eigentlich nicht mehr ihre Authentizität spiegelten, loszulassen. Sie fühlte sich danach sehr erleichtert und erzählte mir, dass sie jetzt viele Ideen hat, wie sie ihr Leben zum Besseren verändern kann.

Sobald du diese Selbstreflexion durchgeführt hast, wirst du vielleicht feststellen, dass bestimmte Dinge in deinem Leben wichtiger sind als andere. Dann kannst du deutlich „Nein“ zu anderen Dingen sagen, ohne dich schlecht zu fühlen, weil du dich auf die Lebenswerte konzentrieren kannst, die für dich wichtig sind. Das wird dir auch ein Gefühl von Freiheit geben, das du vorher nicht hattest, und dir ermöglichen, dich auf das zu konzentrieren, was dir wichtig ist.

Ich persönlich mache diese Übung auch gerne am Anfang jedes Jahres: Dazu setze ich mich mit meinem Tagebuch hin und schreibe einfach alle privaten und geschäftlichen Projekte und Pläne auf, die ich für das Jahr geplant habe. Danach mache ich eine Breathwork-Einheit und schaue mir die Übersicht meiner Projekte, Ideen und Pläne nochmals an. Dabei stelle ich mir für jedes einzelne Projekt die Frage:

Ist das ein absolutes Ja oder Nein? Wenn ich bei einem Plan irgendwelche negativen Empfindungen in meinem Körper spüre, streiche ich ihn durch. Es muss sich wie ein *absolutes Ja* anfühlen. Wenn es kein *absolutes Ja* ist, wird es ein *Nein*.

Als ich diese Übung zu Beginn dieses Jahres machte, bemerkte ich, dass ich etwa 50 Prozent meiner Ideen und Pläne durchgestrichen habe. Am nächsten Tag musste ich einige Anrufe tätigen und einigen Partnern und Kunden Projekte absagen. Es war nicht einfach, aber es war das erleichternde Gefühl, dass ich Platz für die Dinge geschaffen hatte, die ich wirklich tun wollte. Ich hatte Raum für das geschaffen, worauf ich mich wirklich fokussieren wollte.

Geh deine aktuellen Projekte und Aktivitäten durch und frage dich:

- Welche dieser Dinge würden mich wirklich begeistern, sie zu tun? Sind sie ein *absolutes Ja*?
- Warum würde ich es tun? Wie würde ich mich fühlen, wenn ich es getan hätte?

Tag 4: Atemtransformation

Heute geht es darum, die Spiritualität des Atems zu erfahren. Ich empfehle meinen Klientinnen und Klienten, alle zwei bis vier Wochen eine tiefere Atemeinheit durchzuführen. Tiefere Atemeinheiten sind live und unter Begleitung eines Atemcoaches besonders transformativ. Alternativ kannst du auch meine aufgezeichneten transformativen Breathwork-Einheiten nutzen: www.tiger-turtle.com/shop.

Im Nachgang an die Atemeinheit empfehle ich dir, deine Erfahrungen und Gedanken dazu aufzuschreiben.

Was war das Ziel oder das Thema deiner Breathwork-Einheit?

Welche körperlichen Erfahrungen hast du gemacht (Kribbeln, Wärme, Kälte)?

Welche mentalen Erfahrungen hast du gemacht (wiederholende Gedanken, negative oder positive Gedanken, Affirmationen, neue Entscheidungen oder intuitive Einblicke)?

Welche emotionalen Erfahrungen hast du gemacht (Trauer, Freude, Liebe)?

Welche spirituellen Erfahrungen hast du gemacht (Energie, Licht, Farben, Engel)?

Hast du besondere Einsichten gehabt?

Welche Transformationen hattest du während der Einheit und in den Tagen danach?

Tag 5: Kreiere eine neue Routine

Probier meinen Drei-Schritte-Ansatz namens SKK aus, um deine neue Routine aufzusetzen.

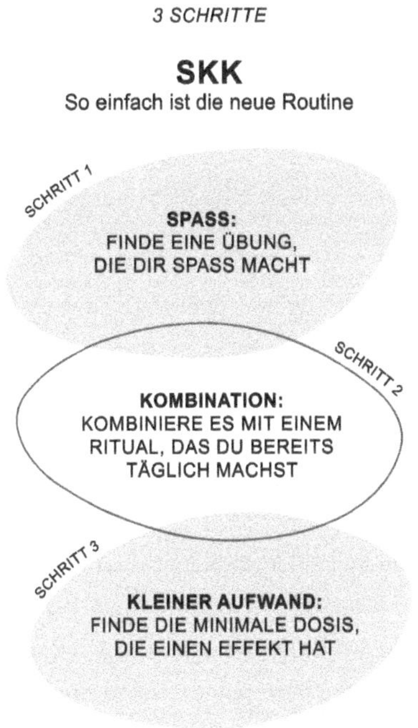

Hier findest du ein Beispiel:

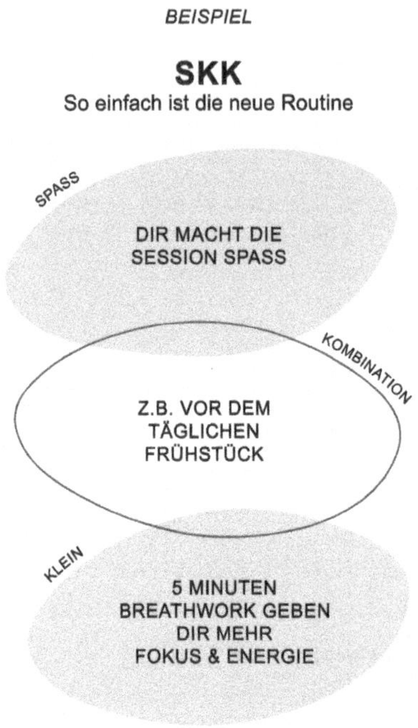

Tag 6: If you can't, you must

Letztens hatte ich an einem fünftägigen Training mit dem bekannten amerikanischen Motivationstrainer Tony Robbins teilgenommen, und ein Satz blieb mir ganz besonders im Kopf hängen: „If you can't, you must! If you must, you can!" – „Wenn du denkst, dass du es nicht kannst, musst du. Wenn du es machen musst, kannst du es!"

Eine neue Routine zu entwickeln, die dich zu einem glücklicheren und gesünderen Menschen macht und dein Licht in die Welt ausstrahlt, ist nie einfach! Jede Veränderung enthält auch ein gewisses Maß an Frustration. Veränderung ist anfangs schwer. Doch wenn wir alles so weitermachen wie gehabt, bleiben wir so wie gehabt.

Du würdest diese Zeilen heute wahrscheinlich gar nicht lesen, wenn du nicht zumindest ein bisschen frustriert über ein bestimmtes Thema deines physischen und emotionalen Zustands wärst. Leider finden wir oft viele Ausreden, um etwas nicht zu tun oder um morgen oder nächstes Jahr mit der neuen Routine zu beginnen. Aber die Wahrheit ist einfach: Wenn du denkst, dass du es nicht kannst, musst du. Wenn du denkst, dass du dich nicht ändern kannst, musst du die kleinstmögliche Veränderung finden und umsetzen. Und diese kleinstmögliche Veränderung muss jetzt möglich sein. Starte jetzt!!

Beispiel: Ich hatte eine Klientin, die mir sagte, dass ihr Leben so vollgepackt war, dass sie morgens keine 30 Minuten Zeit hätte, um Atemübungen zu machen. Einerseits war sie ängstlich und gestresst, andererseits war sie entschlossen, sich zu verändern. Wir sprachen darüber, was sie mit kleinstem Aufwand tun könnte, und sie probierte es aus. Der geringste Aufwand waren drei Minuten Breathwork direkt nach dem Aufstehen. Das war möglich, obwohl sie dachte, dass sie keine Zeit hätte und es nicht schaffen würde. Sie begann also mit drei Minuten. Diese drei Minuten gefielen ihr über die nächsten Wochen so gut und hatten solch einen positiven Effekt auf ihr Leben, dass sie es schaffte, mehr Platz in ihrem Leben für den Atem zu machen. Am Ende wurden aus den drei Minuten täglich 20 Minuten.

Daher: Wenn du denkst, dass du es nicht kannst, musst du es tun.

Veränderung ist schwer, sie kann frustrierend sein, aber wenn du nicht die Anstrengung unternimmst und das priorisierst, was für dich wichtig ist, wirst du niemals erleben können, was es bedeutet, in diesem neuen Zustand zu sein – all diese neuen Emotionen zu erfahren und deinen Körper neu zu spüren. Du wirst keine Veränderung erfahren und alles wird so bleiben, wie es schon ist.

Deshalb: Wenn du an diese Grenze stößt, denk darüber nach, was das Kleinste ist, was du tun kannst. Denn wenn du denkst, dass du es nicht kannst, musst du es tun. Steh auf und mach es. Beginn jetzt sofort!

Bekräftige hier mit deiner Unterschrift deine Motivation:

Ich,____, entscheide hiermit ab sofort, meine tägliche Atemroutine umzusetzen.

Mein Warum:

____

Meine Routine besteht aus:

____

Unterschrift ____________________________________

Datum ____

Du hast es geschafft!!! Deiner magischen Atemtransformation steht nichts mehr im Wege!

Nützliche Methoden, die Breathwork ergänzen

Über die Jahre habe ich die Vorteile von Breathwork vertiefen können, indem ich sie mit anderen Werkzeugen und Methoden kombiniert habe. Wenn du meinen Geschichten auf https://www.instagram.com/lifeoftigerturtle folgst, wirst du schon festgestellt haben, dass ich noch einige andere Leidenschaften habe wie beispielsweise Eisbaden und Schreiben. Breathwork lässt sich sehr gut mit anderen Disziplinen kombinieren, und ihre heilende Wirkung ist dadurch noch kraftvoller. Auch bin ich ein großer Fan von Methoden, die man jeden Tag einfach einsetzen kann und wofür man keine dritte Person benötigt. Im Folgenden stelle ich dir die beliebtesten Methoden vor, die meinen Klientinnen und Klienten und mir in Kombination mit Atemmagie sehr geholfen haben und die man in wenigen Minuten am Tag anwenden kann.

Stress loslassen und Energie erhöhen: Visualisierungen

In seinem Buch *In the Mind's Eye. The Power of Imagery to Give Control over Your Life* schreibt der Verhaltenstherapeut Arnold Lazarus: „In meiner Praxis mache ich, wann immer ein Patient Zeichen von Stress, Anspannung und psychosomatischen Störungen aufweist, von der heilenden Vorstellungskraft ausführlich Gebrauch."[87] Nach seinen Erfahrungen scheint es so, dass das reine Vorstellen von Bildern eine tiefe Wirkung auf das autonome Nervensystem hat. Wenn du selbst Visualisierungen nutzen möchtest, stellst du dir mentale Bilder vor deinem inneren Auge vor. Je nachdem, welches Ziel du dir dabei setzt, d. h. ob du in einen Zustand der Ruhe oder Aktivität kommen möchtest, kannst du dir zum Beispiel einen wunderschönen ruhigen See vorstellen oder aber ein loderndes Feuer. Es ist nachgewiesen, dass diese Visualisierungen dazu beitragen können, Stress zu reduzieren, deine Stimmung zu verbessern, deine Motivation zu erhöhen und Schmerzen zu lindern.[88]

Im Rahmen der geführten Atemreisen von Tiger & Turtle nutzen wir insbesondere Naturvisualisierungen, auch weil bereits jetzt schon mehr als die Hälfte aller Menschen weltweit in Städten leben. Schätzungen gehen davon aus, dass sich diese Zahlen bis zum Jahre 2050 auf sieben von zehn Menschen erhöhen werden.[89] Ein Großteil der Menschheit hat also bereits jetzt schon oder in der Zukunft einen sehr begrenzten Zugang zu freier Natur.

Es gibt spannende Studien, die die positiven Effekte von Naturvisualisierungen gemessen haben.[90] Positive Naturvisualisierungen können sogar die Herzfrequenz und den Blutdruck senken und Stresshormone reduzieren.[91] Natürlich ist damit nicht gemeint, dass Naturvisualisierungen besser sind als andere Visualisierungen – dies hängt auch von den individuellen Vorlieben und Zielen ab. Allerdings habe ich – insbesondere während der Coronazeit – viele Naturvisualisierungen in meinen Breathwork-Sessions eingesetzt und dabei immer ein sehr positives Feedback erhalten. Viele Teilnehmer erlebten diese Atemreisen so intensiv, als würden sie tatsächlich an ihre Lieblingsorte in der Natur reisen und diese mit allen Sinnen wahrnehmen.

Entspannung vertiefen und Emotionen verstärken: Musik und Klang

Musik hat die Fähigkeit, dich in eine Art Trance zu versetzen und deinen Atem in einen Rhythmus zu bringen. Viele Klientinnen und Klienten berichten mir, dass sie durch die Kombination von Breathwork mit Musik tief in die Entspannung abtauchen sowie Gefühle von starker Freude und Dankbarkeit entwickeln können. Musik kann dabei helfen, in alte Erinnerungen zu finden und ebenso Erfahrungen oder Überzeugungen emotional loszulassen (oftmals mit der befreienden Begleiterscheinung von Tränen). Dass Musik einen Effekt auf Körper und Geist hat, spiegelt sich auch in Studien. So hat Stefan Kölsch, ein deutscher Neurowissenschaftler und Musiker, nachweisen können, dass Herz- und Atemfrequenz bei anregender Musik zu- und bei langsamer und beruhigender Musik abnehmen.[92] Darüber hinaus konnte er diverse heilende Effekte von Musik auf den menschlichen Körper nachweisen, die er in seinem Buch *Good Vibrations. Die heilende Kraft der Musik* im Detail beschreibt. Alle heilenden Effekte von Musik hier darzulegen würde den Umfang dieses Buches sprengen, aber ich möchte dir zumindest ein paar mitgeben, die für mehr Gesundheit und Energie relevant sind:

Da Musik die Aktivität des Parasympathikus, des Ruhe- und Regenerationssystems, erhöht, kann sie in Kombination mit Breathwork zusätzlich helfen, Stress abzubauen und zu entspannen. Sie kann dazu beitragen, die Ausschüttung von Stresshormonen wie Cortisol zu verringern. Der Effekt von Musik auf deine Laune lässt sich dadurch erklären, dass sie die Aktivität des Belohnungssystems im Gehirn erhöht. Studien haben gezeigt, dass Musikhören die Ausschüttung von Dopamin, einem Neurotransmitter, der mit positiven Emotionen und Motivation in Verbindung gebracht wird, erhöhen kann. Und als wäre das nicht genug, kann Musik auch

Schmerzen lindern, indem sie die Ausschüttung von Endorphinen, natürlichen Schmerzmitteln, im Gehirn erhöht. Forschungen haben auch ergeben, dass Musikhören die Kreativität, Konzentration und das Problemlösungsvermögen steigert. In Kombination mit deiner Breathwork-Routine steigerst du den Kreativitätseffekt zusätzlich.

Doch der Einsatz von Musik hat noch viele weitere positive Eigenschaften: Daher möchte ich dich ermutigen, dein eigener Musikproduzent zu werden. Musikproduzent? Lass es mich am Beispiel der schnurrenden Katze erklären. Denn während ich diese Worte schreibe, sitzt meine Siamkatze Leni auf meinem Schoß und schnurrt genüsslich vor sich hin. Wenn Katzen schnurren, nutzen sie die Muskeln im Kehlkopf, um die sogenannte Stimmritze, also den Teil des Kehlkopfes, der die Stimmbänder umgibt, zu verengen oder zu erweitern. Dadurch entstehen Schwingungen, die bei jedem Ein- und Ausatmen zu Vibrationen führen, die wir als Schnurren wahrnehmen. Optimal ist die Frequenz zwischen 27 und 44 Hertz.[93] In diesem Frequenzbereich wird die Knochenheilung stimuliert, und die Knochendichte nimmt zu. Durch das Schnurren wird das gesamte Katzenskelett in Schwingung versetzt, was insbesondere für Katzen, die den Großteil des Tages verschlafen und lediglich bei der Jagd körperlich aktiv sind, besonders wichtig ist, um Knochen und Muskeln fit und beweglich zu halten. Doch durch die andauernden mechanischen Reize wird nicht nur der Stoffwechsel in den Knochen angekurbelt und das Gewebe schneller repariert, sondern die Katze kann ebenso den Ruhemodus ihres Körpers aktivieren. Wissenschaftlern zufolge ist das Schnurren in erster Funktion zur Selbstheilung gedacht, und erst im Laufe der Evolution kam der kommunikative Aspekt hinzu.[94] Die Katze will sagen: Ich fühle mich wohl und alles ist in Ordnung.

Nun, was für die Katze gilt, gilt in ähnlicher Weise auch für den Menschen. Beim Singen, Musizieren oder Tönen sowie Musik hören werden Endorphine ausgeschüttet. Endorphine sind körpereigene Glückshormone, die ebenso beim Essen und Sport, bei Sex und durch Drogen entstehen. Ebenso verringert sich das Stresshormon Cortisol, und der Neurotransmitter Dopamin wird vermehrt ausgeschüttet. Letztere spielen eine wichtige Rolle im Belohnungssystem unseres Gehirns und wirken motivierend.

Nicht ohne Grund singen Mütter, seit wir denken können, beruhigende Schlaflieder. Hört unser Gehirn diese Melodien, fühlt es sich geborgen. Dies gilt für Erwachsene sowie für Kinder. Und dies gilt sowohl, wenn wir etwas vorgesungen bekommen als auch selbst singen.

So sagt beispielsweise Gerald Hüther, Leiter der Zentralstelle für Neurobiologische Präventionsforschung der Universität Göttingen und Mannheim/Heidelberg: „Es ist eigenartig, aber aus neurowissenschaftlicher Sicht spricht alles dafür, dass die nutzloseste Leistung, zu der Menschen befähigt sind – und das ist unzweifelhaft das unbekümmerte, absichtslose Singen –, den größten Nutzeffekt für die Entwicklung von Kindergehirnen hat.“

Auch bedeutet all dies, dass du weder von einem Instrument abhängig noch auf die Musik anderer angewiesen bist. Du kannst selbst nach Belieben Musik summen oder singen und wirst von deren Vorteilen profitieren, genauso wie meine Katze Leni.

Ein weiterer Aspekt für die positiven Effekte von Musik ist die Aktivierung des Vagusnervs durch die melodische Vibration. Das erklärt auch, warum zu Beginn und Ende von Yogastunden oft ein Om-Mantra gesungen wird. Studien, die funktionelle Magnetresonanz-Bildgebung (MRT) eingesetzt haben, um die Wirkung des Singens auf das Gehirn nachzuweisen, haben gezeigt, dass das Singen von Om das limbische Gehirn deaktiviert.[95] Einfach ausgedrückt bedeutet dies, dass es unsere grundlegenden Emotionen wie z. B. Angst oder Wut sowie Triebe wie Hunger und Sex entschärft.

Muss es denn unbedingt ein Om-Laut sein?

Nun, in dieser Studie verglichen die Forscher das Singen von Om mit dem Ssss-Laut, während die Probanden ein MRT erhielten. Sie fanden heraus, dass während des Om-Gesangs die Regionen des Gehirns, die deaktiviert wurden, dieselben Regionen waren, die während der elektrischen Vagusnervstimulation zur Behandlung von Epilepsie und Depression deaktiviert wurden. Noch nicht geklärt ist, ob der Om-Klang für die Teilnehmer von Bedeutung war oder nicht. Die Bedeutung von Geräuschen kann unsere Reaktion darauf erheblich verstärken – alles hängt von den mentalen Assoziationen ab, die wir mit diesem Geräusch haben. Ebenso ist Om wahrscheinlich nicht der einzige Klang, der diese entladende Wirkung auf unser Gehirn hervorrufen kann. Der Hauptunterschied zwischen Om und dem Ssss-Laut besteht darin, dass beide Buchstaben O und M vokalisiert werden, was bedeutet, dass sie deine Stimmbänder zum Vibrieren bringen und eine Resonanz in deinem Hals und um deine Ohren erzeugen. Weil der Vagusnerv durch Innenohr und Kehlkopf verläuft, wird er durch das Tönen stimuliert. Darüber hinaus chanten wir immer beim Ausatmen. Somit aktiviert der Vagusnerv nicht nur den Parasympathikus, sondern durch das Chanten wird auch die Ausatmung verlängert, was die parasympathische Wirkung weiter verstärkt. Das Om-Singen heilt zwar nicht deine Depression, aber hat eine entladende Wirkung auf dein Gehirn und reduziert dein zwanghaftes Denken und Wollen. Im Wesentlichen geht es darum, Klänge zu erzeugen, die eine wohltuende Wirkung auf den Körper haben. So können beispielsweise saubere A- oder O-Klänge Brust, Brustbein und Hals zum Vibrieren bringen. Diese Vibrationen können das Immunsystem stimulieren und den Thymus anregen. Der Thymus ist eine kleine Drüse im Brustkorb, die eine wichtige Rolle im Immunsystem spielt. Er ist dafür verantwortlich, T-Lymphozyten zu bilden, die eine Art von weißen Blutkörperchen sind, die Infektionen bekämpfen. Mit zunehmendem Alter schrumpft der Thymus und bildet immer weniger T-Lymphozyten.[96] Dies kann zu einer Schwächung des Immunsystems führen. Also, genieße spontane Gesangseinlagen unter der Dusche oder erfreue dich daran, bei Atemübungen deine Stimme zu gebrauchen: zum fleißigen Tönen, Summen und Brummen oder Seufzen. Alles ist fein!

Breathwork verarbeiten: Tagebuchschreiben

Als Atemcoach und Schriftstellerin habe ich meine Klientinnen und Klienten schon immer dazu aufgefordert, nach Breathwork-Einheiten zu schreiben. Denn oft hilft Breathwork einem bei der Verarbeitung bestimmter Erlebnisse oder es entstehen auch neue Ideen, Eingebungen oder Visionen.

Gehe wie folgt vor:

1. Nimm dir dein Tagebuch und einen Stift zur Hand.
2. Atme ein paar Mal tief ein und aus.
3. Beginne alles aufzuschreiben, was dir zu deiner Session einfällt. Manchmal sind es nur spontane Fragmente, manchmal lange Sätze.

Übrigens: Andrew Huberman, Neurowissenschaftler und Professor für Neurobiologie an der Stanford University, hat herausgefunden, dass Tagebuchschreiben insbesondere bei wiederkehrenden, unerwünschten Gedanken sehr hilfreich sein kann.[97] Diese kannst du also auch nach Breathwork-Sessions loslassen, indem du sie aufschreibst und damit die emotionale Ladung des Gedankens reduzierst.

Breathwork und Sauna: Entgiften und Immunabwehr stärken

Diese Atemübungen nutze ich gern beim Saunieren. Sie helfen dir dabei, dich zu entspannen und die Vorteile der Entgiftung zu erhöhen. Weil man in der Sauna ein Ritual der Ruhe und Entspannung beginnt, kombiniere ich dieses gern mit entsprechenden Atemübungen. Konzentriere dich in der Sauna immer auf die Nasenatmung.

Optionen:

- Box-Atmung (z. B. im Kapitel *Fokus und Konzentration*)
- Kohärente Atmung – fünf bis sechs Züge einatmen und fünf bis sechs Züge ausatmen, alles durch die Nase und mehrmals wiederholen (siehe dazu Seite 42)

Hinweise:

- Atme langsam und tief ein und aus.
- Wenn deine Gedanken abschweifen, bringe sie sanft zurück zu deiner Atmung.
- Wenn du dich unwohl fühlst, beende die Übung und gehe aus der Sauna.

Breathwork und Kältetherapie: Energie erhöhen und Entzündungen senken

Den einen schüttelt es bereits alleine beim Gedanken daran, in ein Eisbad zu steigen, ein anderer wiederum verspürt Vorfreude und Aufregung.

Ich ergänze Kältetherapie hier, weil der Zeitaufwand sehr kurz ist, doch die positiven Effekte auf Körper und Geist sind immens. Nichtsdestotrotz bergen Eisbaden oder kalte Duschen Risiken. Daher empfehle ich bei Unsicherheit, ob es für dich geeignet ist, erst mit deinem Arzt zu sprechen.

Eisbaden oder kalte Duschen, auch als Kältetherapie oder Kryotherapie bekannt, bezeichnet eine Praxis, bei der man für kurze Zeit in kaltem Wasser badet. Mit der richtigen Vorbereitung und Atemtechnik hat dies diverse gesundheitliche Vorteile:

- Stressreduktion durch Senkung des Cortisols
- Reduktion von Entzündungen
- Reduktion von Muskelkater
- Verbesserung der Stimmung und Konzentration
- Verbesserung der Durchblutung

Diese Atmung kannst du nutzen, um dich langsam an den belebenden Effekt der kalten Dusche zu gewöhnen. Wichtig ist allerdings die richtige Vorbereitung und Atemübungen spielen auch hier eine zentrale Rolle.

Hier sind einige Tipps für die Kombination von Breathwork und Kältetraining:

Optionen zur Vorbereitung:

- Atme ein paar Runden rhythmisch, z. B. zwei ein – zwei aus / vier ein – vier aus / sechs ein – sechs aus
- 20 bis 30 Mal Feueratmung (siehe *Neue Energie und Detox,* S. 131)

Während des Eisbadens / der kalten Dusche:

- Atme langsam und in den Bauch während der kalten Dusche, möglichst durch die Nase ein und durch Mund oder Nase aus. Halte deinen Atem nicht an.
- Versuche, so lange in der kalten Dusche zu bleiben, wie du benötigst, um deinen Atem zu beruhigen, was bedeutet, nach dem anfänglichen Kältestressor zu einem normalen und ruhigen Atemrhythmus zurückzukehren. Dies wird am Anfang länger dauern.
- Wenn du mit dem Training beginnst, kannst du mit einer warmen Dusche beginnen und dann den Wasserhahn auf kalt stellen – mindestens 30 Sekunden lang. Wenn du 30 Sekunden beherrschst, versuche es in der nächsten Woche eine Minute lang und baue es im Laufe der Zeit auf zwei bis zweieinhalb Minuten auf.

Optionen für die Atmung danach:

- zehnmal Feueratmung (siehe *Neue Energie und Detox*, S.131)
- fünf bis zehn Runden vier ein – sechs aus

Sicherheitshinweise für das Eisbaden:

Zuvor sollte erwähnt werden, dass Eisbaden, d. h. das Baden in einem teilweise gefrorenen Gewässer, einer stabilen Gesundheit und abhärtenden Vorbereitung bedarf, also z. B. auch durch regelmäßige Kaltwasserbehandlungen wie oben beschrieben. In jedem Fall sollte man unbedingt die folgenden Sicherheitshinweise für das Eisbaden berücksichtigen:

- Starte das Training in der kalten Dusche oder einer kühlen Eistonne – am besten im Herbst. So kann sich der Körper nach und nach an das kälter werdende Wasser gewöhnen.
- Mach dich warm. Bevor du ins kalte Wasser gehst, solltest du dich mindestens zehn Minuten lang aufwärmen. Das kannst du zum Beispiel durch Laufen, Radfahren oder Dehnen tun.
- Gehe nie alleine Eisbaden! Eisbaden kann gefährlich sein, daher ist es wichtig, dass du immer mit jemandem zusammen bist.
- Beginn langsam. Wenn du noch nie Eisbaden warst, solltest du dich langsam an die Kälte gewöhnen. Beginn mit einer kurzen Zeitspanne im kalten Wasser und steigere dich dann langsam.
- Hör auf deinen Körper. Wenn du dich nicht wohlfühlst, gehe sofort aus dem Wasser.

TEIL 5
Atem und Transzendenz – wie der Atem dich mit allem verbindet

Was Sternenstaub und Atmung gemeinsam haben

Wir haben uns nun auf so vielfältige Weise mit der Magie der menschlichen Atmung befasst und inwieweit sie das Auf und Ab unserer Stimmung und Gesundheit färben und beeinflussen kann. Doch meine Leidenschaft für dieses Buch ist davon getrieben, ein Bewusstsein dafür zu schaffen, wie eng wir und unsere Atmung mit allem um uns herum verbunden sind. Wir sind nicht getrennt von der Natur – wir sind Natur. Wir bestehen aus derselben Materie wie Wasser, Sonne und Sternenstaub. Jeder menschliche Körper ist ein kleiner natürlicher Organismus. Im fortwährenden Tanz des planetaren Lebens treffen wir alle zusammen und tanzen im sensiblen Rhythmus all dieser Materien und Gase.

Wir ähneln in unserer Zusammensetzung Wasser, Sonne und Sternenstaub? Das hört sich möglicherweise nicht sehr glaubwürdig an. Doch genau diese Frage stellte ich mir auch, als ich vor einigen Jahren in einem Yoga-Ashram am Fuße des Himalaya mit Blick in den Sternenhimmel meditierte.

Was hatte mich nach Nepal gebracht? Während meiner Ausbildung zur Hatha-Yogalehrerin im Dschungel von Costa Rica und später zur prä- und postnatalen Yogalehrerin im quirligen Singapur hatte ich immer einen Aspekt mit mehr Tiefe vermisst, und das war die Atmung. Sicherlich kombinierte man in jeder Yogastunde die Atmung mit der Pose, aber meistens ging es in erster Linie um die Bewegung – die Atmung war eher eine Begleiterscheinung. Und so brachte mich, noch lange bevor ich Jahre später vollständige Breathwork-Ausbildungen absolvierte, einen Aufenthalt in einem kleinen Yoga-Ashram im Himalaya-Gebirge in Kontakt mit dem transzendenten Aspekt der Atmung. Um genauer zu sein: An einem sternenklaren Abend kam ich in Berührung mit einer Atemmeditation, die sich Tummo-Meditation nannte.

Das tibetische Wort „Tummo“ bedeutet übersetzt „Inneres Feuer“. Die wörtliche Bedeutung von Tummo ist „tapfere Frau“ und steht für die Weisheit, die man in tiefen Zuständen der Meditation erfährt: Die Weisheit der Nichtdualität. Den Zustand der Nichtdualität gibt es in vielen religiösen und spirituellen Traditionen. Es bedeutet, sich in einen Zustand zu versetzen, in dem man spürt, dass das Selbst und alles um einen herum in ihrer Essenz eins sind; dass alles verbunden ist. Man erfährt alles als eine Einheit und die Grenzen zwischen Subjekt und Objekt, zwischen Beobachter und Beobachtetem verschwimmen. Was man dann fühlt: Einheit, Bewusstsein und Glück – vollständig im Hier und Jetzt abgetaucht. Komplett in der eigenen Welt und dennoch mit allem verbunden.

Und genauso erging es mir: Auf einmal fühlte ich diese komplette Verbundenheit mit dem ganzen Universum – ich spürte, dass wir alle Teil von etwas Ganzem sind und alle den gleichen Ursprung haben. Dass wir alle ein Meisterwerk sind – ein Teil des universellen Meisters oder Schöpfers. Diesen Zustand zu erreichen, ist das Ziel vieler spiritueller Praktiken, und verschiedene Wege führen dorthin. Letztendlich bedeutet diese spirituelle Praktik, in einen Zustand zu gelangen, in dem wir frei von allem Leid sind.

Etwa ein Drittel aller Menschen erlebt im Laufe des Lebens transzendente Momente.[98] Sehr häufig gehören diese Momente zu den bedeutsamsten und tiefgreifendsten Erlebnissen und können zu umfassenden Veränderungen in der Einstellung und Verhaltensweise gegenüber sich selbst, anderen und dem Leben im Allgemeinen führen. Breathwork kann sicherlich solche transzendenten Erfahrungen auslösen. Allerdings liegt für mich die Kraft eher in den alltäglichen kleinen Atemritualen, die bei regelmäßiger Praxis ebenso zu einem gesteigerten Selbstbewusstsein, mehr Selbstliebe, Verbundenheit, Glück und Bewusstseinserweiterung führen.

Dies zeigt eine Studie des Neurologen Jeff Tarrant vom Neuro Meditation Institute in den USA: Bereits nach zwei Runden spezifischer SOMA-Atemtechniken (die Tiger & Turtle-Methode beruht auf den Grundlagen von SOMA) waren signifikante Veränderungen des Bewusstseinszustands festzustellen.[99] Die Ergebnisse wurden mit den bewusstseinserweiternden Effekten von Psychedelika bei der Behandlung von Angstzuständen und Depressionen verglichen. Für Psychedelika gilt, dass diese einen bestimmten Teil des Gehirns, das sogenannte Default Mode Network (DMN), beruhigen können. In der Studie konnte gezeigt werden, dass ebenso nach einer spezifischen 22-minütigen Breathwork-Sitzung die Gehirnaktivität im DMN Effekte hervorruft, die denen von Psychedelika ähneln. Obwohl es sich um eine Pilotstudie mit beschränkter Teilnehmerzahl handelte, sind die Ergebnisse vielversprechend. Während also beim klassischen Meditieren viele Menschen Schwierigkeiten haben, ihre Gedanken auszuschalten, bzw. das DMN zu beruhigen, ist dies bei spezifischen Breathwork-Übungen einfacher möglich.

Meine transzendente Erkenntnis in Nepal hatte mich tief berührt und so begann ich zu recherchieren und stellte fest: Alles auf dieser Welt hat einen gemeinsamen Ursprung. Die Elemente des Universums sind Wasserstoff, Kohlenstoff, Sauerstoff und Stickstoff. Die Elemente, aus denen unser Körper besteht, wurden in den Tiefen des Weltraums durch Kernfusion in Sternen erzeugt und bei Supernovaexplosionen freigesetzt. Diese Elemente formierten sich dann zu Planeten und schließlich zu dem Leben auf der Erde, wie wir es kennen, einschließlich uns Menschen.

In seinem Buch *Cosmos* schreibt auch Carl Sagan: „Die Atome, die wir in unserem Körper tragen, sind uralt. Jedes Atom war schon mindestens einmal in einem Stern. (...) Wir sind Sternenstaub, der denken kann." Die amerikanische Kult-Band Crosby, Stills, Nash & Young singt dazu passend: „We are stardust, we are golden. We are billion year old carbon." („Wir sind Sternenstaub, wir sind golden. Wir sind Milliarden Jahre alter Kohlenstoff.")

Was für ein schöner Gedanke, oder? Inzwischen ist wissenschaftlich bestätigt, dass die Zusammensetzung von Sternen und Meteoriten der Zusammensetzung der Erde und des menschlichen Körpers ähnelt.[100] Sternenstaub ist ein Grundbaustein des Universums. Er besteht aus den gleichen Elementen, die auch in unseren Körpern und in der gesamten belebten Welt zu finden sind. Jede Zelle unseres Körpers, den Sauerstoff, den wir täglich 18 000 bis 24 000 Mal einatmen – alles kommt aus den Sternen, entstanden vor Milliarden von Jahren. All diese atomaren Bestandteile gehen niemals verloren. Vielmehr ist es ein ewig strömender Fluss des Seins. Aus dem, was war, was ist und was wird, entsteht wieder neue Materie. Alles ist verbunden – so wie der Tanz der menschlichen Atmung mit der pflanzlichen Photosynthese. Der griechische Philosoph Heraklit (520–460 v. Chr.) hat diese ewige Metamorphose in der berühmten Formel „panta rhei" („alles fließt") zusammengefasst. Das Universum ist ein endloser Kreislauf, der sich immer wiederholt. Wir sind ein Teil dieses Flusses – vom ersten bis zum letzten Atemzug und weit darüber hinaus.

Mit jedem Atemzug wirst du also an deine kosmische Herkunft erinnert. *Indem du Luft ein- und ausatmest, nimmst du die Elemente auf und gibst sie wieder ab, die in den Sternen erzeugt wurden und in deinem Körper existieren.* Du bist also nicht nur buchstäblich aus Sternenstaub gemacht, sondern atmest auch – wenn man so will – Sternenstaub ein und aus. Und mit jedem Atemzug bist du immer wieder aufs Neue mit dem Universum und der Schöpfung verbunden. Der Sauerstoff, den wir einatmen, ist das Produkt von Millionen von Jahren von Sternenbildung und -entwicklung. Er ist also ein Stückchen Kosmos, das in uns lebt.

Diese kosmische Verbindung wird durch die planetare Atmung hergestellt. Die Pflanzen und Meere produzieren Sauerstoff, den wir zum Atmen brauchen. Ohne diese würden wir nicht überleben können.

Alles ist Natur

Ich stehe am Kopf des kleinen Bootes und meine Haare flattern im kühlen Wind der kalifornischen Küstenluft von Monterey Bay. Um mich herum ein Meer aus azurfarbenem Glitzer und die salzige Seeluft in meiner Nase. Meine Augen schweifen über die Wellen, die verschiedenen Töne von Blau – ein strahlend schöner Tag, der an sich schon magisch und atemberaubend ist. Doch dieser Moment soll gleich in seiner Intensität noch multipliziert werden.

Denn plötzlich sehe ich zwischen dem Blau der Wellen, dem Auf und Ab des Meeres, Bewegung. Durch die sich kräuselnden Wellen erhebt sich eine graue Flosse und eine kleine Wasserfontäne steigt empor. Sie verschwindet wieder unter der Meeresoberfläche, bevor sie sich wenige Sekunden später wieder erhebt. Aus dem Meer steigt nun erneut eine Flosse heraus. Sie taucht wieder ab. Doch dann öffnet sich das Meer wie ein Tor. Ich halte den Atem an, denn der gigantische Körper eines Blauwals erhebt sich fast spielerisch und majestätisch zugleich aus dem Wasser, um wenige Millisekunden später mit einem phänomenalen Platscher wieder in den Tiefen des Meeres abzutauchen.

Für diesen Wal war es nur ein ganz alltäglicher Moment seines Luftholens. Doch ich werde diesen Anblick für immer im Herzen behalten. Eine Walbeobachtung war für mich seit einigen Jahren ganz oben auf meiner Bucket-List.

Wieso, wirst du vielleicht jetzt fragen? Nun ja, die Wale sind nicht nur die majestätischen Herrscher des Ozeans und beeindruckend zu erleben, sondern ebenso sind sie die Hausmeister unserer

Meere. Ihnen kommt im Rahmen der Klimadiskussionen eine weitaus größere Rolle zu, als viele von uns bisher angenommen haben. Geht es darum, den CO_2-Ausstoß abzumildern, denken viele von uns zuerst daran, Bäume zu pflanzen. Dies ist sicherlich berechtigt, denn schließlich sind Bäume intelligente Magier der Photosynthese. Doch während die Erdoberfläche nur zu einem Viertel aus Land besteht, machen zwei Drittel die Meere aus. Damit binden sie derzeit den Großteil des Kohlenstoffdioxids. Nun, was hat dies nun alles mit den Walen zu tun?

Dies wird durch Aussagen internationaler Sprecher beim Earth Day 2023 deutlich. Präsident Joe Biden hatte dazu eingeladen, um naturnahe Lösungen zur Erreichung der Netto-Null-Emissionen bis 2050 zu diskutieren. So sagt zum Beispiel Chris Johnson, der Global Lead der WWF-Initiative zum Schutz von Walen und Delphinen: „Wale speichern im Laufe ihres langen Lebens Kohlenstoff in ihren Körpern. Wenn sie sterben, sinken sie auf den Meeresboden und lagern diesen Kohlenstoff für Hunderte von Jahren ein – eine wortwörtliche Kohlenstoffsenke. Jeder große Wal bindet durchschnittlich 33 Tonnen CO_2 im Leben."[101]

Als Hausmeister der Meere helfen sie, den Sauerstoffgehalt im Meer zu erhöhen. Genauer gesagt: Der Kot der Wale, auch Wal-Dung genannt, hilft bei der Regulierung des Klimas und des Kohlenstoff-Zyklus im Ozean. In ihrem Ted-Talk „Why you should care about whale poop?" („Warum dich Walkot interessieren sollte") nennt Meeresbiologin Asha de Vos die Wale deshalb auch „Ökosystem-Ingenieure".[102]

Wenn Wale ihr Geschäft machen, ist das für uns eigentlich ein Grund zur Freude, denn Walkot enthält eine Vielzahl von Nährstoffen wie Stickstoff und Phosphor. Genau die sind wichtig für das Wachstum von Phytoplankton. Phytoplankton wiederum sind mikroskopisch kleine Pflanzen, die die Grundlage der Nahrungsnetze im Ozean bilden und auch große Mengen an Kohlenstoff aus der Atmosphäre absorbieren. Stell dir das Phytoplankton als winzige

Pflanzen vor, die im Meer schwimmen und wie kleine Superhelden gegen den Klimawandel kämpfen. Diese Pflanzen produzieren durch die Photosynthese Sauerstoff und absorbieren gleichzeitig das klimaschädliche Kohlenstoffdioxid aus der Atmosphäre. Wenn das Phytoplankton stirbt, sinkt es auf den Meeresgrund und legt große Mengen Kohlenstoff ab. Das nennt man „blauen Kohlenstoff" und es hilft dabei, den Klimawandel zu bekämpfen, indem es Kohlenstoff speichert. Aber das ist noch nicht alles. Unsere Ozeanhausmeister, also die Wale, tragen einen großen Teil dazu bei, indem sie Nährstoffe im Ozean zirkulieren lassen und das Wachstum von Phytoplankton fördern. Durch ihre Hinterlassenschaften verteilen sie jährlich bis zu 12 000 Tonnen Stickstoff im Ozean, was das Wachstum von Phytoplankton fördert und hilft, Kohlenstoff aus der Atmosphäre zu absorbieren.

Und was hat das alles mit unserer Atmung zu tun? Nun, unsere Meere versorgen uns mit bis zu 50 Prozent des Sauerstoffs auf der Erde. Phytoplankton macht davon den größten Anteil aus. Wir sind also auf das Phytoplankton und die Arbeit der Wale angewiesen – denn sonst würde das Leben auf der Erde, wie wir es kennen, so nicht existieren können.

Es ist faszinierend, dass wir in der Erdatmosphäre existieren können und alles zur Verfügung haben, was wir brauchen. Denn das, was wir meistens als selbstverständlich erachten, den Sauerstoff, den wir zum Leben brauchen, war nicht immer da. Nimm also mal ganz bewusst einen tiefen Atemzug und schicke deinen Dank an unsere Ozeane, die blauen Lungen unseres Planeten. Danke!

Doch damit nicht genug, denn die andere Hälfte des Sauerstoffs, den wir atmen, verdanken wir den Bäumen und Pflanzen an Land. Die grüne Lunge unseres Planeten ist also wirklich lebensnotwendig für uns Menschen und alle Lebewesen. Wir brauchen Bäume, Pflanzen, Graslandschaften und Moore zum Überleben. Ein Baum atmet, ein Baum wächst. Denn ein Baum nimmt CO_2 auf und kreiert im Rahmen der Photosynthese Sauerstoff. Wir wiederum brauchen diesen Sauerstoff für unsere Atmung. Wir atmen dieses Gas des Lebens durch unsere Nase und unseren Mund ein. Als Abfallprodukt entsteht dann Kohlenstoffdioxid, das die Bäume erneut im Rahmen ihrer Photosynthese aufnehmen.

Die indigene Amerikanerin, Wissenschaftlerin, Professorin und Dichterin Robin Wall Kimmerer beschreibt diesen magischen Kreislauf sehr schön in ihrem Buch *Geflochtenes Süßgras. Die Weisheit der Pflanzen.* Darin verfasst sie ein wissenschaftliches Gedicht, das die enge Verbindung zwischen menschlicher Respiration und pflanzlicher Photosynthese beschreibt:[103]

Kohlendioxid plus Wasser kombiniert in Gegenwart von Licht – und Chlorophyll in der wunderschönen membrangebundenen Maschinerie des Lebens ergibt Zucker und Sauerstoff.

Photosynthese – Stroh zu Gold gesponnen, Wasser zu Wein – die Verbindung zwischen der anorganischen Welt und der belebten Welt – Pflanzen geben uns Nahrung und Atem.

Zucker in Kombination mit Sauerstoff in der schönen membrangebundenen Maschinerie des Lebens namens Mitochondrien bringt uns genau dorthin zurück, wo wir angefangen haben – Kohlendioxid und Wasser.

Die Autorin beschreibt auf poetische Weise die Magie von Wissenschaft und Natur. Auch Alexander von Humboldt, ein deutscher Naturforscher und Forschungsreisender des 19. Jahrhunderts, betrachtete Natur, Wissenschaft und sogar Poesie als untrennbar miteinander verbunden.[104] Ist dieser Zusammenhang für dich schwierig nachzuvollziehen? Dann möchte ich dir zeigen, wie in jedem von uns ein Stück Natur wiederzufinden ist. Erinnere dich dazu noch einmal an die Baumstruktur deiner Lunge (siehe dazu Teil 1).

Die Struktur unserer Lungen sieht nicht nur wie ein Baum aus, sie entspricht zudem der sogenannten Fibonacci-Sequenz. Leonardo Fibonacci war ein italienischer Mathematiker des 13. Jahrhunderts, der die nach ihm benannte Sequenz entdeckte. Er stellte sich die folgende mathematische Frage: Wenn man mit einem Paar Kaninchen beginnt, wie viele Kaninchenpaare wird man in einem Jahr haben, wenn jedes Paar nach einem Monat zwei Nachkommen produziert und danach weiterhin monatlich Nachkommen bekommt? Er stellte fest, dass die Anzahl der Kaninchenpaare nach jedem Monat einer bestimmten Sequenz folgt: 0, 1, 1, 2, 3, 5, 8, 13, 21, 34, 55, usw. Dabei ergibt sich jede folgende Zahl aus der Summe der beiden vorhergehenden Zahlen. Also ergibt sich zum Beispiel die Zahl 3 aus der Summe von 1 und 2, die Zahl 8 aus der Summe von 3 und 5, und so weiter. Fibonacci nutzte diese Sequenz, um mathematische Probleme zu lösen, insbesondere im Bereich der Zinsrechnung. Doch seine Entdeckung nützte nicht nur in der Mathematik, sondern half uns auch die Natur besser zu verstehen, denn hinter der Blattanordnung von Pflanzen oder in der Schalenform von Schnecken und Muscheln versteckt sich ebenso die Fibonacci-Folge. Es zeigt sich also, dass überall in der Natur ähnliche Formen zu finden sind – auch unsere Lunge ist dabei keine Ausnahme.

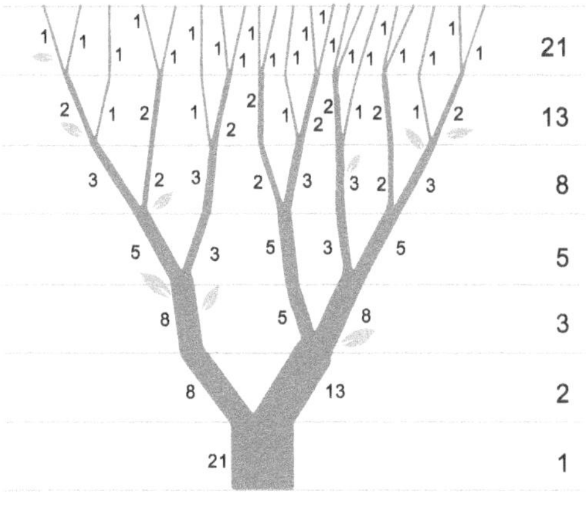

Das Fibonacci-Prinzip am Beispiel des Baums

Die Fibonacci-Sequenz gilt für viele verschiedene Strukturen in der Natur. Schau dir allein das einzelne Blatt eines Baumes an. Sie alle folgen dem gleichen Grundaufbau und Prinzip: Die Venen einer Pflanze, die zu den Zellen einer Pflanze führen, wo sie Chloroplasten haben, entspricht – mit ein paar kleinen Unterschieden – auch dem Design in unseren Lungen und unserem Körper.

Unsere eigene Natur – beispielsweise unsere Lunge – folgt den gleichen Prinzipien wie die Natur um uns herum (Pflanzen, Blumen, Flussdeltas und Muscheln) und zeigt, dass wir ein Teil des Lebens auf dem Planeten Erde mit ähnlichem Baumuster sind. Unser Planet ist ein Ökosystem, das seine eigenen Lungen hat – die Atmosphäre und die Ozeane. Doch durch menschliche Aktivitäten wie den übermäßigen Einsatz fossiler Brennstoffe und die Zerstörung von Wäldern pumpen wir zu viel Kohlendioxid in die Atmosphäre und binden zu wenig davon, ähnlich wie bei einer übermäßigen Atmung. Wenn wir zu schnell atmen, geraten wir aus dem Gleichgewicht. Und genau das passiert auch mit der Erde – sie gerät aus der Balance. Um diese Störung der globalen Atmung zu korrigieren und den Planeten wieder ins Gleichgewicht zu bringen, müssen wir unsere Handlungen überdenken und anpassen. Nur wenn wir es schaffen, bewusster durch das Leben zu gehen und unsere Lebensweise zu verlangsamen, können wir den Blick für die zerbrechliche Schönheit unserer Erde wiedergewinnen und uns für ihre Erhaltung einsetzen.

Nachwort

Die Idee zu diesem Buch ist über die letzten zehn Jahre hinweg entstanden und das Produkt vieler verschiedener Einflüsse. Ich vernetzte in San Francisco internationale Großkonzerne mit innovativen Start-ups, nur um ein paar Wochen später für meine Yogalehrerausbildung im Dschungel von Costa Rica abzutauchen. Ich startete im trubeligen Singapur meinen personalisierten Kinderbuchverlag United Letters und fand parallel Inspiration durch das Unterrichten von Yoga in tropischen singapurischen Gemeinschaftsgärten und beim Meditieren am Fuße des Himalaya. Die letzten Jahre waren vor allem durch das Vertiefen von Breathwork in Kombination mit neuen Disziplinen wie dem Eisbaden in den Niederlanden geprägt, sowie dem Wunsch, das Erlernte weiterzugeben – unter anderem in diesem Buch. Auf dem kreativen Entstehungsweg dieses Buches begegnete ich vielen zeitlichen und inhaltlichen Herausforderungen. Ich fragte mich oft, wie das alles irgendwann zusammenpassen würde, aber am Ende sehe ich es wie der dänische Philosoph Søren Kierkegaard: „Das Leben wird vorwärts gelebt und rückwärts verstanden." Nun fügt sich durch meine Arbeit mit Tiger & Turtle und die Kreation dieses Buches alles zusammen.

Ich bin dankbar, dass du dich bis hierhin mit mir auf die Reise des Atems begeben hast. Zugleich bin ich überzeugt, dass die regelmäßige Atempraxis – auch wenn es nur wenige Minuten am Tag sind – dein Leben positiv verändern kann. Das kann ich dir sogar versprechen.

Doch es gibt eine Voraussetzung: Versprich dir selbst, dass du den täglichen Tanz mit Sauerstoff und CO_2 bewusst in deinem Alltag umsetzt. Auf diese Art und Weise übernimmst du wieder die Führung über deinen emotionalen und körperlichen Zustand. Das

Schöne ist: Manchmal erfordert dies lediglich zwei bewusste und tiefe Ausatmungen und schon hast du die Reaktion auf einen Reiz geändert. Möglicherweise wird dadurch dein Tag etwas entspannter, dein Gemüt besonnener oder das Gespräch mit der Kollegin produktiver. Was auch immer es ist: Mit deinem Atem hältst du nun den Schlüssel in der Hand, mit dem du Körper und Geist wie durch Zauberhand beeinflussen kannst. Mach es zur Routine, diesen täglich zu benutzen, um die Veränderungen in deinem Leben zu sehen, die du dir wünscht.

Deine Veränderung löst darüber hinaus einen Dominoeffekt aufs, den du in deiner Familie, deinem Freundeskreis oder im Berufsalltag spüren wirst. Du beeinflusst nicht nur deinen eigenen Zustand, sondern hast durch deine Energie auch einen positiven Einfluss auf dein Umfeld.

Viel Spaß beim Umsetzen deiner Atemmagie,

Deine
Johanna

PS. Auf deiner magischen Atemreise begleite ich dich gern – du findest alle meine Angebote und Tipps zur Atemmagie auf meiner Website: www.tiger-turtle.com

Danksagung

Während ich diese letzten Worte schreibe, sitze ich in der OBA, der öffentlichen Bibliothek Amsterdam im Herzen von Amsterdam, umgeben von Büchern, soweit das Auge reicht. Die Bibliothek ist eine Einladung, in andere Welten einzutauchen. Und genauso wie diese Bibliothek die Werke von Tausenden von Menschen beherbergt, so ist auch dieses Buch ein Potpourri des Einflusses und der Hilfe von unzähligen Menschen. Ohne Euch wäre dieses Buch nicht möglich gewesen.

Mein Dank geht an alle meine Lehrer, die mir geholfen haben, den Atem zu erfahren und alles über den Atem zu lernen: Wim Hof, Kasper van der Meulen, Niraj Naik, Patrick McKeown, Georgina Lawlor, Arno Nistal, meine Yogalehrerin Marianne Wells sowie meine Hypnobirth-Lehrerinnen Marie Mongan und Kerry Tuschhoff.

Ebenso möchte ich Dr. Neundorfer vom Verlag Herder für die vertrauliche Zusammenarbeit danken und allen weiteren Kolleginnen, die dieses Buch unterstützt haben.

Ebenso geht ein großer Dank für die Zeit für Interviews und die Einblicke in Eure Arbeit an:

Dr. Ela Manga, Johanna Nordblad, Anne Haug, Georgina Lawlor, Rainer Franke, Lara Potel und Franziska Ekkel.

Ein riesengroßer Dank auch an meine ersten Leserinnen und Leser und all Euer hilfreiches Feedback: Petra Exner-Schlereth, Carina John, Silvia Kronawitter, Sabrina Pfannenschmidt, Maximilian Lehmann, Monique Frank, Berenike Lomott und Patricia Kaymer. Auch das Feedback zum Cover-Design war hilfreich, liebe Johanna von Oldershausen.

Mein Dank geht ebenso an die Teilnehmerinnen und Teilnehmer in diversen Breathwork-Einheiten im Kranzbach, Clubmed,

Naturhotel, Robinson Club, Rituals Amsterdam und weiteren Retreats, die mir durch ihr Feedback, ihre Kommentare und ihre Offenheit unendlich viel Inspiration gegeben haben. Auch möchte ich mich bei allen meinen Start-up- und Unternehmenskundeninnen und -kunden für ihr Vertrauen bedanken. Nachdem ich jahrelang selbst in Wirtschaftsunternehmen tätig war und diesen dann den Rücken kehrte, ist es jetzt umso schöner zu sehen, welchen kollektiven Effekt Breathwork auf jeden einzelnen Mitarbeiter und ganze Teams haben kann.

Danke ebenso an La Tortuga Feliz in Costa Rica, für die Inspiration der Schildkröte und meinen Stubentiger Leni, der lange Schreibtage durch die Geduld und Anwesenheit erleichterte und durch sein Schnurren meinen Ruhemodus – selbst in der finalen und nicht enden wollenden Korrekturphase dieses Buches – immer wieder aktivierte. Während des Schreibens habe ich ebenso unglaubliche Motivation und Inspiration durch meine Coaches Victoria Song und Cathy Heller erfahren. Ihr Satz „Who am I to do this? No, who am I not to do this?" („Wer bin ich, um das zu tun?" „Nein, wer bin ich nicht, um das zu tun?") wird mir noch lange im Gedächtnis bleiben. Auch haben mich Elizabeth Gilbert und ihr Buch *Big Magic* immer wieder zur Magie des Atems zurückgeführt.

Der größte Dank geht an meinen Mann Max und meine liebe Mama sowie an meine Kinder Zoe und Leo. Ihr habt mir nicht nur die Kraft, Unterstützung und die Zeit zum Schreiben gegeben und mir diverse Schreibwochenenden ermöglicht, sondern seid auch die Inspiration für viele Teile dieses Buches gewesen.

Sammlung aller Übungen

Im Folgenden findest du eine alphabetisch geordnete Übersicht über alle Übungen und den jeweiligen Effekt:
(Steht dabei in Klammern das Auge-Symbol, bedeutet dies, dass du optional Visualisierungen anwenden kannst.)

Name der Übung	Effekt	Seite
Abnehmen – Hungergefühl reduzieren:		156
Zwerchfellatmung	Schildkröte	148
Neue Energie und Detoxen	Tiger	132
Stoppe den Heißhunger	Schildkröte – Tiger	156
Breathwork für Kinder:		158
Entspannung für Eltern und Kind	Schildkröte	159
30 Sekunden Entspannung	Schildkröte	160
Insel der Ruhe und Sicherheit	Schildkröte (Auge)	161
Gute-Nacht-Ritual	Schildkröte (Auge)	162
Anspannung loslassen	Schildkröte	163
Einschlaf-Atemreise	Schildkröte (Auge)	164
(Peri-)Menopause:		210 ff.
Funktionale Atmung	Schildkröte	195
Zwerchfellatmung	Schildkröte	148
Wellenatmung	Schildkröte	195
Atempausen und Stretches	Schildkröte	202
Kurze Atempausen – Atemhunger	Schildkröte	194
Hitzewallungen:		
Rhythmische, langsame Atmung	Schildkröte	211
Schwindel:		
Rhytmische Atmungen mit längerer Ausatmung	Schildkröte	212
Schlafbedingte Atmungsstörungen:		
Nasenatmung	Schildkröte	35
Nase entblocken	Schildkröte	36
Summen – siehe auch Balance und Ausgeglichenheit	Schildkröte	107

Aktivierung der Intuition	Schildkröte (Auge)	103
Aktivierung des Zwerchfells	Schildkröte	49
Allergiesymptome reduzieren: Nasenatmung Entspannende Atemübungen Zwerchfellatmung Atemkontrolle	 Schildkröte Schildkröte Schildkröte Schildkröte – Tiger	141 35 42 148 73
Atem des Loslassens (kleine Traumata)	Schildkröte (Auge)	119
Atmen für die Schönheit: Zwerchfellatmung Tiger & Turtle Neue Energie und Detoxen Liebevolle Güte-Atemmeditation Nasenatmung	 Schildkröte Schildkröte – Tiger Tiger Schildkröte (Auge) Schildkröte	155 148 84 132 96 35
Box-Atmung	Schildkröte – Tiger	130
Breathwork im Job: Stressbremse fürs Büro	 Schildkröte	 167
Breathwork während des Zyklus: Herbst und Winter Kurze Atempausen – Atemhunger Funktionale Atmung Wellenatmung Lange Ausatmungen mit Tönen und Visualisierungen Lange Ausatmungen mit Power-Posen Atempausen und Stretches Atemmeditationen Frühling und Sommer Tiger & Turtle Zwerchfelltraining Intensive Sport-Workouts Resilienzatmung Mittellanges Atemhalten Langes Atemhalten	 Schildkröte Schildkröte Schildkröte Schildkröte (Auge) Schildkröte Schildkröte Schildkröte (Auge) Schildkröte + Tiger Schildkröte Tiger Tiger + Schildkröte Tiger Tiger	192 194 195 195 195 196 202 203 84 148 196 150 151 152
Dankbarkeit und Positivität	Schildkröte (Auge)	96
Einschlafatmung	Schildkröte	105

Entzündungen reduzieren: ausgleichende und entspannende Atemübungen Wim-Hof-Atmung Tiger & Turtle Atmung	 Schildkröte Schildkröte – Tiger Schildkröte – Tiger (Auge)	 245 140 84
Fokus und Konzentration (angepasste Box-Atmung)	 Schildkröte – Tiger	 130
Geburt: Nasenatmung (Eröffnungsphase) Lange Ausatmungen Mantras Tönen Spätere Phasen: Ruhig, tief und gleichmäßig	optional jeweils: Auge Schildkröte Schildkröte Schildkröte Schildkröte Schildkröte	206
Grenzen setzen	Schildkröte (Auge)	114
Herzschmerz loslassen	Schildkröte (Auge)	111
Nähe und Vertrautheit mit dem Partner	Schildkröte	177
Kohärenzatmung	Schildkröte	42
Kopf frei machen und neue Energie	Schildkröte – Tiger	125
Körperliche Leistungsfähigkeit und Stressresilienz erhöhen: Resilienzatmung Mittellanges Atemhalten Langes Atemhalten	 Schildkröte – Tiger Schildkröte – Tiger Schildkröte – Tiger	 150 151 152
Manifestation	Schildkröte + Tiger (Auge)	129
Mit dem Herzen verbinden	Schildkröte (Auge)	104
Nase entblocken	Schildkröte – Tiger	36
Natürliches Viagra	Schildkröte	33
Neue Energie und Detoxen	Tiger	132
Panikattacken reduzieren akut	 Schildkröte	 136
Physiologisches Seufzen	Schildkröte – Tiger	95
Ruhe finden in Bewegung	Schildkröte	94
Ruheatmung	Schildkröte	106
Schmerzen lindern: Ruheatmung Heilungsatmung	 Schildkröte Schildkröte (Auge)	143 148

Stichwortverzeichnis

Anmerkungen

1 TK-Stressstudie 2021: „Entspann dich, Deutschland!“, https://www.tk.de/presse/themen/praevention/gesundheitsstudien/tk-stressstudie-2021-2116458, 10.10.2023

2 Schreber, D. G. M. (1889), Ärztliche Zimmergymnastik. Leipzig (Fleischer)

3 https://ourworldindata.org/data-review-air-pollution-deaths, 12.11.23

4 https://phys.org/news/2023-02-tougher-hotter-temps-air-pollution.html, 01.11.23

5 https://news.ucr.edu/articles/2023/02/28/breathing-going-get-tougher, 12.12.23

6 https://oxygenadvantage.com/science/nose-breathing-vs-mouth-breathing/, 14.12.23

7 https://oxygenadvantage.com/science/thirty-functions-of-the-nose/, 14.12.23

8 E. P. Harvold et al., „Primate Experiments on Oral Sensation and Dental Malocclusions“, American Journal of Orthodontics & Dentofacial Orthopedics 63, no. 5 (May 1973); E. P. Harvold et al., „Primate Experiments on Oral Respiration“, American Journal of Orthodontics 79, no. 4 (Apr. 1981); Britta S. Tomer and E. P. Harvold, „Primate Experiments on Mandibular Growth Direction“, American Journal of Orthodontics 82, no. 2 (Aug. 1982)

9 A. K. Hassan: „Activities Sexual Their and Patients Breather Mouth between Relation Study, Pilot Study“, 2019, https://www.scholarena.com/article/Relation-between-Mouth-Breather-Patients-and-Their-Sexual-Activities-Pilot-Study.pdf, 09.11.23

10 E. Weitzberg et al.: „Humming greatly increases nasal nitric oxide“ 2002, https://pubmed.ncbi.nlm.nih.gov/12119224/, 12.12.23

11 Catlin, G. (2018): Shut your mouth and save your life. London (Forgotten Books)

12 J. Nestor (2020): Breath: the new science of a lost art. Dublin (Random House)

13 Ritesh Kalaskar et al.: „Sleep Difficulties and Symptoms of Attention-deficit Hyperactivity Disorder in Children with Mouth Breathing“, 2021, https://www.ncbi.nlm.nih.gov/pmc/articles/PMC8645617/; 01.12.2023

14 E. Weitzberg et al.: „Humming Greatly Increases Nasal Nitric Oxide", 2002, https://www.researchgate.net/publication/11260077_Humming_Greatly_Increases_Nasal_Nitric_Oxide, 23.07.23

15 G. Dallam et al.: „Effect of Nasal Versus Oral Breathing on Vo2max and Physiological Economy in Recreational Runners Following an Extended Period Spent Using Nasally Restricted Breathing", 2018, https://www.researchgate.net/publication/325521734_Effect_of_Nasal_Versus_Oral_Breathing_on_Vo2max_and_Physiological_Economy_in_Recreational_Runners_Following_an_Extended_Period_Spent_Using_Nasally_Restricted_Breathing, 12.07.23

16 I. Liguori et al.: „Oxidative stress, aging and diseases", 2018, https://www.ncbi.nlm.nih.gov/pmc/articles/PMC5927356/, 07.08.23

17 G. Fincham et al.: „Effect of coherent breathing on mental health and well-being: a randomised placebo-controlled trial", 2023, https://www.nature.com/articles/s41598-023-49279-8,14.12.23

18 S. Laborde et al.: „The Influence of Slow-Paced breathing on executive function", 2021, https://econtent.hogrefe.com/doi/10.1027/0269-8803/a000279, 07.07.23

19 L. Bernardi et al.: „Effect of rosary prayer and yoga mantras on autonomic cardiovascular rhythms: comparative study", 2001, https://www.ncbi.nlm.nih.gov/pmc/articles/PMC61046/, 07.07.23

20 P. Gerbarg et al.: „Breath Practices for Survivor and Caregiver Stress, Depression, and Post-traumatic Stress Disorder: Connection, Co-regulation, Compassion", 2019, https://www.researchgate.net/publication/334465001_Breath_Practices_for_Survivor_and_Caregiver_Stress_Depression_and_Post-traumatic_Stress_Disorder_Connection_Co-regulation_Compassion, 12.12.23

21 R. P. Brown, et al.: „First Trial of Breathing, Movement, and Meditation for PTSD, Depression , and Anxiety related to September 11th New York City World Trade Center Attacks". Vortrag beim Jahresmeeting der American Psychiatric Association. New Orleans, 2010

22 R. P. Brown, et al.: Second Trial of Breathing, Movement, and Meditation for PTSD, Depression , and Anxiety related to September 11th New York City World Trade Center Attacks". Vortrag beim Jahresmeeting der American Psychiatric Association. New Orleans, 2010

23 P. Steffen et al.: „The Impact of Resonance Frequency Breathing on Measures of Heart Rate Variability, Blood Pressure, and Mood", 2017, https://www.ncbi.nlm.nih.gov/pmc/articles/PMC5575449/, 08.07.23

24 M. Russo et al.: „The physiological effects of slow breathing in the healthy human“, 2017, https://www.ncbi.nlm.nih.gov/pmc/articles/PMC5709795/ 08.07.23

25 X. Ma et al.: „The Effect of Diaphragmatic Breathing on Attention, Negative Affect and Stress in Healthy Adults“, 2017, https://www.frontiersin.org/articles/10.3389/fpsyg.2017.00874/full, 07.07.23

26 Navarrete-Opazo, G. Mitchell: „Therapeutic potential of intermittent hypoxia: a matter of dose“, 2014, https://www.ncbi.nlm.nih.gov/pmc/articles/PMC4315448/ 05.06.23

27 Dr. G. Maté (2022): The Myth of Normal – Trauma, Illness & Healing in a Toxic Culture“. London (Random House UK Ltd)

28 S. P. Thomas et al.: „Anger and cancer: an analysis of the linkages“, 2000, https://pubmed.ncbi.nlm.nih.gov/11037954/, 2.12.2023

29 J. Orloff (2017): „The Empaths Survival Guide. Louisville (Sounds True)

30 T. Beblo et al.: „Increased suppression of negative and positive emotions in major depression“, 2012, https://www.sciencedirect.com/science/article/abs/pii/S016503271200208X, 08.09.23

31 Huberman et al.: „Brief structured respiration practices enhance mood and reduce physiological arousal“, 2023, „https://pubmed.ncbi.nlm.nih.gov/36630953/https://scopeblog.stanford.edu/2023/02/09/cyclic-sighing-can-help-breathe-away-anxiety/, 12.12.23

32 B. Fredrickson et al.: „Open Hearts Build Lives: Positive Emotions, Induced Through Loving-Kindness Meditation, Build Consequential Personal Resources“, 2008, https://www.ncbi.nlm.nih.gov/pmc/articles/PMC3156028/ , 12.9.23

33 https://research.jefferson.edu/2022-magazine/the-hearts-little-brain.html, 12.12.23

34 S. Ul-Haq: Intuition and Creativity“, 2015, https://www.researchgate.net/publication/282332743_Intuition_and_creativity, 12.12.23

35 https://www.scientificamerican.com/article/can-we-rely-on-our-intuition/, 12.12.23

36 J. and A. Goldman (2017): The Humming Effect – Sound Healing for Health and Happiness. Rochester (Healing Arts Press)

37 https://jayshetty.me/blog/gabor-mate-and-jay-shetty-on-understanding-trauma/, 14.12.23

38 B. van der Kolk (2015): The Body Keeps the Score: Brain, Mind, and Body in the Healing of Trauma. New York (Penguin Publishing Group)

39 P. Levine (1997): Waking the Tiger: Healing Trauma: The Innate Capacity to Transform Overwhelming Experiences. Berkeley (North Atlantic Books)

40 S. Buecker et al.: „Is loneliness in emerging adults increasing over time? A preregistered cross-temporal meta-analysis and systematic review", 2021, https://psycnet.apa.org/doiLanding?doi=10.1037%2Fbul0000332, 12.12.23

41 K. Kyung Hee: „The creativity crisis: The decrease in creative thinking scores on the Torrance Tests of Creative Thinking", 2011, https://psycnet.apa.org/record/2011-26355-002,12.12.23

42 C. Gustafson: „Bruce Lipton, PhD: The Jump From Cell Culture to Consciousness", 2017, https://www.ncbi.nlm.nih.gov/pmc/articles/PMC6438088/, 13.12.23

43 D. Kekan et al.: „EFFECT OF KAPALBHATI PRANAYAMA ON WAIST AND HIP CIRCUMFERENCE", 2013, https://www.researchgate.net/publication/274881403_EFFECT_OF_KAPALBHATI_PRANAYAMA_ON_WAIST_AND_HIP_CIRCUMFERENCE, 15.12.23

44 R. Ansari: „Kapalabhati pranayama: An answer to modern day polycystic ovarian syndrome and coexisting metabolic syndrome?", 2016, https://www.ncbi.nlm.nih.gov/pmc/articles/PMC4959327/, 14.12.23

45 C. P. McLean et al.: „Gender Differences in Anxiety Disorders: Prevalence, Course of Illness, Comorbidity and Burden of Illness", 2011, https://www.ncbi.nlm.nih.gov/pmc/articles/PMC3135672/, 12.12.23

46 J. W. Smoller et al.: „Prevalence and correlates of panic attacks in postmenopausal women: results from an ancillary study to the Women's Health Initiative", 2003, https://pubmed.ncbi.nlm.nih.gov/14504117/, 12.12.23

47 V. L. Kronzer et al.: „Why women have more autoimmune diseases than men: An evolutionary perspective", 2021,
https://www.ncbi.nlm.nih.gov/pmc/articles/PMC7980266/#:~:text=Women%20have%20up%20to%20a,autoimmune%20sex%20bias%20remains%20obscure, 12.12.23

48 W. O. Twal et al.: „Yogic breathing when compared to attention control reduces the levels of pro-inflammatory biomarkers in saliva: a pilot randomized controlled trial", 2016, https://bmccomplementmedtherapies.biomedcentral.com/articles/10.1186/s12906-016-1286-7, 14.12.23

49 M. Kox et al.: „Voluntary activation of the sympathetic nervous system and attenuation of the innate immune response in humans", 2014
https://www.ncbi.nlm.nih.gov/pmc/articles/PMC4034215/, 12.12.23

50 J. Bellanti et al.: „Inflammation and allergic disease: An irrefutable combination", 2019, https://www.ncbi.nlm.nih.gov/pmc/articles/PMC6313256/, 8.8.23.

51 N. Dave et al.: „Stress and Allergic Diseases“, 2011, https://www.ncbi.nlm.nih.gov/pmc/articles/PMC3264048/, 19.9.23

52 V. Busch et al.: „The effect of deep and slow breathing on pain perception, autonomic activity, and mood processing – an experimental study“, 2012, https://pubmed.ncbi.nlm.nih.gov/21939499/, 15.12.23

53 https://health.clevelandclinic.org/women-are-more-likely-to-have-chronic-pain-heres-why/, 12.12.23

54 Tsang et al.: „Common chronic pain conditions in developed and developing countries: gender and age differences and comorbidity with depression-anxiety disorders“, 2008, https://pubmed.ncbi.nlm.nih.gov/18602869/, 12.12.23

55 K. Beri: „Breathing to younger skin: ‘reversing the molecular mechanism of skin aging with yoga“, 2016, https://www.ncbi.nlm.nih.gov/pmc/articles/PMC5137887/, 16.12.23

56 E. Hoge et al.: „Loving-Kindness Meditation practice associated with longer telomeres in women“, 2013, https://pubmed.ncbi.nlm.nih.gov/23602876/, 05.07.23

57 S. Khan, P. Ehrlich (2018): Jaws: The Story of a Hidden Epidemic Redwood City (Stanford University Press)

58 L. Weaver (2017): Beauty From the Inside Out. Australia (Little Green Frog)

59 E. van der Valk et al.: „Stress and Obesity: Are There More Susceptible Individuals?“, 2018, https://www.ncbi.nlm.nih.gov/pmc/articles/PMC5958156/, 14.12.23

60 Y. Xiao et al.: „Chronic stress, epigenetics, and adipose tissue metabolism in the obese state“, 2020, https://nutritionandmetabolism.biomedcentral.com/articles/10.1186/s12986-020-00513-4, 14.12.23

61 M. Yong et al.: „Effects of breathing exercises on resting metabolic rate and maximal oxygen uptake“, 2018, https://www.ncbi.nlm.nih.gov/pmc/articles/PMC6127488/, 14.12.23

62 A. P. Voroshilov et al.: „Modified Qigong Breathing Exercise for Reducing the Sense of Hunger on an Empty Stomach“, 2017, https://journals.sagepub.com/doi/10.1177/2156587217707143, 12.12.23

63 https://www.nytimes.com/2023/06/27/nyregion/mindful-breathing-nyc-public-schools.html, 14.12.23

64 https://www.tk.de/presse/themen/praevention/gesunder-arbeitsplatz/arbeitgeber-studie-whatsnext-2145326?tkcm=aaus, 10.10.2023

65 https://www2.deloitte.com/nl/nl/pages/human-capital/articles/4-op-de-10-gen-zs-kampt-met-burn-outklachten-door-hoge-werkdruk.html, 01.12.2023

66 C. Maslach and M. Leiter: „Understanding the burnout experience: recent research and its implications for psychiatry", 2016, https://www.ncbi.nlm.nih.gov/pmc/articles/PMC4911781/, 14.12.23

67 E. Manga (2019): Breathe: Strategising Energy in the Age of Burnout. Johannesburg (MFBooksJoburg)

68 https://feld.com/archives/category/mental-health/, 14.12.23

69 S.M. Morris: „Achieving Collective Coherence: Group Effects on Heart Rate Variability Coherence and Heart Rhythm Synchronization", 2010, https://www.heartmath.org/research/research-library/energetics/achieving-collective-coherence-group-effects-on-heart-rate-variability-coherence-hrvc/, 12.12.23

70 G. Forte et al.: „Heart Rate Variability and Decision-Making: Autonomic Responses in Making Decisions", 2021, https://pubmed.ncbi.nlm.nih.gov/33672004/, 15.12.23

71 C. Criado-Perez and S. Singh (2020): Unsichtbare Frauen. Wie eine von Daten beherrschte Welt die Hälfte der Bevölkerung ignoriert. München (btb Verlag)

72 M. Horiuchi et al.: „Sex differences in respiratory and circulatory cost during hypoxic walking: potential impact on oxygen saturation", 2019, https://www.nature.com/articles/s41598-019-44844-6, 15

73 https://www3.weforum.org/docs/WEF_GGGR_2022.pdf, 14.12.23

74 M. Behan et al.: „Sex steroid hormones and the neural control of breathing", 2003, https://www.sciencedirect.com/science/article/abs/pii/S1569904803000867?via%3Dihub, 14.12.23

75 M. Hill (2019): Period Power: Harness Your Hormones and Get Your Cycle Working For You. London (Bloomsbury UK)

76 J. Wang et al.: „Association of ovarian hormones with mapping concept of self and others in the brain's default mode network", 2020, https://pubmed.ncbi.nlm.nih.gov/32453019/, 15.12.23

77 S. Sims (2016): ROAR: How to Match Your Food and Fitness to Your Unique Female Physiology for Optimum Performance, Great Health, and a Strong, Lean Body for Life. Emmaus, Pennsylvania (Rodale Books)

78 P. McKeown (2021): The Breathing Cure. Galway (OxyAt Books), S. 319–320

79 https://www.lakumed.de/fachgebiete/krankenhaus-landshut-achdorf/klinische-psychologie-psychosomatik-und-psychoonkologie/klinische-psychologie-psychosomatik-und-psychoonkologie/die-psyche-waehrend-der-schwangerschaft, 20.12.23

80 https://www.uib.no/en/news/103223/lung-function-decline-menopausal-women, 12.12.23

81 J. H. Lim et al.: „Association between reproductive lifespan and lung function among postmenopausal women“, 2020, https://jtd.amegroups.org/article/view/42210/html, 15.12.23

82 H. J. Schünemann et al.: „Pulmonary function is a long-term predictor of mortality in the general population: 29-year follow-up of the Buffalo Health Study“, 2000, https://pubmed.ncbi.nlm.nih.gov/10988186/, 15.12.23

83 https://www.menopause.org/docs/professional/tfppaced0712.pdf, 12.12.23

84 L. H. Gargaglioni et al: „Sex differences in breathing.“ Comparative Biochemistry and Physiology Part A: Molecular & Integrative Physiology (2019): 110543.

85 P. McKeown (2021): The Breathing Cure. Galway (OxyAt Books), S. 316

86 F. N. Van der Weijden et al.: „The effect of playing a wind instrument or singing on risk of sleep apnea: a systematic review and meta-analysis“, 2020, https://www.ncbi.nlm.nih.gov/pmc/articles/PMC7970593/#:~:text=Descriptive%20analysis%20indicated%20that%20players,partner‘s%20rating%20for%20sleep%20disturbance, 19.12.23

87 Lazarus (1984): In the Mind's Eye: The Power of Imagery for Personal Enrichment. New York City (The Guilford Press)

88 V. Wells(1990): The Joy of Visualization – 75 Creative Ways to Enhance Your life. Chronicle Books (San Francisco)

89 https://unstats.un.org/sdgs/report/2022/goal-11/#:~:text=Today%2C%20more%20than%20half%20the,of%20global%20greenhouse%20gas%20emissions, 16.12.23

90 J. Nguyen: „Nature-Based Guided Imagery as an Intervention for State Anxiety“, 2018, https://www.ncbi.nlm.nih.gov/pmc/articles/PMC6176042/, 16.12.23

91 Murdoch, M. (1987): Spinning inward. Using Guided Imagery with children for learning, creativity & relaxation. Boston (Shambhala Publications, Inc.)

92 Prof. Dr. Kölsch (2019): Good Vibrations: Die heilende Kraft der Musik. Berlin (Ullstein Verlag)

93 E. von Muggenthaler: „The felid purr: A healing mechanism?“, 2001, https://pubs.aip.org/asa/jasa/article/110/5_Supplement/2666/550913/The-felid-purr-A-healing-mechanism, 16.12.23

94 https://www.deutschlandfunknova.de/beitrag/heilende-tierlaute-katzen-schnurren-laesst-knochen-schneller-heilen, 16.12.23

95 B. G.Kalyani et al.: „Neurohemodynamic correlates of ‘OM’ chanting: A pilot functional magnetic resonance imaging study“, 2011, https://www.ncbi.nlm.nih.gov/pmc/articles/PMC3099099/, 16.12.23

96 R. Rezzani et al.: „Thymus and aging: morphological, radiological, and functional overview“, https://www.ncbi.nlm.nih.gov/pmc/articles/PMC3889907/, 16.12.23.

97 https://www.hubermanlab.com/episode/a-science-supported-journaling-protocol-to-improve-mental-physical-health, 12.12.23

98 R. R. Griffiths et al.: „Survey of subjective „God encounter experiences“: Comparisons among naturally occurring experiences and those occasioned by the classic psychedelics psilocybin, LSD, ayahuasca, or DMT“, 2019, https://pubmed.ncbi.nlm.nih.gov/31013281/, 16.12.23

99 J. Tarrant: „Can the Breath be Psychedelic? An Examination of Soma Breathing Meditation on Quantitative EEG and Altered States“, https://www.somabreath.com/wp-content/uploads/2019/10/Can-Breathing-Be-a-Psychedelic-1.pdf, 12.12.23

100 https://www.amnh.org/exhibitions/permanent/the-universe/stars/a-spectacular-stellar-finale/we-are-stardust, 12.12.23

101 https://wwfwhales.org/news-stories/protecting-whales-is-climate-positive, 12.12.23

102 https://esajournals.onlinelibrary.wiley.com/doi/10.1890/130220, 15.12.23

103 R. W. Kimmerer (2018): Braiding Sweetgrass: Indigenous Wisdom, Scientific Knowledge and the Teachings of Plants. Minneapolis (Milkweed Editions)

104 Wulf, H. Kober (2016): Alexander von Humboldt und die Erfindung der Natur. München (C. Bertelsmann Verlag)